中醫藥食療手冊 2

揀靚料・煲靚湯

選名方・煮藥膳

統籌　香港高等教育科技學院
中國醫藥及文化研究中心

主編　區靖彤 博士

萬里機構

U0111182

《中醫藥食療手冊 2：揀靚料．煲靚湯——選名方．煮藥膳》編委會

主編

區靖彤

副主編

周若龍、葉文懿、甄家希

編輯委員

何美芳、唐詠芯、
羅韶勤、王艷萍、黃錦燊、殷浩鈞

編輯助理

鄭桂珍、馮嘉雯、曾諾詩、
洪兆欣、姚慧妍、黃頌萌、王晴、
黃麒銘、李東升、陳倬賢、梁嘉怡

統籌

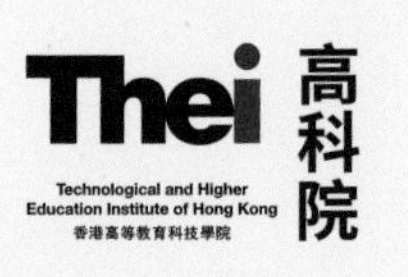

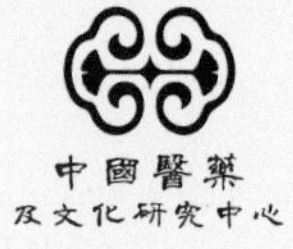

主編序言

距離我們上次出版《中醫藥食療手冊：新冠肺炎的預防和復康調理》已一年多。有賴各位讀者支持，此書出版後好評如潮，在 2022 年 5 月初版，在 3 個月後已售罄並重印。《食療手冊》反應良好，反映社會對中醫藥資訊的渴求，而伴隨《食療手冊》的出版，許多朋友嘗試依照手冊中的食譜製作養生食療時都會問起：

「區博士，我應該如何挑選合適的中藥材呢？」
「人參和鮮人參之間有甚麼分別？」
「哪一種是品質好的黨參？」
「我買的南棗是真的嗎？」……

在 2019-2021 年期間，黃譚智媛醫生組織了我們在香港電台節目《精靈一點》，以「精靈百子櫃」專題分享香港常用湯料的鑑別、選購和應用，受到廣大市民歡迎。

見市民大眾如此關注中藥的品質和規格，作為一個擁有中藥學鑑定背景的學者，我萌生了一個想法：若我們可以寫一本關於如何挑選中藥材的書籍，是不是能令更多人認識和實踐中藥養生呢？

我留意到坊間尚未有教導市民分辨中藥品質及規格，且結合食療應用的書籍。為了填補此空缺，我決定撰寫《中醫藥食療手冊 2：揀靚料・煲靚湯 —— 選名方・煮藥膳》一書。我們聯合中國醫藥及文化研究中心的團隊，帶領着香港高等教育科技學院（THEi 高科院）中藥藥劑學的學生，着手蒐集相關資料；每位學生挑選 10 種香港市面的常見中藥作為畢業論文的題目，針對其品質及規格進行研究及分析。我們發現即使是同一種中藥，因應其產地、加工炮製及品種，都會有功效及適應症上的差異。市面上也有混淆商品的存在，若市民不經意購買或食用，不但沒有食療效果，更有可能危害健康，實在不堪設想。除了教導市民揀靚料，若此手冊能成為守護市民健康的一道屏障的話，就再好不過了。

除了關於藥材的挑選準則，我們亦整合了中醫藥典籍中眾多養生藥膳菜餚，讓古方重現。《備急千金要方》中提到：「夫為醫者，當須先洞曉病源，知其所犯，以食治之；食療不愈，然後命藥。」可見中醫一直都非常重視食療養生。在這本書中，我們將帶領讀者深入了解古代先賢如何運用食療達到防病、治病及復康的效果；運用不同的藥材搭配，煲出一道道香氣撲鼻、滋味濃郁的靚湯、好茶、佳餚。

《中醫藥食療手冊 2：揀靚料・煲靚湯——選名方・煮藥膳》是中國醫藥及文化研究中心和高科院師生共同編著而成的心血結晶，冀為大眾應用中醫藥時，提供專業和實用的參考，讓中醫藥成為香港市民大眾生活的一部分。

高科院中藥藥劑學（榮譽）理學士課程主任

中國醫藥及文化研究中心總監

區靖彤

2024 年 1 月

目錄

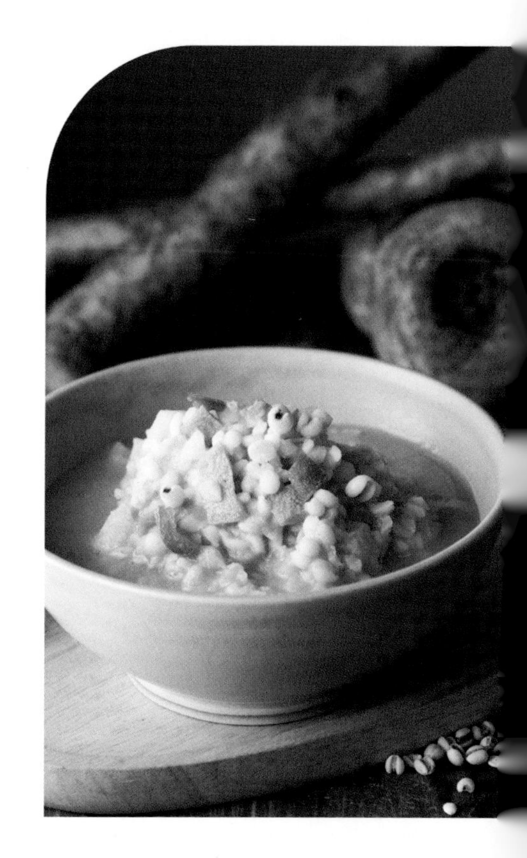

第3章 78
滋陰潤燥

第4章 124

補益五臟

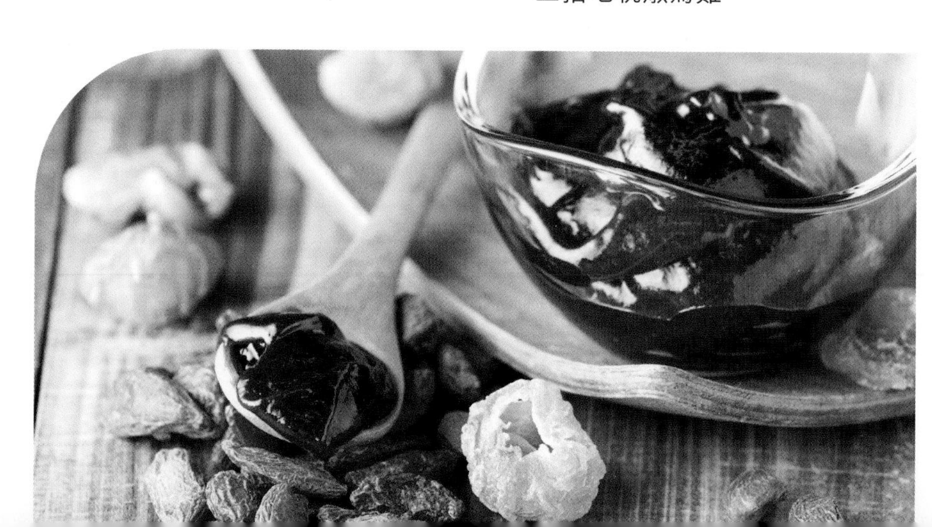

第 5 章 164
養心安神

棗 · 知多點

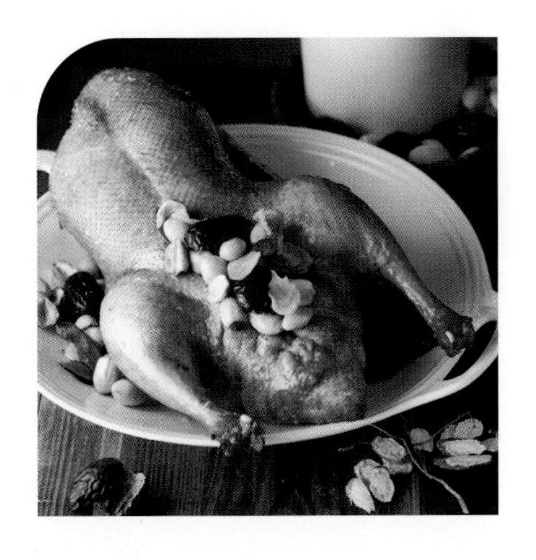

藥材的家居儲存原則

在學習製作各式藥膳之前，我們需要了解適當保存中藥材的方法和原則，以確保所購買的中藥都能被正確儲存，可以隨時用於烹調，不會因儲存不善以致變質。儲存中藥的主要原則有三點，分別是乾燥、遮蔭和低溫。

乾燥

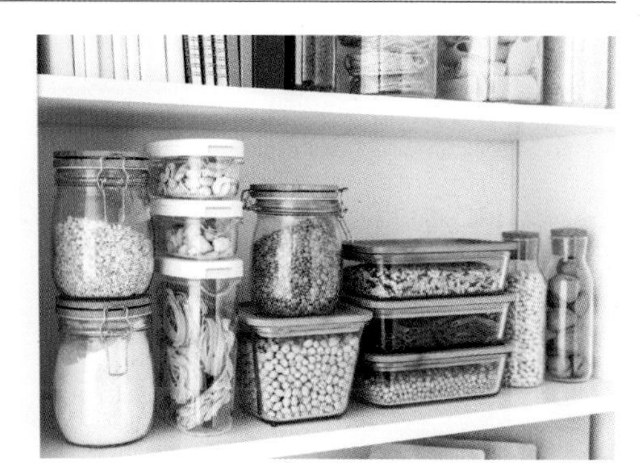

乾燥是藥材保存中首要，亦是最重要的原則。在《中國藥典》中，所有的中藥材都有法定含水量標準，合格的產品才可釋出市場，避免了藥材市場上出現發霉、變質的飲片，保障市民的用藥安全。但香港位處亞熱帶，氣候潮濕而和暖，稍不注意，存放於家中的藥材便容易出現因濕度過高而發生霉變的情況，甚至惹來蟲蛀。要預防這種情況的發生，便要把藥材密封保存，例如放進加入乾燥劑的密實盒、密封罐或保鮮袋中，以防水氣滲入，再擺放在乾燥通風之處，以延長存放時間。

遮蔭

遮蔭是保存藥材的另一個原則。雖然太陽直接晾曬是乾燥藥材及滅菌防霉的其中一個有效的方法，但長期曝曬，陽光亦會導致有效成分的散失，降低藥效，甚至會導致藥材變質。一些芳香類中藥，例如薄荷、肉桂的主要成分為揮發油，太陽的高溫會導致遇熱不穩定的揮發油揮發，減低藥效；而一些含油量較高的種子類藥材在曝曬下亦容易出現氧化變質，如柏子仁、核桃仁等。因此為藥材遮光，存放於陰暗，無太陽直射的地方亦是保存藥材的重要原則。

低溫

低溫是延長藥材有效期限的第三個要點。低溫環境中不僅可以抑制細菌、真菌和害蟲的生長，更可以減慢藥材氧化和揮發油揮發的速度，防止變質。一些經過蜜炙的藥材和滋補類的藥材，例如人參、枸杞子、龍眼肉等，因為含有較多的糖類、黏液質和揮發油，所以特別容易出現霉變及蟲蛀。為了長久保存，除要保持乾燥和避光外，亦要降低儲存環境溫度，所以建議密封後放入雪櫃冷藏，需要時再取出使用。至於其他含水量較少的藥材，例如甘草、土茯苓等，則毋須冷藏，密封後置於陰涼處，避免太陽直曬即可。

適合冷藏保存

- 人參
- 冬蟲夏草
- 玉竹
- 鐵皮石斛
- 西洋參
- 沙參
- 南棗
- 紅棗
- 枸杞子
- 海底椰
- 黃芪
- 當歸
- 蜜棗
- 龍眼肉
- 黨參

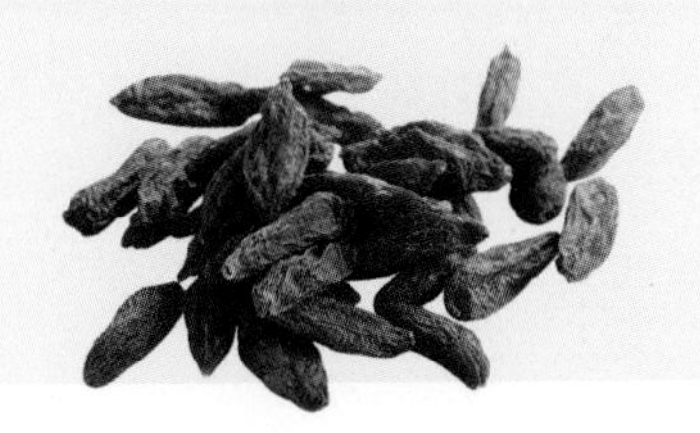

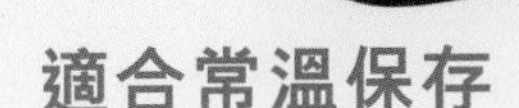

適合常溫保存

- 土茯苓
- 山藥
- 川貝母
- 五指毛桃
- 太子參
- 白扁豆
- 百合
- 赤小豆
- 芡實
- 陳皮
- 雪耳
- 酸棗仁
- 蓮子
- 薏苡仁
- 靈芝
- 羅漢果

煲湯常見工具及技巧

煲湯常見工具

為了令生活更加方便，烹調所用的工具隨着時代發展亦在不斷改進，從傳統的砂鍋發展到現在可以自動調教燉煮時間和火力的電子燉盅。每款鍋具都有不同的特性，適合用於不同的菜餚。

瓦煲：

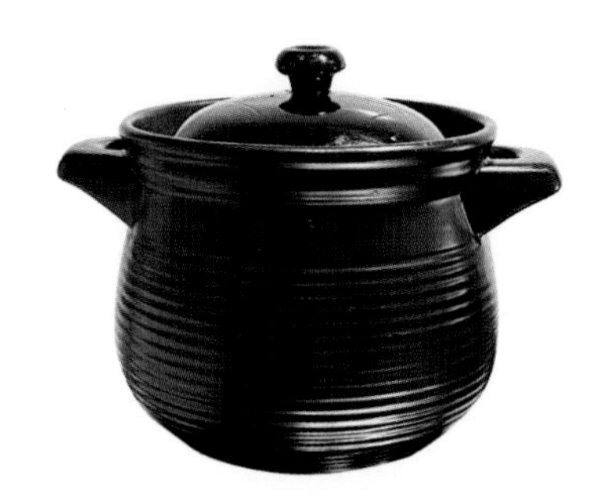

是廣東傳統湯鍋的一種，特點是可以令鍋內的食材平均受熱，適合小火慢煮，在熄火後依然可以用餘溫加熱，保溫性強。但需要注意用瓦煲煲湯水分蒸發較快，適合用於烹調2小時以內的湯品。

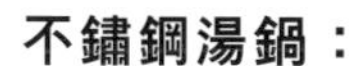

不鏽鋼湯鍋：

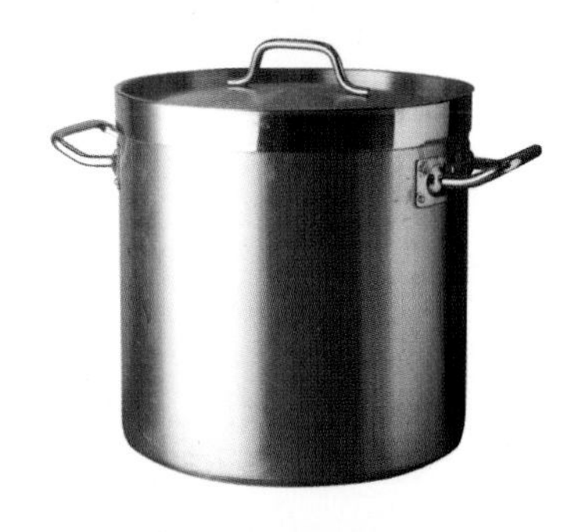

容量選擇多，質地堅固耐用，容易清洗，同時適用於電磁爐及明火爐具，大部分家庭廚房均能使用，實用性高，是不少香港家庭煲湯的常用工具。

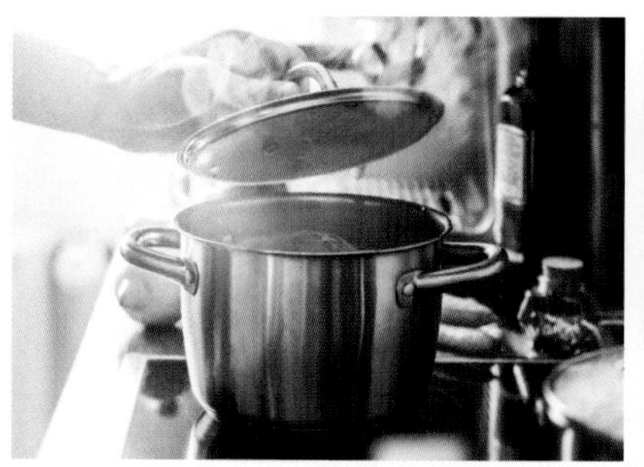

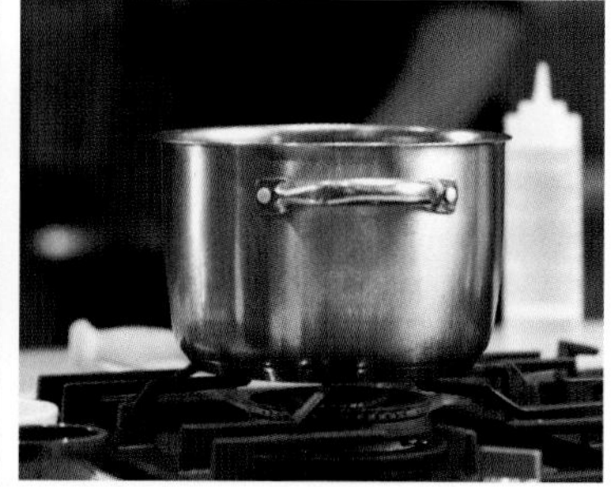

不鏽鋼湯鍋適用於電磁爐及明火爐具，應用面廣

真空煲：

是現代化鍋具的一種，要先煮沸內鍋中的食物，再放入外鍋，利用外鍋的真空保溫的原理維持內鍋食材的溫度，用餘溫進行持續的加熱，減少燃料用量並提高安全性，即使外出亦能安心煲湯。

壓力煲：

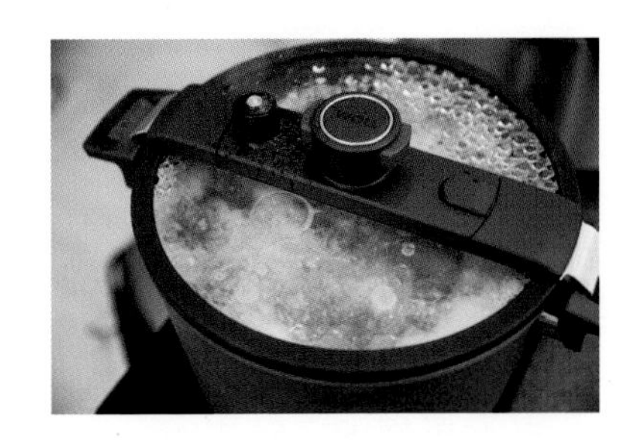

是現代化鍋具的一種，把食物密封加熱，隨着氣壓提高提升鍋內溫度，能將食物快速煮熟，縮短煲湯時間，減少食材受熱時間，保存更多營養。但在操作上要注意的事項較多，包括烹調食材份量、釋放煲內氣壓、安全閥的清潔等。

電子煲及電子燉盅：

為現代化鍋具，可以預先調控加熱的溫度和時間，實現自動化烹調，但煮食溫度相對較低，熬煮效果未必能及明火烹調，或會略有差異。

煲湯與燉湯的分別

煲湯和燉湯的性質相近，但細節上有所不同。煲湯時會直接加熱湯料和水，釋出營養和風味，湯汁相對渾濁，一般煲 1-3 小時便可以飲用；而燉湯採用的是隔水加熱的方式，令湯料和湯汁均勻受熱，能更好地保留食材的口感和鮮味，湯汁相對清澈。湯料需要預先處理成合適大小以配合燉盅，烹調程序較繁瑣及用時較長，但亦由於每次烹調的份量可以較少，適合 1-2 人食用或按個人需求進行辨證施膳。

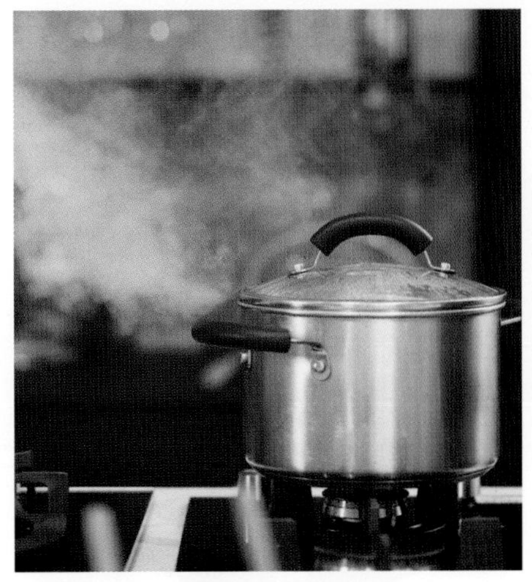

煲湯時會直接加熱湯料和水，
釋出營養和風味

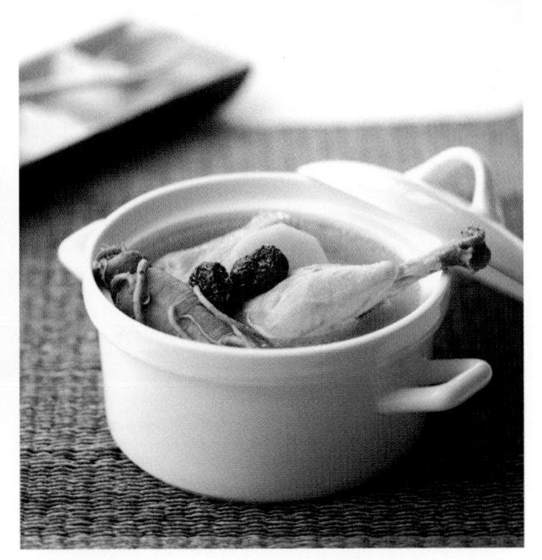

以燉盅烹調的份量可以較靈活，
但用時較長

煲湯小技巧

❶ 在開始煲湯前，可以先把藥材沖洗乾淨，去除附在表面的塵埃雜質，再泡清水一段時間，之後連水倒進湯鍋進行烹調。此方法可讓水分滲入藥材內部，令藥材的有效成分更快釋出，縮短烹調所需時間。

❷ 一些新鮮的澱粉類食材，例如山藥在作為湯料時宜切成大塊，減少溶於湯水中澱粉的份量，以免湯水變得渾濁。

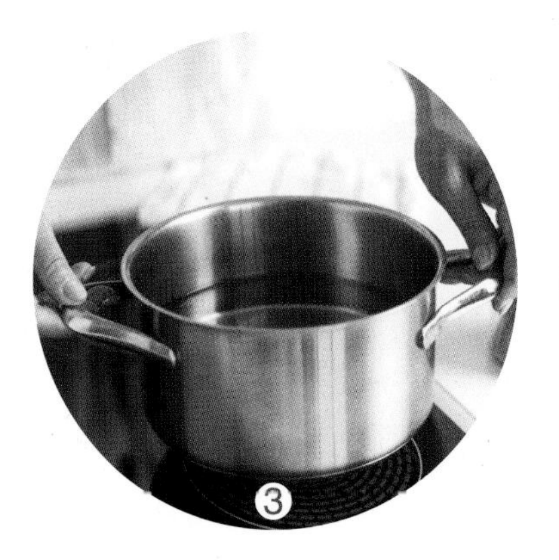
③

❸ 藥材和湯料應在冷水下鍋，隨着水溫升高緩慢釋出藥用成分。

❹ 熬湯初期應先以大火煮沸，釋出食材的鮮味及藥材的成分，然後再轉中火或小火慢熬去除水分，令湯更濃郁。

❺ 在最後湯即將煲好時，才下鹽調味，若下鹽太早，一方面鹽會使肉類蛋白質凝固，令肉質收縮，影響其營養價值及味道；同時，湯頭亦會因繼續加熱而濃縮，令湯頭過鹹。

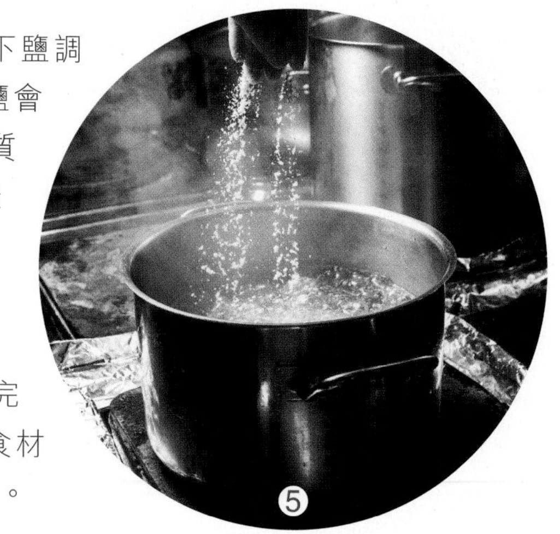
⑤

❻ 新鮮煲成的湯宜即日飲用完畢，避免加水翻煮，以免食材中的嘌呤、澱粉等過分釋出。

第1章 補益氣血

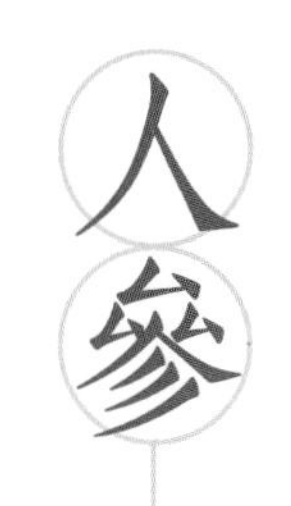

人參

人參自古以來被稱為百草之王，其主要功能為大補元氣，常被視為補益的佳品。根據《本草圖經》記載：「當使二人同走，一與人參含之，一不與，度走三、五里許，其不含人參者，必大喘，含者氣息自如者，其人參乃真也。」現代藥理學研究表明，人參根含多種人參皂苷、糖類、維生素及揮發油等，可以抗休克，抗疲勞，降低血糖，調節膽固醇代謝，促進造血系統的功能，減輕輻射對造血系統的損害等作用。

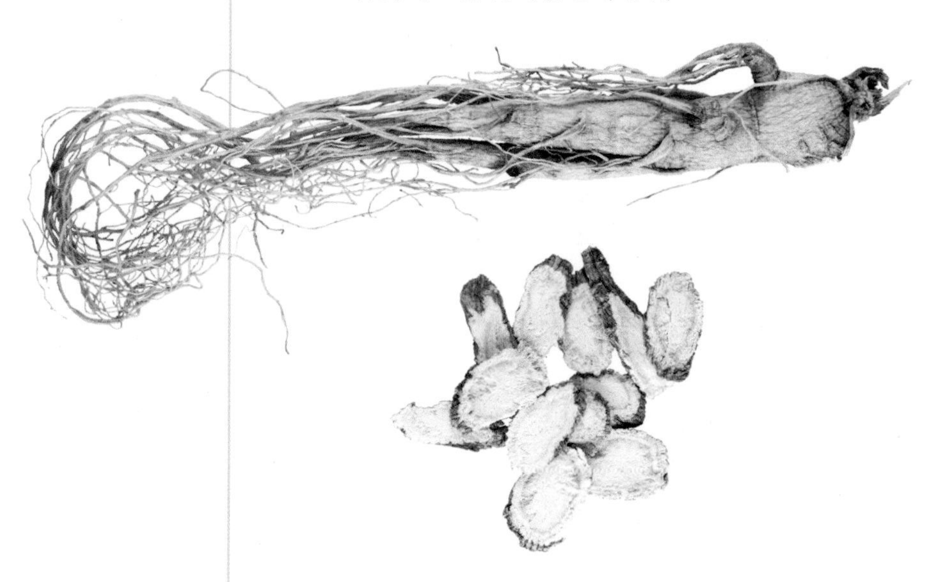

來源	五加科植物人參 *Panax ginseng* C. A. Mey. 的根及根莖
功效	大補元氣，復脈固脱，補脾益肺，生津養血，安神益智
產地	傳統道地產區為吉林，現時吉林、遼寧、黑龍江等地也是它的主要產區。國外朝鮮及韓國亦有栽培及出產，因地理差異，品種及加工工藝亦有所不同。
常見商品名稱	人參、吉林人參、野山參、生曬參、白乾參、邊條參、園參
應用注意	實證、熱證及濕熱內盛正氣不虛者禁服。不宜與茶同服。不宜與藜蘆、五靈脂同用。

香港常見商品規格

生曬參

產地	吉林、遼寧東部、河北、山西、山東和黑龍江
炮製方法	多以生曬去除水分而成
價格	$$
日常應用	適合焗水飲用，作湯料，切片嚼食或浸酒使用
備註	多為栽培品，又稱「園參」
特徵	• 主根呈圓柱形。支根有 3-6 條，多於下部生長，鬚根老而韌，清疏而長，且綴有小疙瘩 • 表面灰黃色，主根有不明顯橫環紋，但有明顯縱皺紋 • 蘆頭通常明顯而粗，較野山參為短 • 切片為圓形或類圓形薄片，淡黃白色，觸感具粉性

原條

主根長而肥大，似人形，**蘆頭長，表皮縱皺紋明顯而細膩，質堅硬，無破損、蟲蛀、霉斑。**

切片

棕黃色環紋明顯，圓環外周有**棕黃色小點**及**放射狀裂隙**。

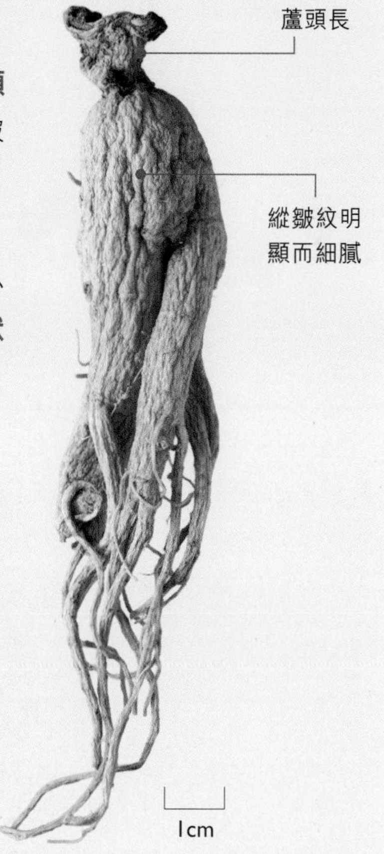

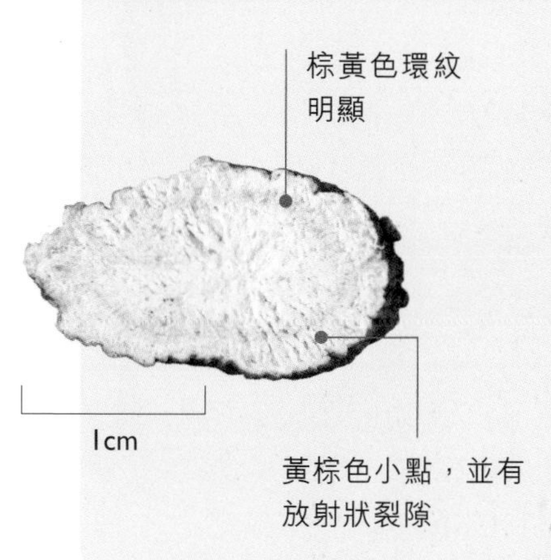

鮮人參

產地	國內以遼寧、吉林為主；韓國亦有出產
炮製方法	採挖後去除地上部分，洗淨後直接使用
價格	$
日常應用	較常用作湯料或食材，尤其適合浸酒
備註	由於鮮人參未經加工，能保留大部分的營養成分和活性物質，性較平和，滋補生津的功效尤其出色。鮮人參容易變質發霉，購買後放於雪櫃冷藏可保質約兩星期
特徵	• 蘆頭短而粗，有時可見殘留的部分草質莖 • 主根為粗壯的圓柱形，表面黃白色，鐵線紋不明顯 • 較粗的支根 2-3 條，支根上長有較細的鬚根，質地柔嫩而易折斷 • 富含水分，較重，參香明顯，較乾品多一份草木澀味

揀靚料 TIPS

條大肥厚，**主根飽滿粗壯，鬚根完整**，質沉重，**整體無破損**，**富含參香者為佳**。

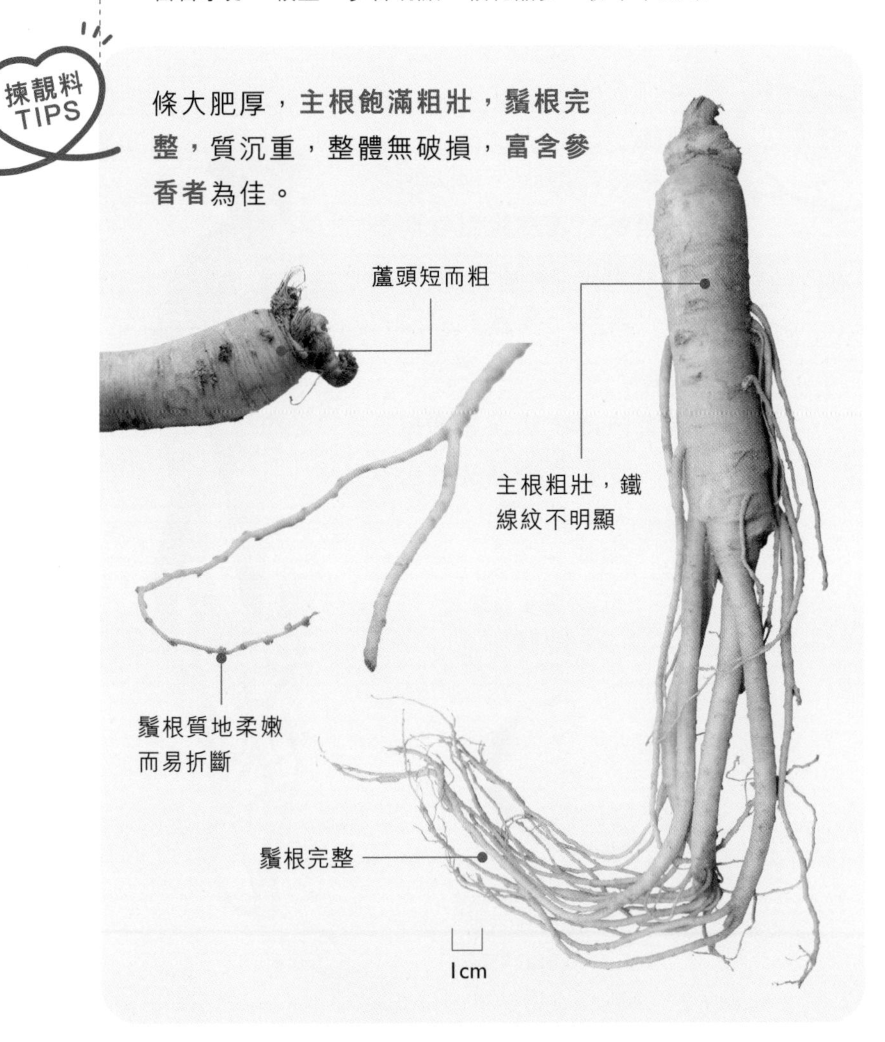

野山參

產地	吉林長白山、俄羅斯、北朝鮮
炮製方法	在不經人工栽培或看護，純粹產於自然環境的情況下被人們發現，並多以生曬方式去除水分
價格	$$$$$
日常應用	適合焗水飲用，作湯料，切片嚼食或浸酒使用
備註	市面上，經種子自然傳播並生長在野外的野生人參已非常罕見。現時市面的野山參，多為人工播種於野外後，任由其在野生狀態下生長的林下參，而生長年期為 15 年以上 [1]
特徵	• 蘆頭上通常有數個圓形或半圓形凹窩狀已枯莖痕（習稱「蘆碗」） • 主根上端外皮呈深色而細密的環紋（習稱「鐵線紋」） • 鬚根上生有小瘤狀突起（習稱「珍珠點」） • 鬚根細長，明顯且有彈性 • 支根分開呈人字形 • 切片為圓形或類圓形薄片，特徵與生曬參相似，唯外圍散有的黃棕色點狀樹脂道，亦見放射狀裂隙

原條

蘆頭很長，狀似雁脖，主根肥厚，支根靈巧橫向伸展，參腿呈八字分開，皮緊細，以**鐵線紋深**者為好。

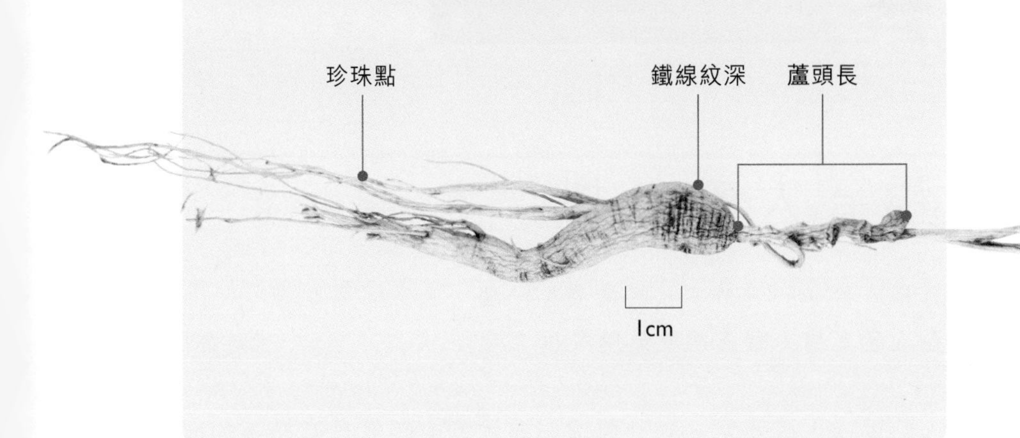

註 1：參考國家標準《野山參鑑定及分等質量 GB/T 18765-2015》

人參粥

【補元氣，行氣血，益脾胃】

人參（一兩銼如粟，以水四升煮至二升去滓，下米）、粟米（五合）、薤白（切一合）、雞子（去黃一枚），上四味。先用參汁煮粟米粥，將熟下雞子清薤白，候熟食之，如食不盡，可作兩次。

——《聖濟總錄》

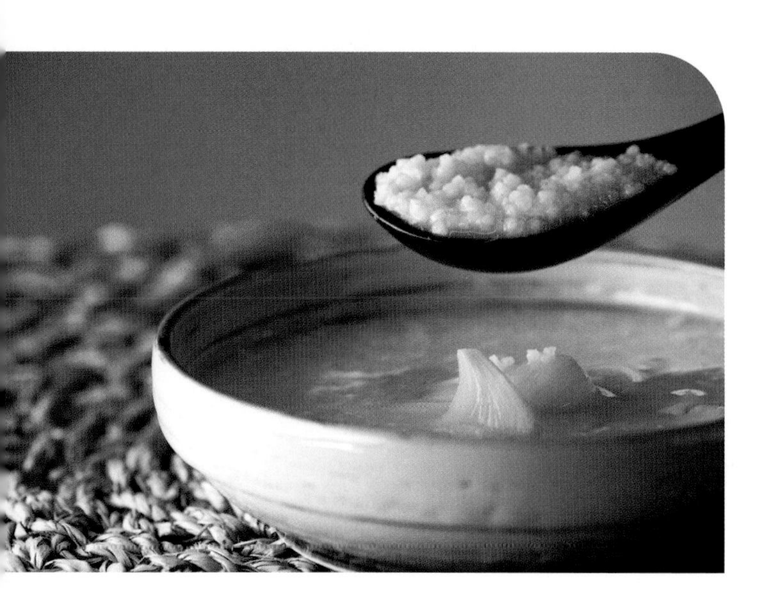

以人參、薤白、小米、雞蛋等滋補食材為原料熬製而成的人參粥，能補元氣、益脾胃、增強體內的氣血運行、提高體力和精神狀態。適合**四肢感無力，畏寒喜暖，腹脹和容易精神疲倦氣短的人士**食用，可行氣導滯，豁痰寬胸。

觀音人參胡桃湯

【補氣斂肺，止咳平喘】

新羅人參（一寸許），胡桃肉（一個，去殼，不剝皮），上煎湯服，蓋人參定喘，帶皮胡桃斂肺故也！

——《是齋百一選方》

人參可以大補元氣，對肺氣虛弱導致的氣喘氣短有顯著的療效，而核桃則可以溫補肺腎，核桃皮則可以潤肺斂肺，配合性溫味辛的生薑，可以改善氣虛導致的咳喘症狀。**日常四肢發冷，手腳無力，自汗，氣喘人士**每朝飲用，可以溫陽補氣，改善體質。

材料

人參15克、新鮮薤白15克（蕎頭）3-5粒、雞蛋（去黃）1枚、小米80克

製法

1 首先將人參磨成粗粒，加入4杯水，以大火煮沸，煮至水變成2杯水，以紗布濾去人參粗粒，留人參汁備用。
2 小米用清水洗淨，再倒入煮好的人參汁中，添加適量清水，先以大火煮沸，再以小火慢煮成粥狀。
3 雞蛋去蛋黃，保留蛋白備用，把薤白切成小塊備用。
4 將蛋白和薤白加入粥中，稍煮一會，即可食用。

注意

- 人參粥為滋補食品，適用於一般健康人群。然而，對於特定的個人體質和健康狀況，如孕婦、兒童、慢性病患者等，建議在中醫師及中藥藥劑師的專業指導下使用。
- 此粥如果無法一次吃完，可以放在冰箱冷藏儲存，並盡量在1-2天內食用完畢。

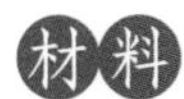

人參15克、核桃（去殼連皮）2個、生薑3片

製法

1 把人參洗淨，然後切成薄片。
2 把核桃剝開，取出帶皮的核桃，掰成適合入口的大小。
3 把生薑、人參和核桃仁放入鍋中，加水適量，以大火煮沸後轉小火煮約30分鐘，即可飲用。

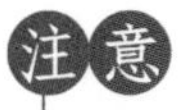

- 體熱、陰虛者慎用。

西洋參

西洋參是一種被廣泛用於養生保健的藥材，人們常使用焗水沖泡的方式以達至補氣提神和紓緩疲勞等的保健效果。根據《本草從新》記載，西洋參能「補肺降火，生津液，除煩倦。虛而有火者相宜。」現代藥理學研究表明，西洋參含多種人參皂苷、糖類、維生素及揮發油等，具有調節造血及促進機體免疫功能的作用，同時具有多種保健功能，如抗氧化、抗疲勞、降血糖、抗心律失常、抗心肌缺血等。

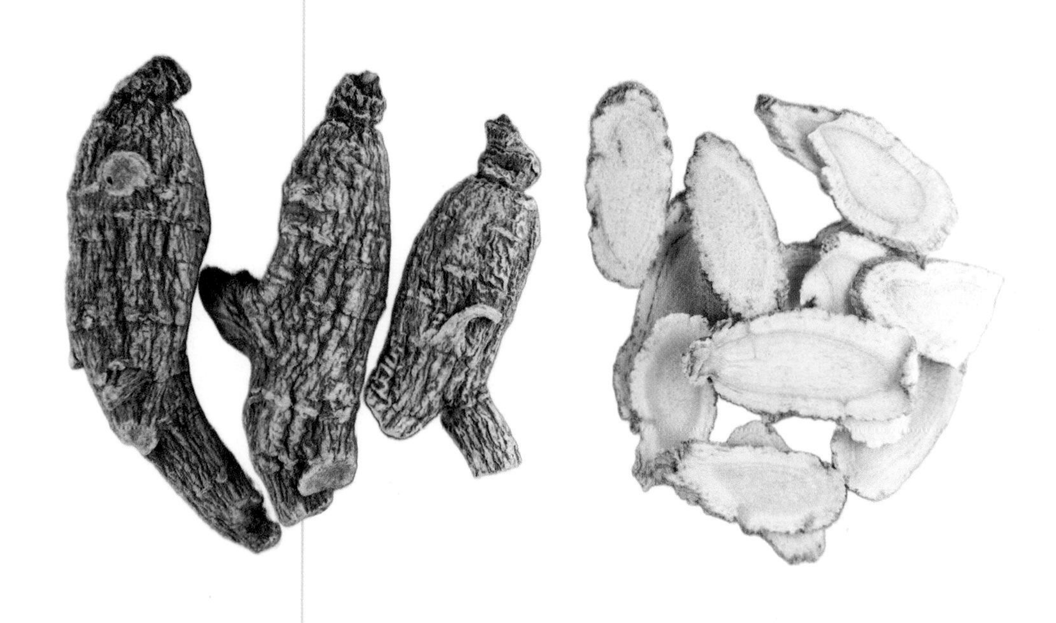

來源	五加科植物西洋參 *Panax quinquefolium* L. 的根
功效	補氣養陰，清熱生津
產地	傳統道地產區為美國和加拿大，而國內主產地為吉林、山東、北京，主要為栽培品。
常見商品名稱	西洋參、洋參、花旗參
應用注意	中陽虛衰、寒濕中阻及濕熱鬱火者慎服。不宜與藜蘆同用。

香港常見商品規格

西洋參（進口）

產地	美國、加拿大
炮製方法	多以生曬或低溫乾燥去除水分而成
價格	$$$
日常應用	適合焗水飲用或作湯料使用
特徵	• 主根通常呈圓柱形或紡錘形，蘆頭已去除或殘留 • 表面呈黃褐色或黃白色，橫向環紋明顯且深，皮紋細膩而密，有突起的橫長皮孔 • 質堅實而重 • 甘苦味濃和透喉，香氣較濃，口感較佳 • 切片為不規則類圓形，斷面粉白色稍帶角質，明顯可見棕色形成層環，常有小裂縫

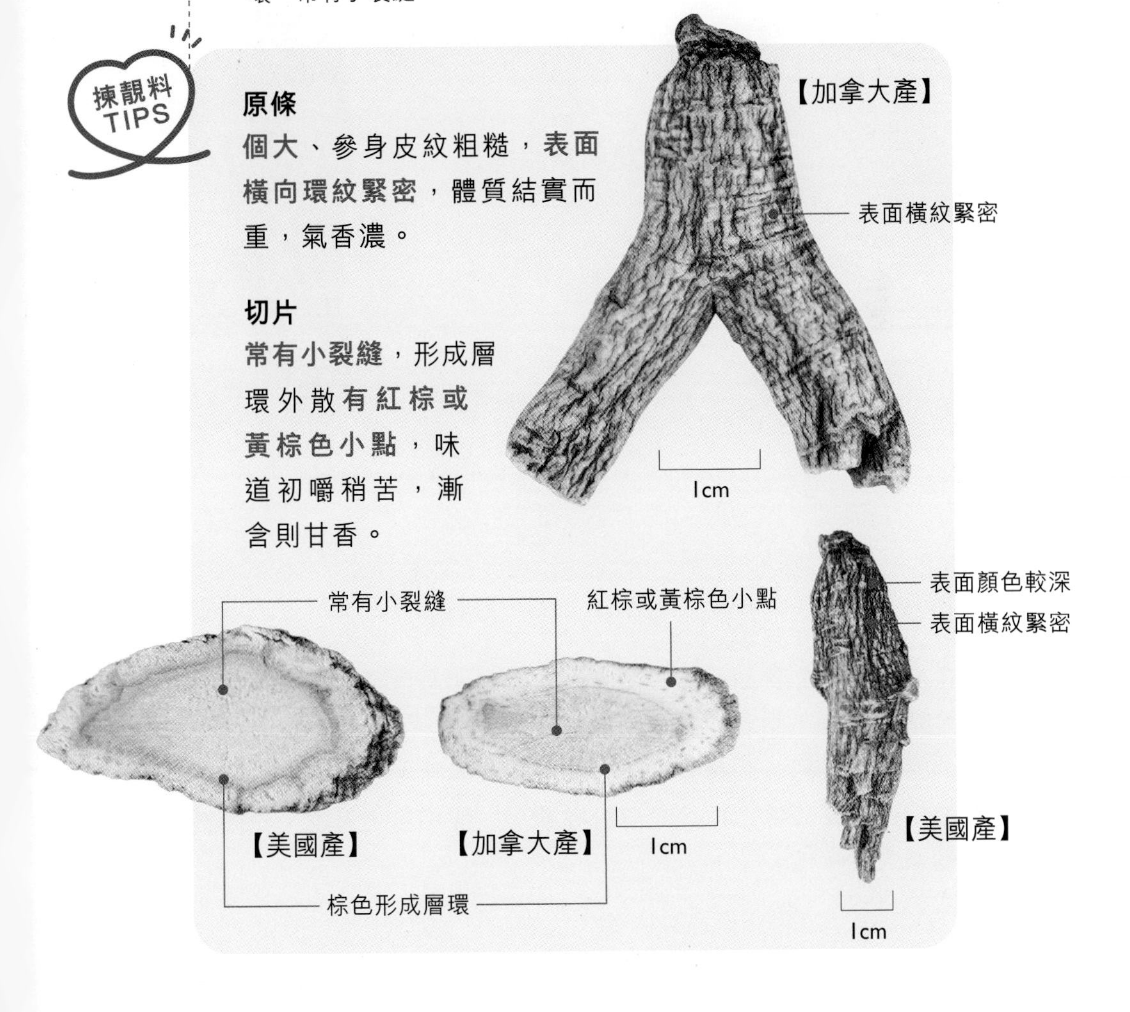

西洋參（國產）

產地	吉林、山東、北京
炮製方法	多以生曬或低溫乾燥去除水分製成
價格	$
日常應用	均適合焗水飲用或作湯料使用
特徵	• 主根大多呈長圓柱形，枝條相對粗壯，蘆頭較大 • 表面淺黃褐或黃白色，色偏淡，較少橫向環紋，皮紋較光滑，有細密縱紋 • 體型飽滿而質輕 • 香氣和甘苦味較淡或無，或有草青味，久嚼有棉絮感 • 切片為不規則類圓形，斷面色較黃，少有縫隙

原條

縱紋明顯，體結實。

切片

中心有**微細放射狀紋理**，

味帶苦甘。

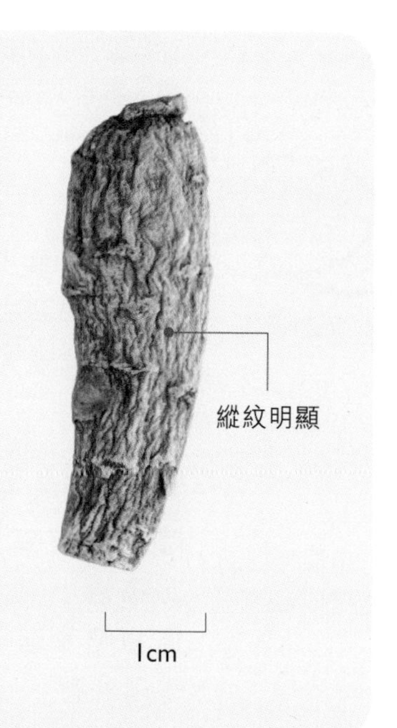

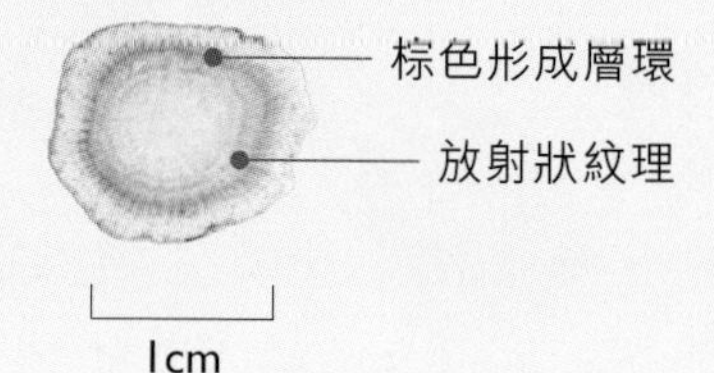

市場上通常能買到西洋參商品，無論是國產還是進口，主要有原條和切片兩種規格。兩者雖擁有不同的外表特徵，但品質優良者均應擁有濃烈的西洋參香氣，不應有霉味、土腥味或酸味。挑選西洋參時可先以氣味為揀選首要條件，再參考傳統經驗，以**條均勻，質硬，表面橫紋緊密，個頭大者**較佳。

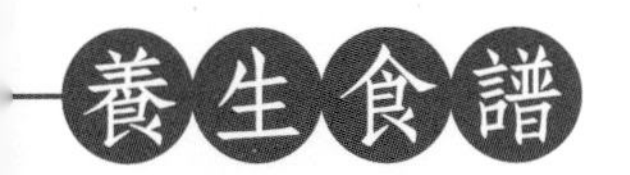

玉靈膏

【寧心安神，補氣養血】

自剝好龍眼，盛竹筒式瓷碗內，每肉一兩，入白洋糖一錢，素體多火者，再入西洋參片，如糖之數。碗口冪以絲綿一層，日日於飯鍋上蒸之，蒸到百次。凡衰羸老弱，別無痰火、便滑之病者，每以開水瀹服一匙，大補氣血，力勝參芪。產婦臨盆服之，尤妙。——《隨息居飲食譜》

清代醫家王士雄於《隨息居飲食譜》稱玉靈膏又名「代參膏」，有補血、益氣、安神、改善睡眠、益脾胃的功效。**氣血雙虛、精力不濟、失眠多夢者**早晚飲用，可寧心安眠、補氣養血。每次飲用取一茶匙，加入適量熱水，攪拌均勻後趁熱飲用。

材料

龍眼肉 250 克、西洋參粉 25 克、白糖 25 克

製法

1. 把龍眼肉清洗乾淨，加入西洋參粉攪拌均勻，並置於碗內。
2. 把碗放入蒸鍋中，用布覆蓋碗面。蒸鍋中同時放上 1 碗白米，加清水一同蒸煮。
3. 蓋上鍋蓋，以大火蒸煮，在水沸後轉小火蒸製約 4-10 小時。
4. 開蓋更換新鮮大米及補充鍋中清水，重複步驟 3，直至蒸製時長達 40 小時。
5. 把蒸製完成的玉靈膏倒入密封容器，置於冰箱冷藏儲存。
6. 每次飲用取 1 茶匙，加入適量熱水，攪拌均勻後趁熱飲用。

注意

- 產婦臨盆前一至二週及產後恢復時服用效用甚佳，但懷孕期間不建議服用，免助生胎熱或補氣太過。
- 兒童、痰火內盛或濕熱蘊阻者慎服。
- 含糖量較高，糖尿病患者或關注血糖人士在服用前應先諮詢專業醫護人員意見。

洋參鮑魚湯

【生津潤燥，解熱除煩】

軟兒，十五歲，歌唱勞傷，肺火喉啞。洋參（一兩，切薄片）鮑魚（四兩，切薄片）早晚各取鮑魚片二錢，洋參五分，煎湯頓服，歌時取洋參、鮑魚各一片，貼牙後腮間，咽其津液，以後不復啞矣。

——《吳鞠通醫案》

西洋參鮑魚湯由滋陰補腎的鮑魚和益氣養陰的西洋參製成，對改善**煩渴多飲、口乾舌燥**等情況有一定的幫助。此湯能滋補身體、補充津液，能夠滋潤口腔和喉嚨，減輕口乾舌燥的不適感。

喉嚨有刺痛感的人士，可以將西洋參和鮑魚各一片貼在牙齒後腮間約5-10分鐘，增加津液的分泌，改善口乾舌燥的不適感。適合長期感乾渴，晚上難以入眠的更年期人士、陰虛體弱者或受喉嚨乾癢困擾的人使用，有生津潤燥，解熱除煩的功效。

材料

鮮鮑魚（帶殼）150克、西洋參片37.5克

製法

1 將鮮鮑魚除殼洗淨，去除內臟後切成薄片，備用。
2 把鮑魚片和西洋參片放置於燉盅內，加水適量，以中火燉煮約1小時，然後立即連渣服用，亦可冷藏存放最多3天，逢早晚翻熱飲用。

注意

▶ 鮑魚屬於難以消化的食物，若素體脾胃較差，容易消化不良及胃痛，或咀嚼能力較差的人士如長者及兒童，則不宜食用鮑魚片，只飲湯亦能發揮其保健的效果。

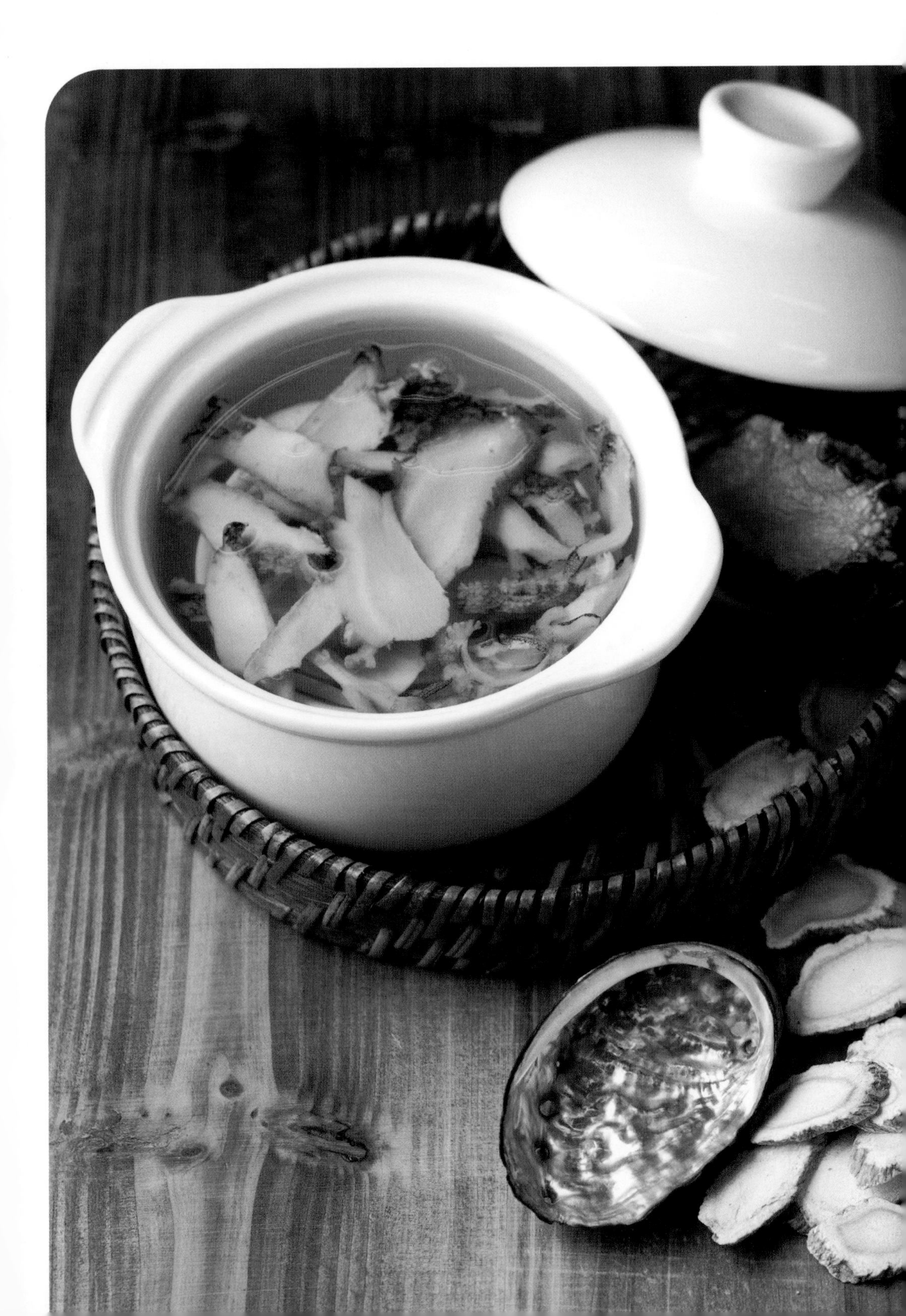

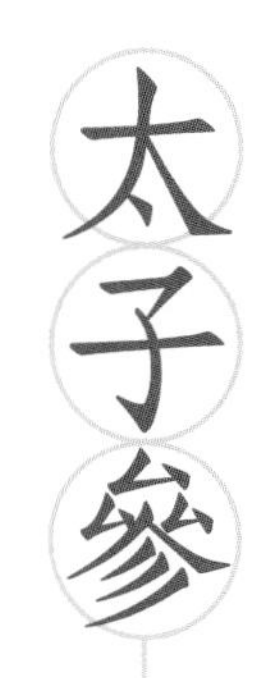

太子參

太子參是香港人常用的中藥材之一，常用於治肺虛咳嗽，脾虛食少的湯水。《本草綱目拾遺》曾評太子參「雖甚細小，卻緊而堅實，力不下大參。」而現代藥理學表明太子參含有環肽、多糖、生物鹼、皂苷及其苷元、揮發油、酚類以及氨基酸等多種成分，可以改善腸胃功能、消除疲勞、增強免疫力、降血糖，是一種營養豐富的健康食品。

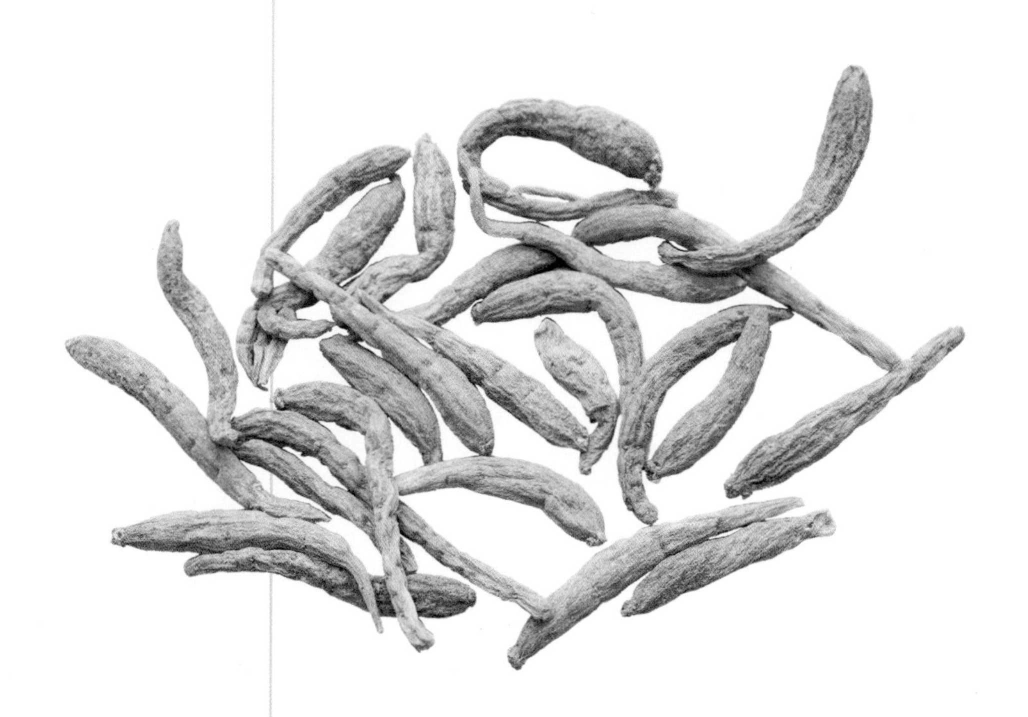

來源 石竹科植物孩兒參 *Pseudostellaria heterophylla* (Miq.) Pax ex Pax et Hoffm. 的塊根

功效 益氣健脾，生津潤肺

產地 傳統道地產區為貴州和福建，其他地區如山東、江蘇、安徽等地亦有栽培及出產。

常見商品名稱 孩兒參、米參、童參

應用注意 邪實之證禁服。

香港常見商品規格

原色太子參

產地	貴州
炮製方法	採挖後洗淨，除去鬚根，置於沸水中略燙後曬乾，或不經水燙，直接曬乾
價格	$
日常應用	適合入藥或作為藥膳食材使用
特徵	• 呈細長紡錘形，根頭鈍圓，根尾漸細 • 表面呈土黃色，具縱皺紋和根痕 • 具輕微土腥氣

根肥潤粗大

無鬚根

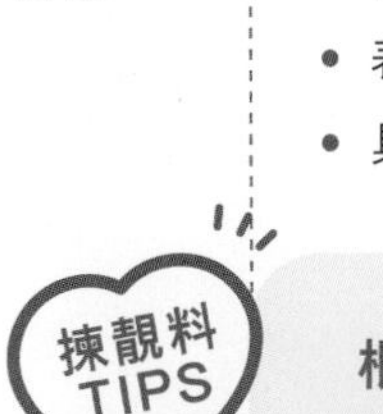

根肥潤粗大、表面黃白色、無鬚根，不經硫磺熏製，無霉變蟲蛀。

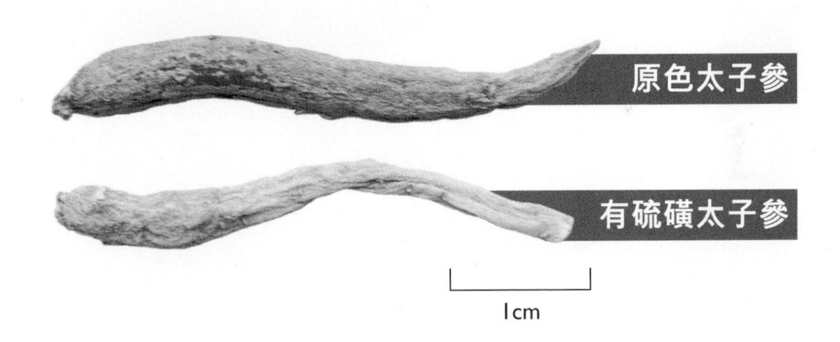

有硫磺太子參

產地	貴州
炮製方法	採挖後洗淨，除去鬚根，放置在硫磺熏蒸箱內，加入硫磺，進行熏蒸後烘至乾燥
價格	$
日常應用	硫磺殘留較低者，或可作為湯料或藥材使用
備註	營養成分或被破壞，不適合食用
特徵	• 呈細長紡錘形，根頭鈍圓，根尾漸細 • 表面呈淡黃近黃白色，具粉性，縱皺紋和根痕不明顯 • 具濃烈且刺鼻的酸味

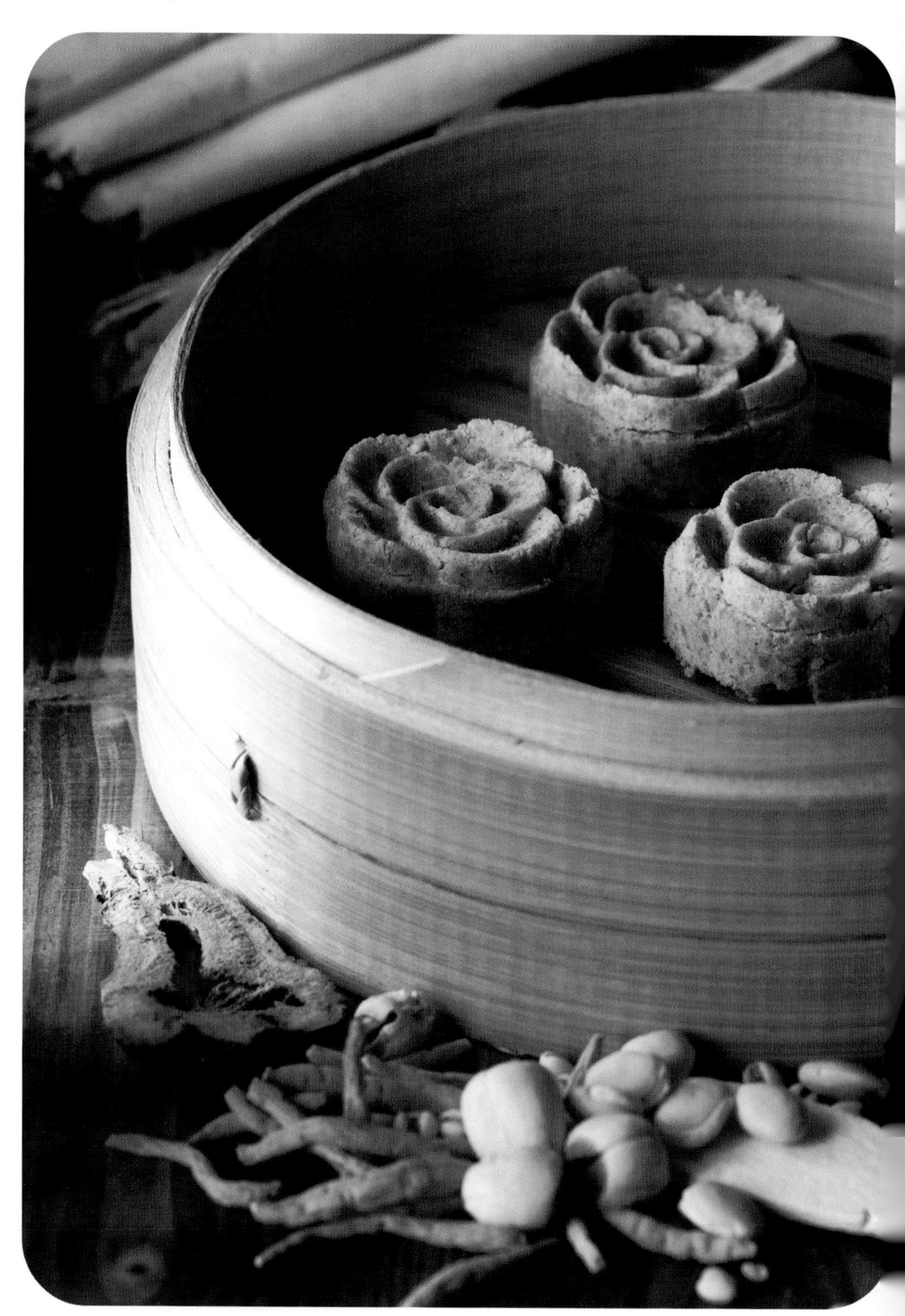

八仙糕

【健脾養胃，益氣和中】

如大瘡潰後，氣血兩虛，脾胃並弱，必製八仙糕，早晚隨食數餅以接補真元、培助根本。

——《外科正宗》

明代醫學家陳實功於《外科正宗》多次提及應用八仙糕作病後調理之用，後來更成為清代宮廷養生食療妙方，食譜輾轉傳入民間，並以「八珍糕」之名廣為人知。原方選用人參、蓮子、茯苓、白朮、薏苡仁、白扁豆、山藥、芡實製作而成，有健脾養胃，益氣和中的功效。對於**脾胃虛弱，容易泄瀉，日常食慾不振或消化不良人士**作為小食服用，可以滋養脾胃，强健身體。考慮到香港位處南方，天氣以濕熱為主，人參性質偏溫性，因此將人參置換為性平的太子參，一方面配合香港氣候，另一方面更適合小朋友服用。

材料

太子參 20 克、蓮子 50 克、茯苓 50 克、白朮 30 克、薏苡仁 50 克、白扁豆 30 克、山藥 60 克、芡實 50 克、糯米粉 100 克、粘米粉 300 克、白糖 60 克、酵母 7 克

製法

1. 將太子參、蓮子、茯苓、白朮、薏苡仁、白扁豆、山藥、芡實打碎成細粉，加入砂糖、糯米粉、粘米粉和酵母，攪拌均勻。
2. 少量加入溫水，一邊加入一邊攪拌，至形成麵糰。
3. 用濕毛巾蓋住麵糰，發酵約 20 分鐘。
4. 把麵糰搓成長條，分成約 30 克大小的小麵糰。
5. 放入月餅模具做出造型，或搓圓後微壓扁，放入已預熱水沸的蒸鍋中，以大火蒸約 40 分鐘，即成。

注意

- 含糖量較高，糖尿病患者或關注血糖人士在服用前應先諮詢專業醫護人員意見。
- 成品軟糯煙韌，吞嚥或咀嚼困難人士請小心食用。
- 若正服用中藥，進食前請先諮詢中醫師及中藥藥劑師的專業意見。

宣肺扶土方

【健脾補氣，化痰止咳】

一人體虛，勞動而哮作，脈細弱，以宣肺扶土方。即平。杏仁、南沙參、玉竹、太子參、茯苓、蘇子、橘紅、半夏、引冰糖。

——《醫門補要》

宣肺扶土方旨在補脾虛、止咳喘，選用有化痰止咳作用的杏仁、南沙參和蘇子，配以健脾補氣的太子參和茯苓、潤肺生津的玉竹和理氣寬中的橘紅，熬煮成湯，能通過潤燥、理氣的作用輔助化痰止咳的效果，並補益脾氣，通過健脾榮養肺臟，強化宣降止咳的效果。對於**上坡、爬樓梯、運動容易氣喘**的人士，持續一星期每晚飲用亦有補氣效果。

材料

杏仁 15 克、南沙參 15 克、玉竹 15 克、太子參 15 克、茯苓 15 克、蘇子 15 克、橘紅 15 克、冰糖 20-30 克

製法

1. 把杏仁、南沙參、玉竹、太子參、茯苓、蘇子和橘紅洗淨，然後加水適量，浸泡約 15 分鐘，再以大火煮沸，然後轉小火煮約 30-45 分鐘。
2. 加入冰糖，攪拌至溶解後即可飲用。

注意

▶ 糖尿病及關注血糖人士服用前請先諮詢專業醫護人員意見。

備注

▶ 原方帶有半夏，但因帶有一定毒性，只作藥用，不宜長期服用，所以在食譜中刪減，讓此方更適合大眾飲用。

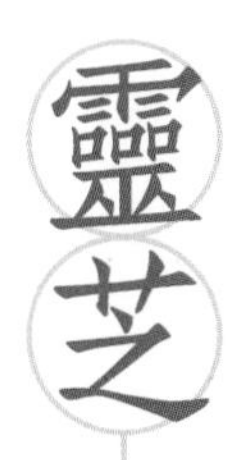

靈芝

靈芝是香港人認識最深的的中藥材之一，常用於治療虛勞、咳嗽、失眠等問題。根據《神農本草經》記載，靈芝中的赤芝能益心氣，補中增慧智不忘；而紫芝能利關節，保神益精氣，堅筋骨，好顏色，兩者均有延年之功。現代研究中發現靈芝含豐富的多糖類、三萜類、麥角甾醇、有機酸、氨基葡萄糖、甘露醇等，可以改善睡眠質素、提升精神、增強抵抗力，是一種多用途的健康保健藥材。

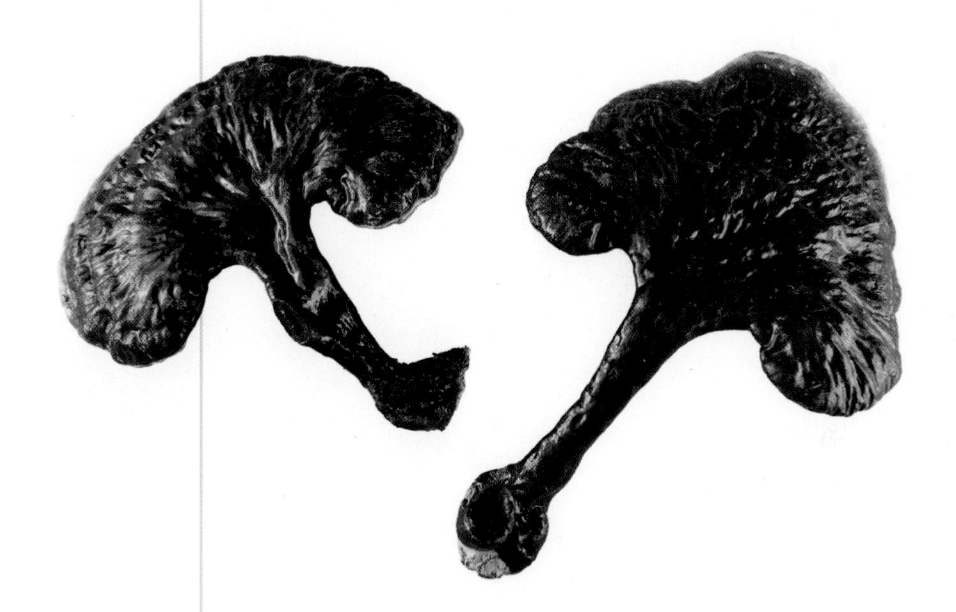

來源 多孔菌科真菌赤芝 *Ganoderma lucidum* (Leyss. ex Fr.) Karst. 或紫芝 *G. sinense* Zhao, Xu et Zhang 的子實體

功效 補氣安神，止咳平喘

產地 中國多地包括浙江、福建、河北、山西、江西、廣西等均有栽培及出產，香港亦有靈芝培育場，栽種靈芝及出產靈芝產品。

常見商品名稱 靈芝片、赤靈芝、赤靈芝片、黑靈芝、黑靈芝片、野生靈芝

應用注意 實證慎服。

香港常見商品規格

赤靈芝

產地	華東地區，山東、安徽、浙江、江蘇、江西、福建等地
炮製方法	除去雜質，放入水中清洗，切厚片或直接在陽光下乾燥
價格	$
日常應用	適合作為湯料或浸酒使用
特徵	• 菌蓋為半圓形或腎形，皮殼堅硬，紅褐色，有光澤，具環狀棱紋及輻射皺紋 • 菌柄圓柱形側生，紅褐色 • 切片後可見肉呈淺棕色，有微細的小孔

原個

個大、菌蓋厚、完整、色紫紅、皮殼有漆樣光澤。

切片

切面黃褐色，具光澤。

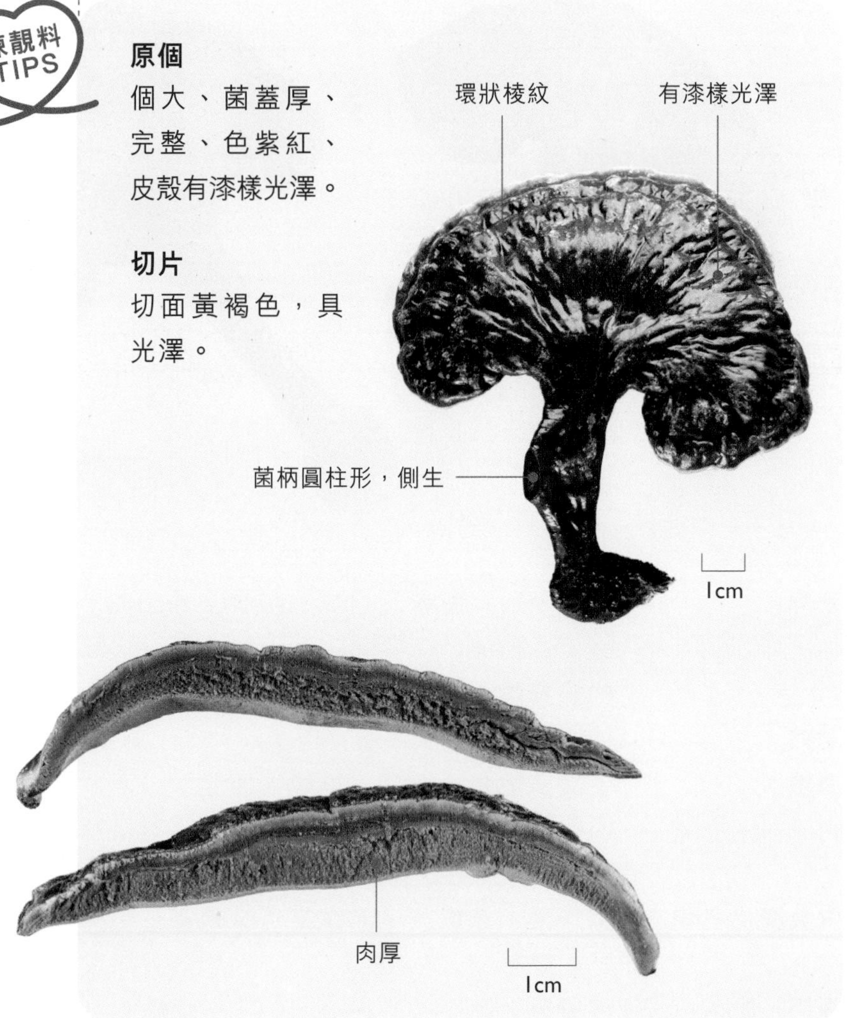

香港常見混淆品

黑靈芝

產地	東南沿海、長江中下游和大小興安嶺地區
來源	多孔菌科真菌硬孔靈芝 *Ganoderma duropora* Lloyd 的子實體
功效	未有記載
價格	$
備註	無醫生處方下不建議使用
特徵	• 菌蓋呈正圓形或橢圓形，皮殼堅硬，黑褐色，有光澤，具環狀棱紋及不明顯的輻射皺紋 • 菌柄圓柱形生於菌蓋下方中央，黑褐色 • 切片後可見肉呈黑褐色或深棕色

教你分

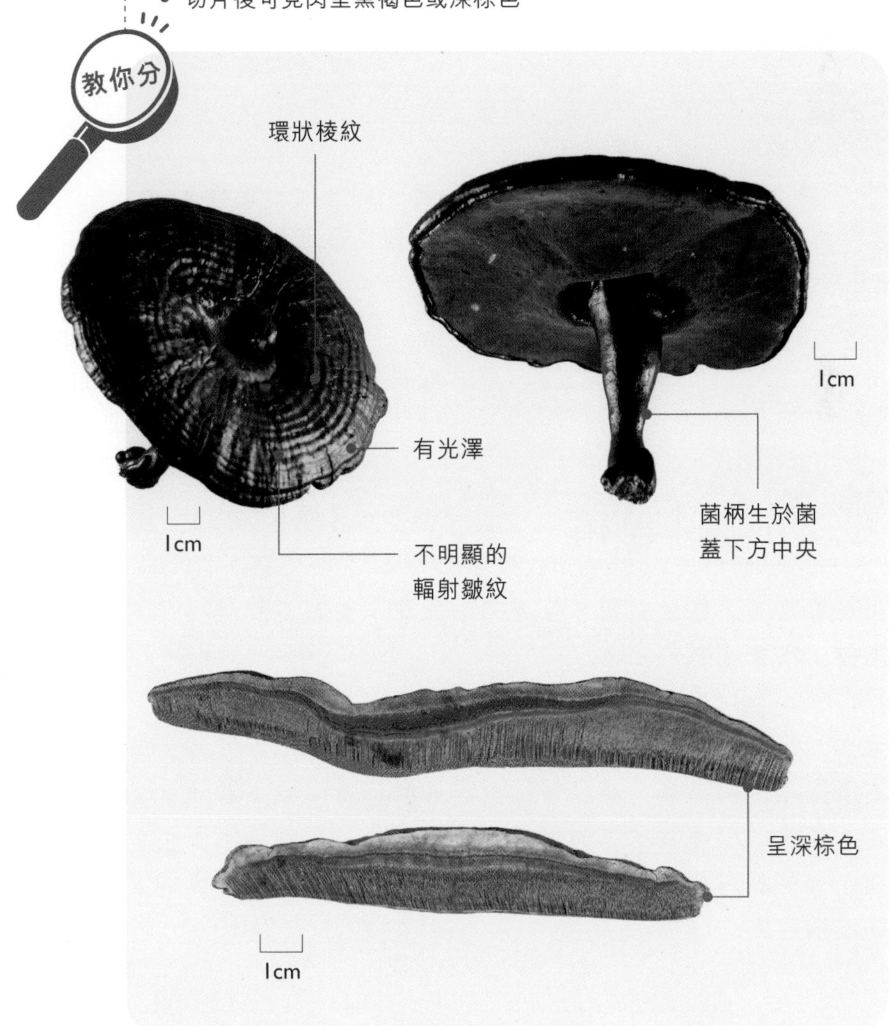

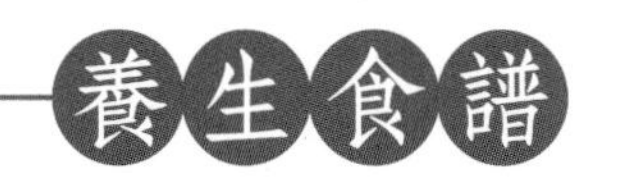

糯米靈芝粥

【健脾益氣，養心安神】

根據《新修本草》所述，靈芝能夠補氣安神，延緩衰老等作用，再加入能夠益氣健脾的糯米和養心益脾的小麥所得的食療方，能夠養心、益腎、補虛，適用於**婦女心神不安**，平時食用，能健脾益胃，改善體質。

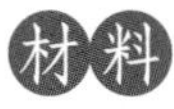

靈芝 50 克、糯米 50 克、小麥 60 克、白砂糖 30 克

製法

1 將糯米、小麥及靈芝分別洗淨。
2 將靈芝以紗布包好，和糯米、小麥一同放入砂鍋內。
3 加適量清水，用小火煮至糯米、小麥熟透變稠。
4 再加入白砂糖，攪拌均勻後趁熱食用。

靈烏二仁膏

【填精益血，滋補肝腎】

主肝腎陰虛，精血虧損，症見頭暈頭痛，失眠多夢，心悸健忘，大便不暢，或兼咳喘。

——《醫方新解》

靈烏二仁膏是近代中醫學家馬有度根據自身的臨床經驗，改良經典古方所得。以補精氣、益肝腎的靈芝和製何首烏煮出濃汁，加入強腎潤腸的核桃仁和健脾祛濕的薏苡仁熬煮成膏，每晚沖水服用，能填補精血，補益肝腎，對**經常腰膝酸軟、失眠多夢，大便不暢**的人士有良好的滋補效果。

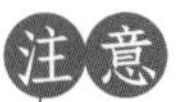

- 糯米性黏滯，難以消化，小孩或消化不良人士宜慎用。
- 含糖量較高，糖尿病患者或關注血糖人士在服用前應先諮詢專業醫護人員意見。

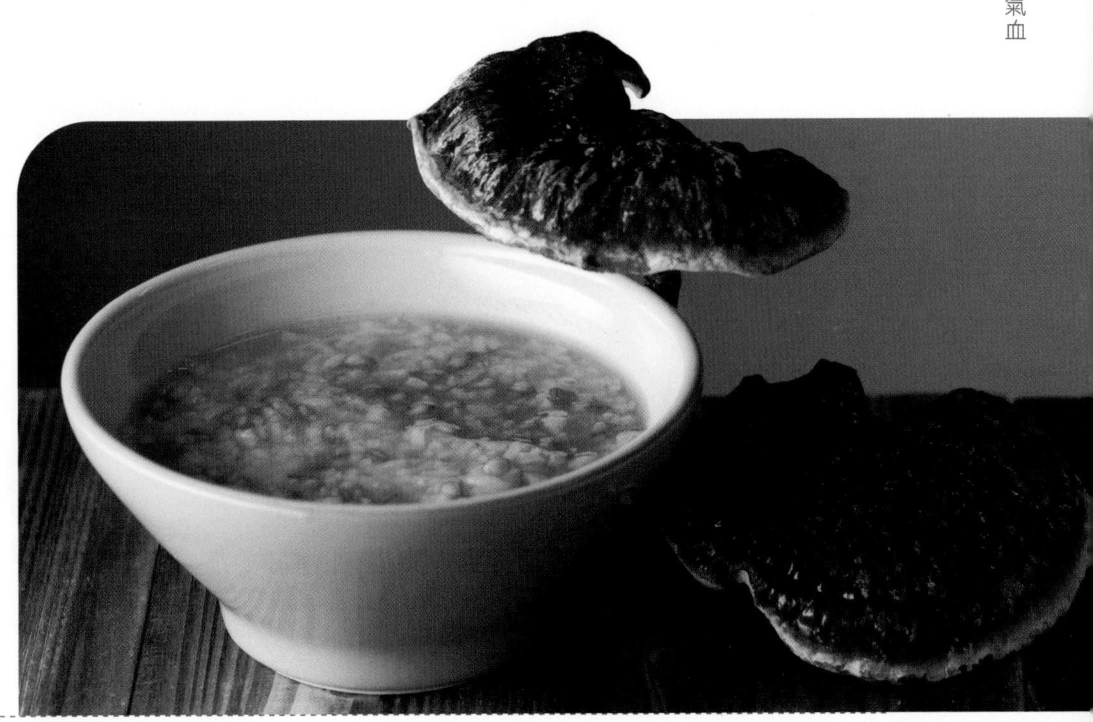

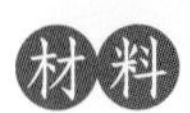

靈芝 500 克、製何首烏 500 克、核桃仁 250 克、薏苡仁 250 克

製法

1. 靈芝、製何首烏和薏苡仁切碎成小塊，薏苡仁打碎，加適量清水至高出藥面 1/3，煎約 3 小時，隔去藥渣備用。
2. 撈出的藥渣，再加入清水，作二煎、三煎。濾渣後把 3 次熬煮出的藥汁濃縮至稠，先大火後小火，不斷攪拌並撇去浮沫，防止變焦。
3. 加入打碎的核桃粉末，攪勻即成。
4. 置於冰箱中冷藏可保質存放一星期。

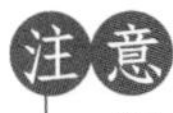

- 陽虛及腹瀉者忌用。

黃芪

黃芪是香港人最常應用的補氣藥材之一，常出現於保健茶和湯包中。據《本草備要》記載，黃芪能補氣、固表、壯脾胃、生氣血等，在《神農本草經》於中亦被列為上品藥材，是兼具藥用和保健功能的藥材。現代藥理學角度中，黃芪含有苷類、多糖、黃酮、氨基酸及多種微量元素等，有增強免疫力、抗衰老、抗疲勞、調節血糖、促代謝等功效，適合有氣短、身體困倦的人士食用。

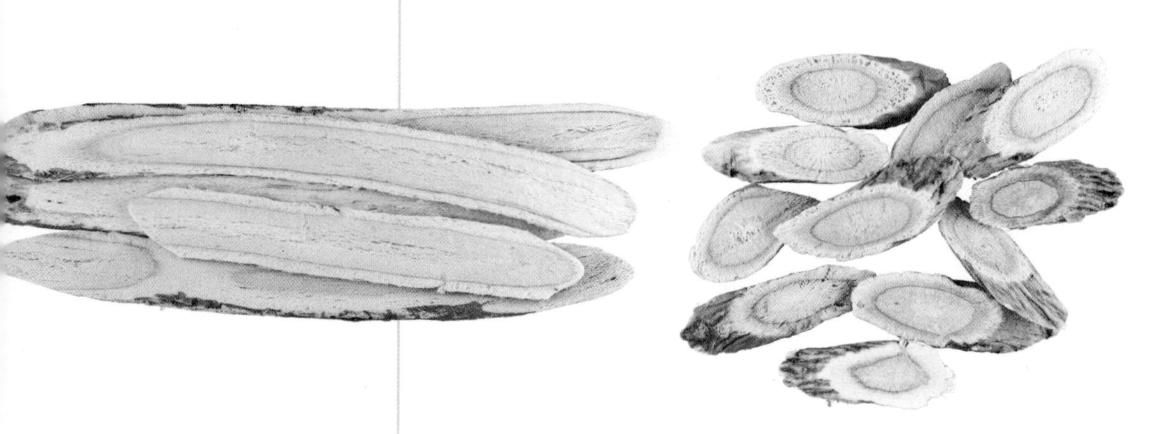

來源	豆科植物蒙古黃芪 *Astragalus membranaceus* (Fisch.) Bge. var. *mongholicus* (Bge.) Hsiao 或膜莢黃芪 *A. membranaceus* (Fisch.) Bge. 的根
功效	補氣升陽，固表止汗，利水消腫，生津養血，行滯通痹，托毒排膿，斂瘡生肌
產地	傳統道地產區為山西渾源，現時中國內蒙古、甘肅、黑龍江等地亦有栽培及出產。
常見商品名稱	北耆（蓍）、黃耆（蓍）、北芪、正北芪、黑芪、黑淦芪
應用注意	表實邪盛，氣滯濕阻，食積停滯，癰疽初起或潰後熱毒尚盛等實證，以及陰虛陽亢者慎服。

香港常見商品規格

市面上的黃芪大多分成橫切片、斜切片和縱切片三種規格。橫切片和斜切片可參考傳統鑑別要求，以根條粗長、放射狀紋理鮮明、空洞小、破皮少者為佳。但上述幾個特徵在縱切片中較難觀察，所以縱切片以**片大、完整、結構緻密、紋理清晰者為佳**。

斜切蒙古黃芪

產地	內蒙古
炮製方法	挖採後除去鬚根及根頭，曬乾，然後切片
價格	$
日常應用	皆可入藥或作為食療材料使用
特徵	• 斜圓形片狀 • 外皮粗糙，呈淺棕色，有不整齊的縱皺紋 • 斜切面有一明顯的金黃色圓環，環外呈米白色，環內呈黃色 • 斜切面纖維性，有放射狀紋理和裂隙 • 堅硬不易折斷 • 質較重

揀靚料 TIPS

切面黃白色，**圓環明顯，放射狀紋理明顯**，味甜。

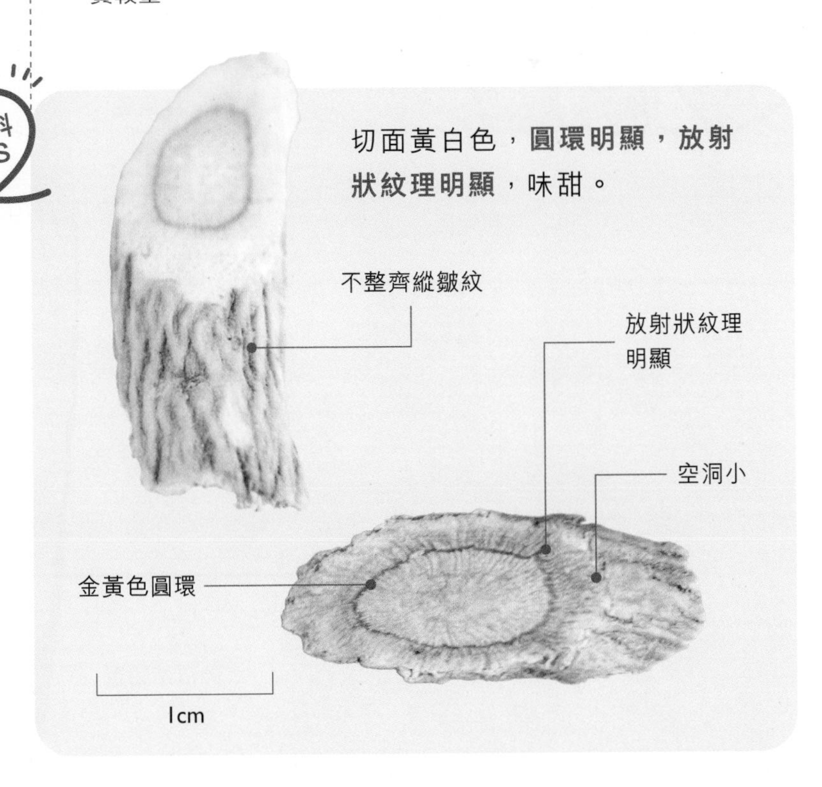

	山西正北芪	黑淦芪
產地	山西	山西、甘肅
炮製方法	挖採後除去鬚根及根頭，用沸水略燙，搓直後切片	挖採後除去鬚根及根頭，用沸水略燙，搓直，以大青葉煎汁，加青礬、五倍子染黑外皮，然後曬乾，切片
價格	$$	$$$
日常應用	皆可入藥或作為食療材料使用	皆可入藥或作為食療材料使用
特徵	• 長條片狀 • 外皮粗糙，呈淺棕色，有不整齊的縱皺紋，偶可見橫長皮孔 • 切面黃白色，隱約可見米白色的皮部和黃色的木部；皮部與木部緊貼，無空隙 • 外皮易剝落，切面纖維性，有網狀紋理 • 堅硬不易折斷 • 質較輕	• 長條片狀 • 外皮粗糙，呈深褐色至黑色，有不整齊的縱皺紋，有時可見稀疏鬚根痕 • 切面成黃白色，隱約可見呈米白色、裂隙較多、結構較鬆散的皮部和呈黃色、結構較緊密的木部 • 切面纖維性，有網狀紋理 • 堅硬不易折斷 • 質較輕

纖維性，明顯網狀紋理，質柔軟如綿。

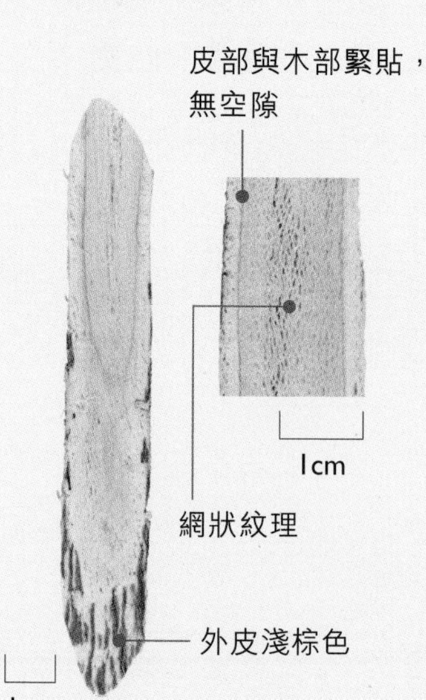

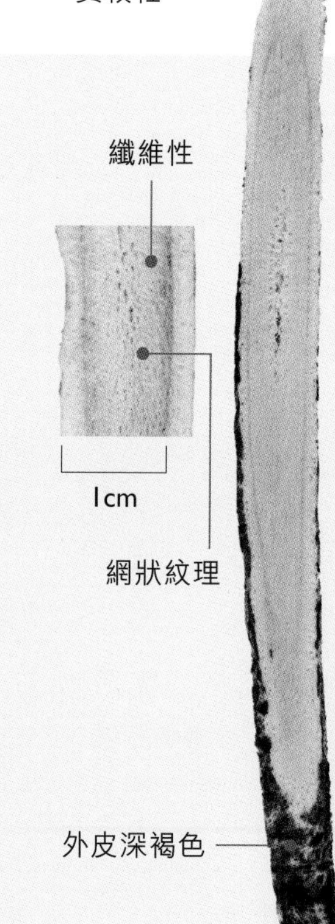

養生食譜

當歸黃芪羊肉湯 【氣血雙補，溫陽固腎】

當歸長於補血活血，黃芪則能健脾益氣，加上補腎助陽的羊肉，三者合用熬製成湯可以有氣血雙補，溫陽固腎的功效。適合**素來氣虛血弱、四肢不溫、畏寒怕冷、腰膝酸軟者**食用，可強化體質，補氣補血。

材料

羊肉 700 克、當歸 15 克、黃芪 30 克、生薑 3 片、枸杞子 15 克、大棗 5 顆、鹽適量

製法

1 將羊肉洗淨，切塊後用沸水焯燙，去掉血水。
2 大棗切半去核後與當歸、黃芪、枸杞子一起洗淨備用。
3 把所有材料放進鍋內，加入適量清水，以大火煮沸後加入生薑，再以小火煲約 1.5 小時至羊肉軟爛。
4 最後隨個人口味加適量鹽調味即可。

注意

本湯屬溫補之品，體質燥熱、感冒者不宜服用。

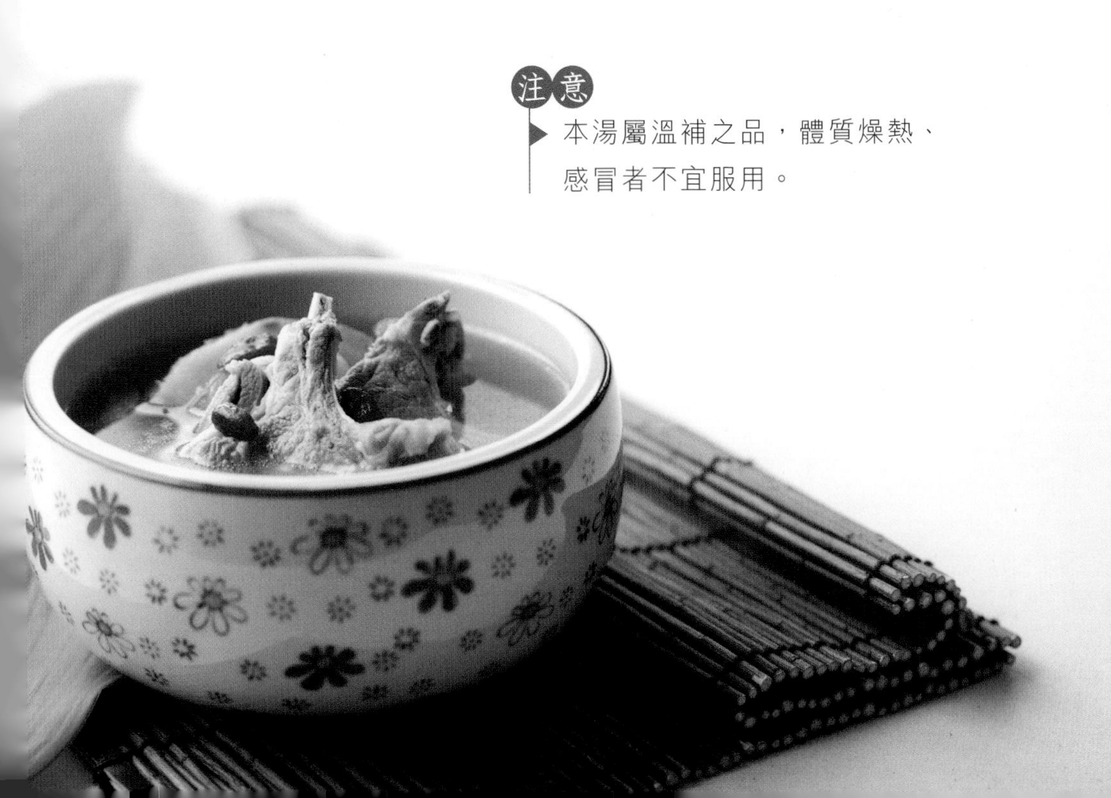

補虛正氣粥飲

【健脾止瀉，益氣強身】

黃耆，細銼二兩，人參，一兩，米，二合。上三味。銼二味如麻豆大，以水三升，同煎取二升，去滓下米煮粥服。 ——《聖濟總錄》

黃芪乃補氣良藥，能治諸多氣虛之證，而人參同屬大補元氣之物，二者合用入健脾益胃的粳米粥，能治療因脾氣虧虛導致的瀉痢不止。素來脾胃虛弱，容易消化不良，腹冷泄瀉者可代餐食用，應有助改善不適。

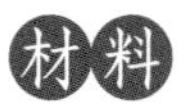

黃芪 30 克、人參 15 克、粳米 40-50 克、鹽適量

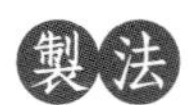

1 用打粉機將黃芪和人參粉碎至約黃豆大小。
2 把人參末和黃芪末用煲湯袋包起，加清水 600 毫升，以中火熬煮約 30 分鐘至 200 毫升。
3 取走煲湯袋，把已用清水洗淨的粳米加入湯中。
4 以大火煮沸後轉小火慢煮約 1.5 小時至變稠成粥。
5 隨個人口味加鹽適量，拌勻即成。

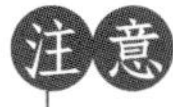

▶ 內有濕熱、體熱、感冒者慎用。

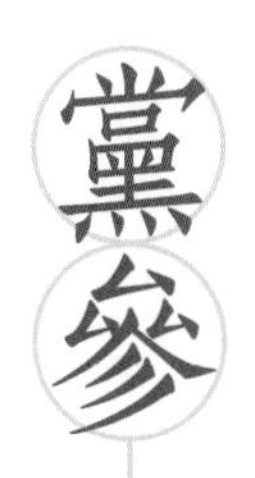

黨參

黨參是中醫常用的補氣藥，同時亦是常用的補益佐膳湯料之一，被廣泛應用於日常飲食及藥膳中，常被用來調製補中益氣、健脾益肺的湯水。根據《本草從新》記載，黨參「甘平補中，益氣，和脾胃，除煩渴，中氣微虛，用以調補，甚為平妥。」現代藥理學研究表明，黨參富含皂苷、黃酮、生物鹼、甾體、糖類、氨基酸等成分，具有抗炎、抗衰老、調節神經系統、血壓和腸胃運動的作用。此外，黨參還能增強機體抵抗力，提升化療病人白細胞數量下降的情況，輔助化療和放射線治療。

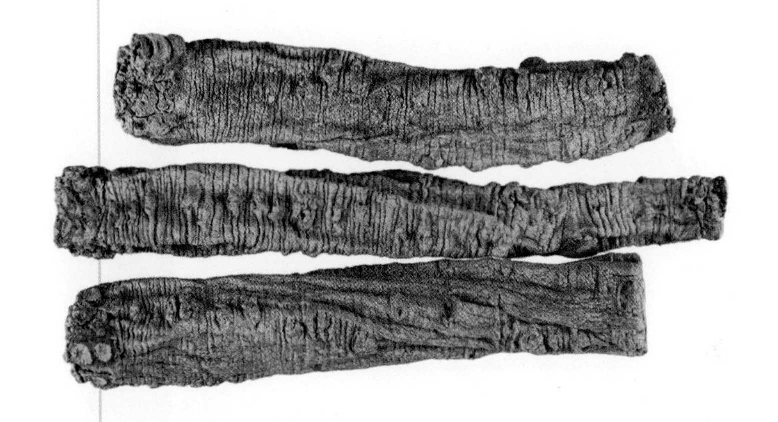

來源 桔梗科植物黨參 *Codonopsis pilosula* (Franch.) Nannf.、素花黨參 *C. pilosula* Nannf. var. *modesta* (Nannf.) L. T. Shen 或川黨參 *C. tangshen* Oliv. 的根

功效 健脾益肺，養血生津

產地 黨參產區甚多，傳統道地產區為山西、甘肅文縣和湖北恩施市板橋鎮，現時甘肅的其他地區、貴州、四川、雲南等地多有栽培。根據品種、加工及生長環境，形態差異較大，形成不同規格及等級。

常見商品名稱 黨參、紋黨、防黨、板橋黨、潞黨、白條黨

應用注意 實證、熱證禁服。正虛邪實證，不宜單獨應用。不宜與藜蘆同用。

香港常見商品規格

紋黨

產地	甘肅
炮製方法	以生曬或低溫乾燥去除水分而成
價格	$$$$$
日常應用	均可作為湯料或藥材使用
備註	紋黨於市面上亦統稱為「西黨」
特徵	• 呈圓柱形，根頭頂端有多數密集的疣狀突起（習稱「獅子盤頭」） • 根頭下面有整齊明顯的橫環紋 • 根條較粗而直 • 表皮黃白色至淡棕色 • 切片可見放射狀紋理，形如開放的菊花（習稱「菊花心」），外圍淡黃棕色，中心淡黃色

揀靚料 TIPS

原條

獅子盤頭較小，橫環紋緻密，佔根全長的一半以上。根條**粗壯肉質厚**，體柔韌，氣帶奶香，味清甜，咀嚼後無渣，無酸敗氣，無滲油發黏。

切片

外圍疏鬆，中心結實（習稱「皮鬆肉緊」）。

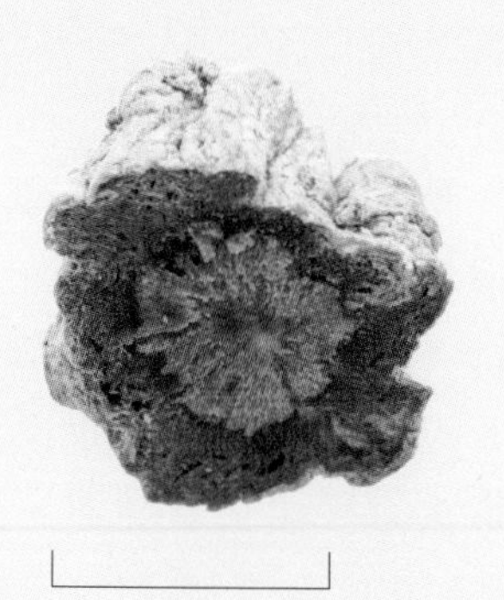

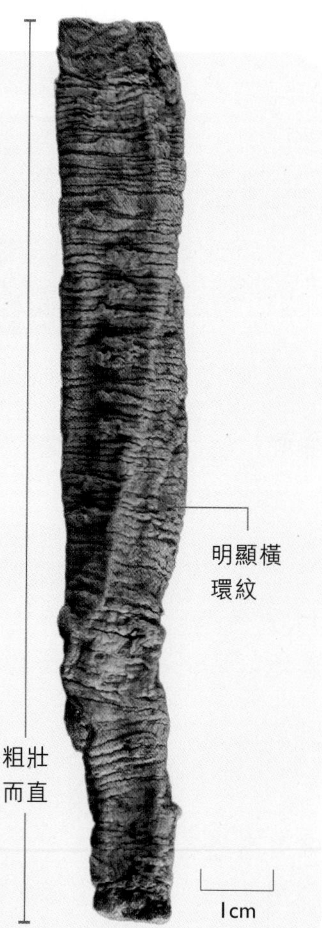

防黨

產地	甘肅
炮製方法	以生曬或低溫乾燥去除水分而成
價格	$$$$
日常應用	均可作為湯料或藥材使用
備註	防黨於市面上亦統稱為「西黨」
特徵	• 全體較粗，圓柱形 • 獅子盤頭較小 • 表皮灰黃色 • 根的下部破損處常有黑褐色膠狀物 • 切片見「菊花心」，外圍棗肉色，中心黃色

原條

外形肥大，大小均勻，獅子**盤頭較小**，根頭下有**緻密而明顯的環狀橫紋**（習稱「蚯蚓頭」），下部的根破碎處有時可見**黑褐色膠狀物**。

切片

中心部分較外圍結實。

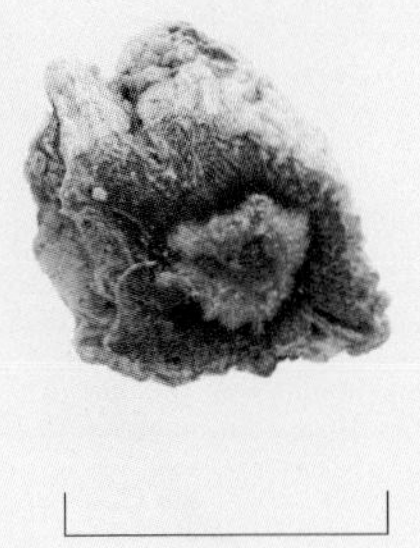

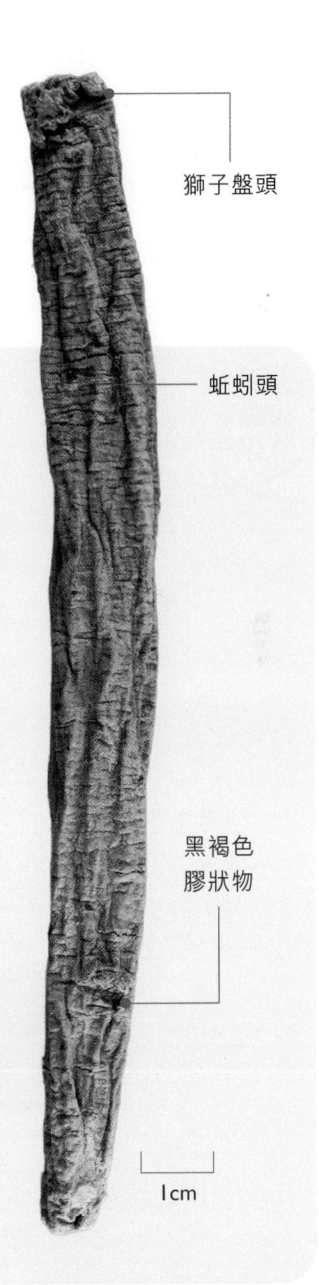

板橋黨

產地	湖北恩施市板橋鎮
炮製方法	以生曬或低溫乾燥去除水分而成
價格	$$
日常應用	均可作為湯料或藥材使用
備註	板橋黨於市面上亦統稱為「條黨」
特徵	• 長圓錐或長圓柱形 • 獅子盤頭較大 • 根頭部有 5~15 個疣狀突起的莖痕 • 根頭下端有縱皺紋 • 根條直 • 表面灰黃色至黃棕色 • 切片可見菊花心，外圍薄，中心寬

獅子盤頭

雞皮皺

揀靚料 TIPS

原條

獅子盤頭較大，根頭下端有緻密的縱皺紋（習稱「雞皮皺」），質較柔軟帶韌性。

切片

與髓部界線明顯，髓部為大型蜂窩狀。

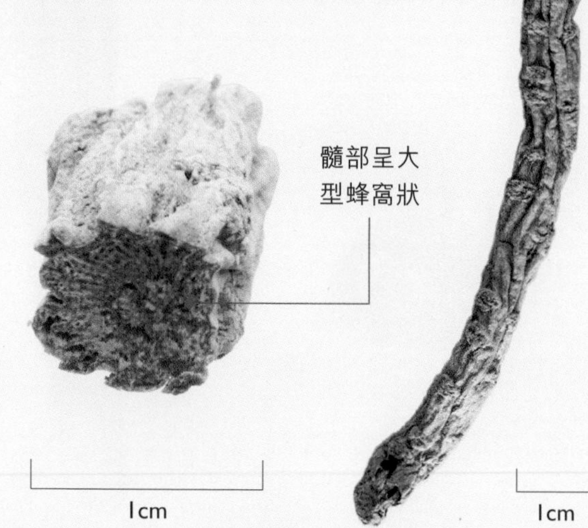

潞黨

產地	山西
炮製方法	以生曬或低溫乾燥去除水分而成
價格	$
日常應用	均可作為湯料或藥材使用
特徵	• 圓柱形，條較細長 • 獅子盤頭較大 • 表面紅黃色 • 根條上部有較少橫環紋 • 切片可見菊花心，外圍棗肉色，中心黃色

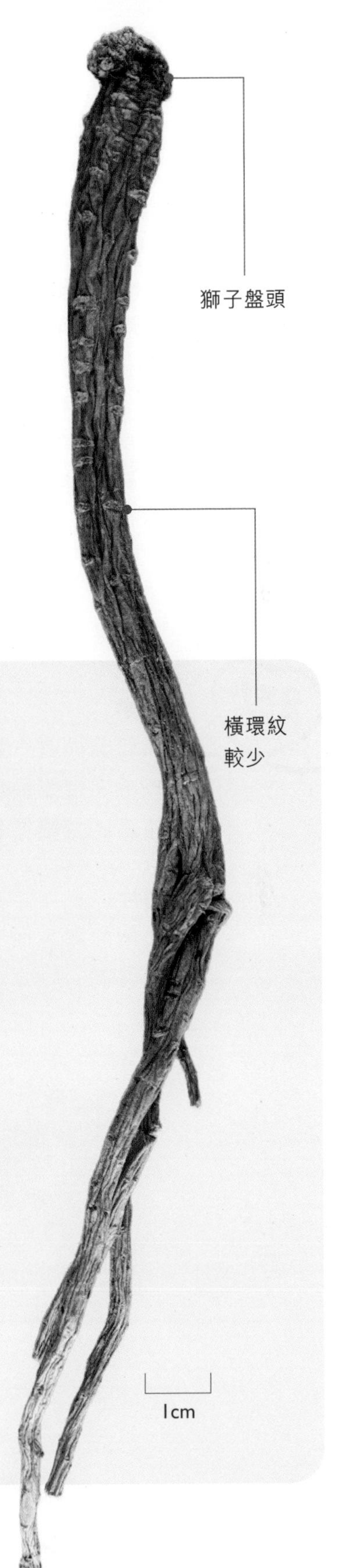

原條

根條粗壯，**獅子盤頭較大**，**有少數橫環紋**，表皮較厚，糖分較少。

切片

外圍較薄，中心則較寬。

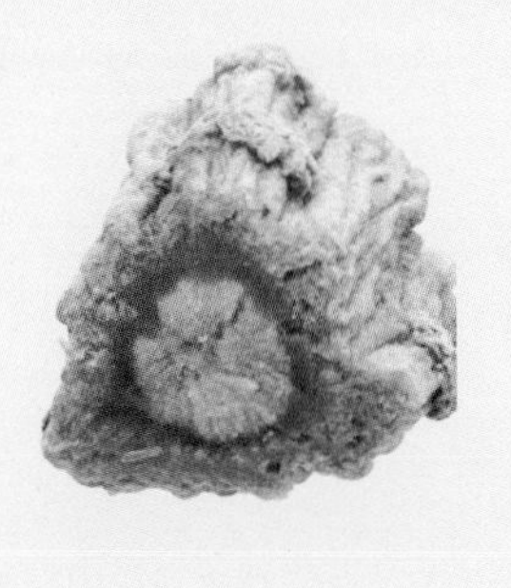

白條黨

產地	甘肅
炮製方法	以生曬或低溫乾燥去除水分而成
價格	$$$
日常應用	均可作為湯料或藥材使用
備註	白條黨於市面上亦統稱為「潞黨」
特徵	• 圓柱形 • 獅子盤頭較小 • 表皮黃白色 • 根頭下的環紋較少 • 切片可見菊花心，外圍棗肉色，中心黃色

有明顯
縱皺紋

主根較長

1cm

揀靚料 TIPS

原條

條均勻而長，獅子盤頭較小，**縱皺紋明顯，糖性足，主根亦較長。**

切片

外圍疏鬆，而中心較為結實。

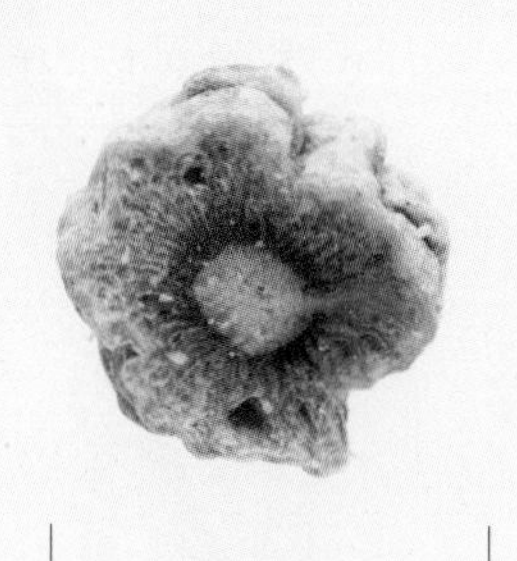

1cm

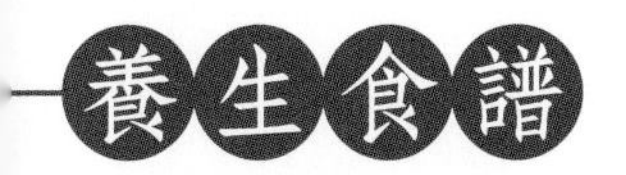

五福飲

【健脾補氣，養血滋陰】

五福飲：凡五臟氣血虧損者，此能兼治之足，稱王道之最。人參隨宜（心），熟地隨宜（腎），當歸二三錢（肝），白朮炒一錢半（肺），炙甘草一錢（脾）。水二鍾煎七分食遠溫服，或加生薑三五片，凡治氣血俱虛等證以此為主，或宜溫者加薑附，宜散者加升麻柴葛，左右逢源無不可也。
——《景岳全書》

五福飲原方選用了人參與白朮補氣健脾，熟地與當歸養血滋陰，用炙甘草加以調和，令全方有補益五臟氣血的效果。然而人參補氣效果剛烈，性偏溫，對生活於南方濕熱氣候下的香港人而言，把人參替換成作用較溫和，性平，同樣有補脾益氣，生津養血作用的黨參更適合作為日常保健用途。平日**手腳不溫，容易暈眩疲倦，臉色蒼白，氣血兩虛者**可每晚飲用，補氣養血，滋陰強身。

材料

黨參 9 克、熟地黃 9 克、當歸 9 克、炒白朮 4.5 克、炙甘草 3 克

製法

把所有材料用清水浸泡約 15 分鐘，然後加水適量，以大火煮沸，然後轉小火煮約 30 分鐘。

注意

- 體熱人士、陰虛火旺及感冒發熱人士慎用。
- 如有服用中藥，飲用前請先諮詢中醫師及中藥藥劑師的專業意見。

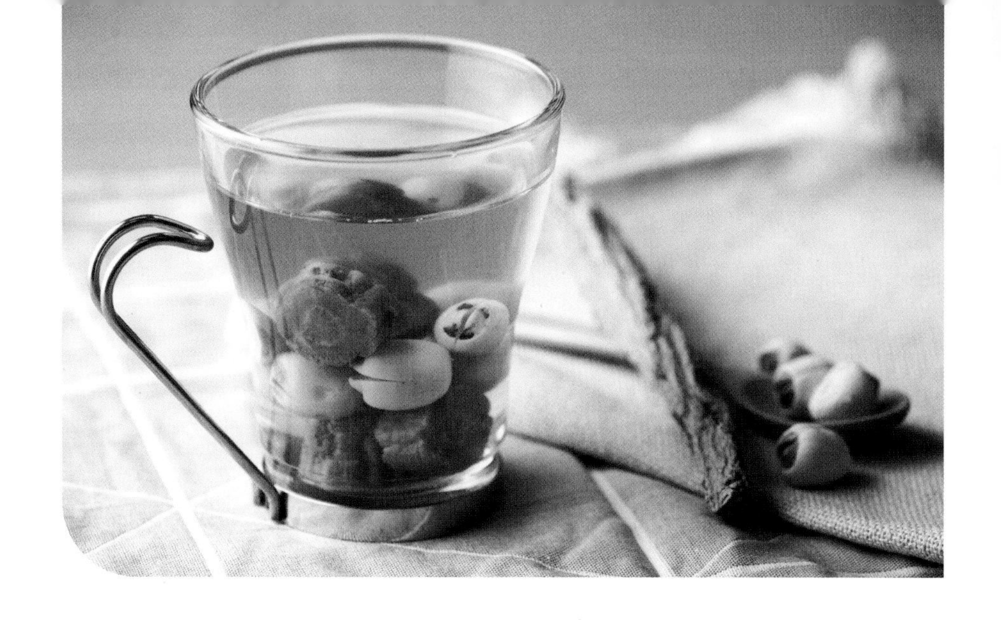

參蓮飲

【補中益氣，健脾安神】

黨參五錢，蓮肉五錢。水煎代茶。 ——《清宮醫案集成》

黨參能補益體內的氣血津液，蓮子能益腎固精、收澀健脾，兩者合用有補中益氣，健脾安神的功效。對於久病虛損，氣血虧虛者，此茶飲能起補氣養血，養心安神作用，重點健脾固腎，補充胃氣，讓所食之物得以運化成身體所需的養分，慢慢調養身體。**容易心悸失眠，手腳冰冷，面無血色，食慾減退，容易腹瀉的人士**亦可以日常飲用此方，以補充氣血，調養身體。

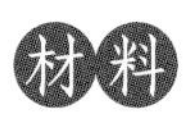

黨參 15 克、蓮子 15 克

製法

1 把蓮子掰開，去除中間的綠色蓮子心，洗淨。
2 黨參清洗乾淨後剪成約一個指節長度的小段。
3 把蓮子肉和黨參用清水浸泡約 15 分鐘，然後加水適量，以大火煮沸，然後轉小火煮約 30 分鐘，即成。

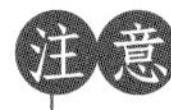

▶ 體熱者不宜長期飲用。

當歸

當歸是女性補益的常用藥，常見於調節月經、補血、改善血液循環等的產品。根據《神農本草經》的記載，當歸主治咳嗽、溫瘧，對婦科問題如月經不調、絕子以及治療瘡瘍和傷口有一定效果。而現代藥理學中，當歸含有揮發油和多種有效成分，包括藁本內酯、正丁烯夫內酯、當歸酮、香莉芥酚、阿魏酸、丁二酸、煙酸、多種維生素等，具有抗血小板凝集、促進紅細胞生成、抗氧化、抗炎和免疫調節等現代營養價值。

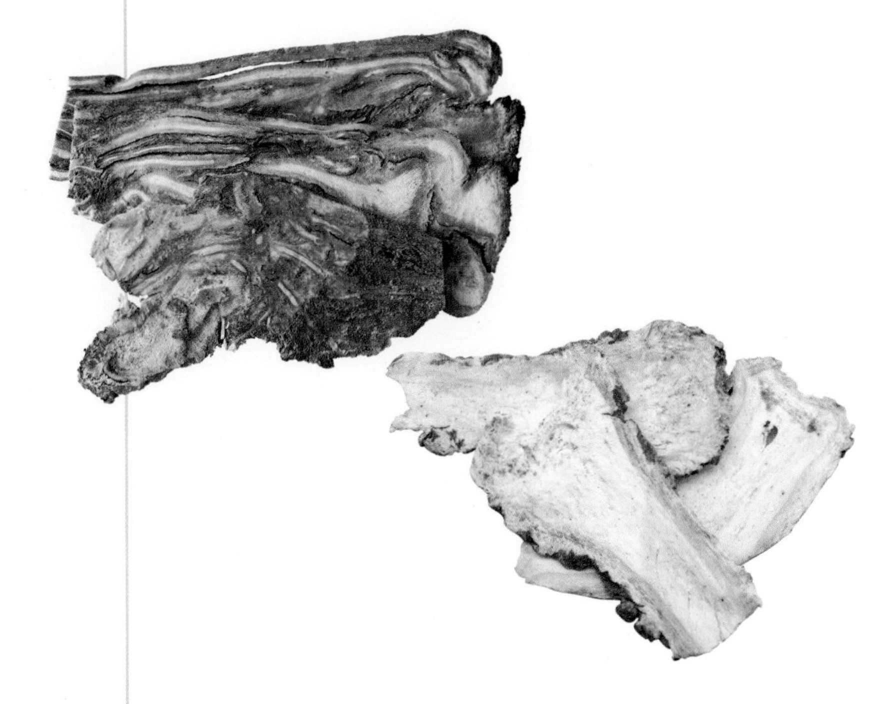

來源	傘形科植物當歸 *Angelica sinensis* (Oliv.) Diels 的根
功效	補血活血，調經止痛，潤腸通便
產地	道地產區為甘肅岷縣，古稱秦州，品質最好，所以又稱岷歸、秦歸。雲南、四川、青海、陝西、湖南、湖北、貴州等地亦有栽培及出產。
常見商品名稱	當歸、原色當歸、全歸片、當歸頭、西歸頭、當歸尾
應用注意	熱盛出血患者禁服。濕盛中滿及大便溏泄者慎服。

香港常見商品規格

全歸身片

產地	甘肅
炮製方法	採挖後除去鬚根（歸尾）和泥沙，稍微烘乾，除去部分水分後再潤濕，由機器壓製成統一厚度的片狀，烘乾而成
價格	$$$
日常應用	適合入藥或作為藥膳食材使用
特徵	• 片大，呈類長方形 • 黃棕色，可見由幾枝當歸的根皮形成的扭曲紅棕色紋理及維管束形成的黃白色紋理 • 質柔韌有彈性，斷口角質狀 • 有濃烈的特殊香氣

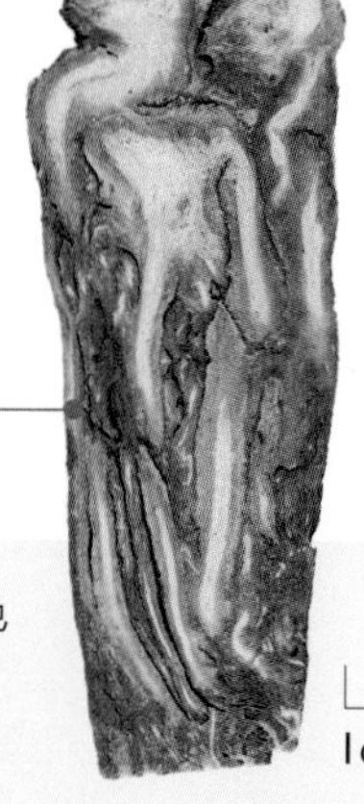

揀靚料TIPS

氣濃香，質油潤。

原色當歸片

產地	甘肅
炮製方法	採挖後除去鬚根和泥沙，稍微烘乾，除去部分水分後再潤濕，切成薄片，徹底曬乾或加熱烘乾而成
價格	$$
日常應用	皆可入藥或作為食療材料使用
特徵	• 尺寸相對較小，呈不規則長片狀 • 根皮紅棕色 • 切面淡棕色，散有棕色小點，中間有 1 條淺棕色環紋 • 質柔韌有彈性 • 有濃烈的特殊香氣

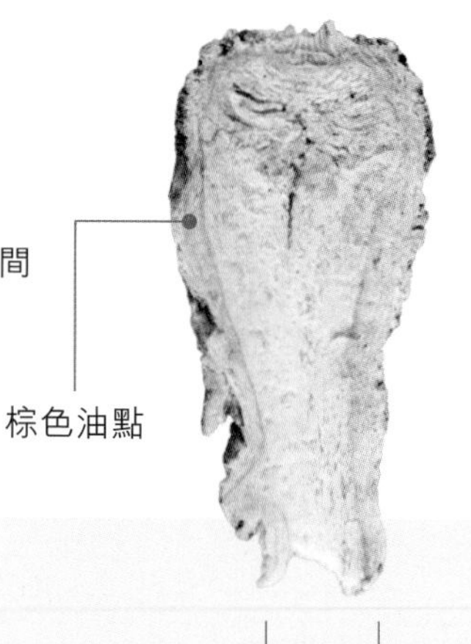

揀靚料TIPS

切面黃白色，氣香特異，
帶濃烈香氣。

白大歸片

產地	甘肅
炮製方法	採挖後除去鬚根和泥沙，去皮，沿歸身外周刨薄片，放置於硫磺熏蒸箱中稍微烘乾，除去部分水分後再潤濕及除硫，由機器壓製成統一厚度的片狀，烘乾而成
價格	$$
備註	經硫磺熏蒸，營養成分或被破壞，不適合食用
特徵	• 片大，呈長倒三角形 • 整體呈淡黃色，無明顯紋理 • 質相對較脆，斷面角質狀 • 有濃烈帶酸味的特殊氣味

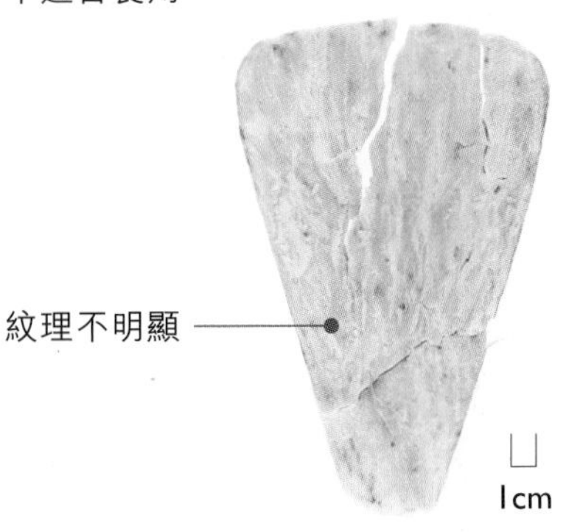

其他藥用部位

當歸除以全根（全當歸）入藥外，傳統尚會分開以根頭（當歸頭）、主根（當歸身）和鬚根（歸尾）入藥，不同藥用部位在外形及功效上有所不同，使用時應注意區分。

當歸頭

藥用部位	根頭
功效	止血上行
炮製方法	採挖後除去鬚根和泥沙，切出頭部後烘乾而成
價格	$$$$
日常應用	適合入藥或作為藥膳食材使用
特徵	• 呈不規則圓柱狀，頭部圓鈍，身上帶有形狀不規則的圓潤結節 • 外皮淺棕色，帶紅棕色縱皺紋 • 偶然可見殘存紫色或黃綠色的莖基和葉鞘

揀靚料 TIPS

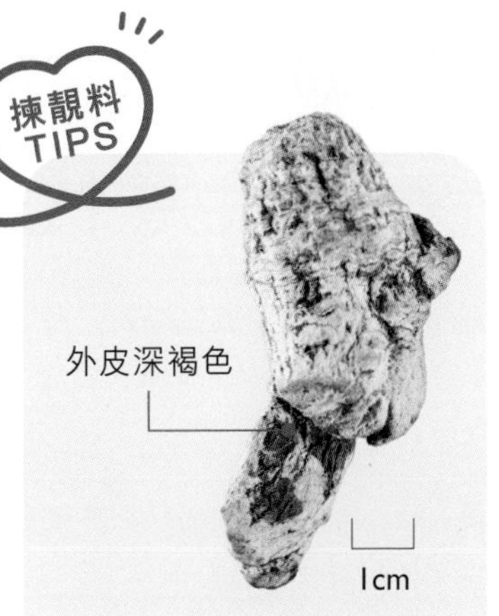

表面黃棕色或黃褐色，氣芳香，味甘、微苦，無油、枯乾。

當歸尾

藥用部位	根尾（支根和鬚根）
功效	破血下流、止痛
炮製方法	採挖後除去鬚根和泥沙，摘下尾部，烘乾而成
價格	$
日常應用	僅適合入藥，必須在中醫師指導下使用
特徵	• 呈細長條狀，上粗下細，扭曲 • 表面黃棕色，佈滿縱皺紋，可見殘留的圓形突起鬚根痕和橫向拉長的皮孔紋 • 質柔韌 • 切面環紋黃棕色，散有棕色小點 • 氣香，味甘、辛

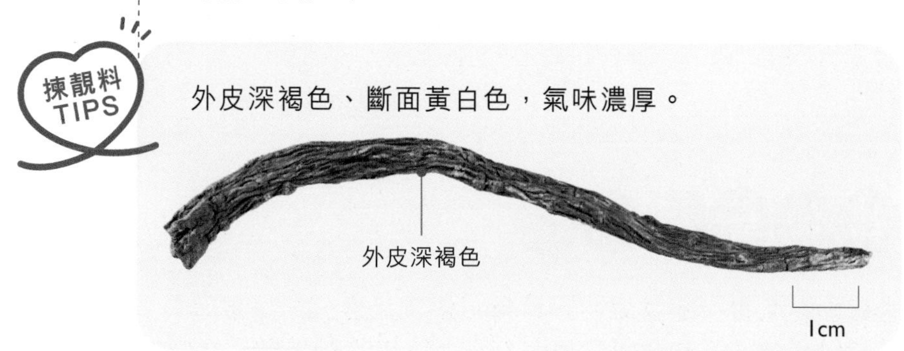

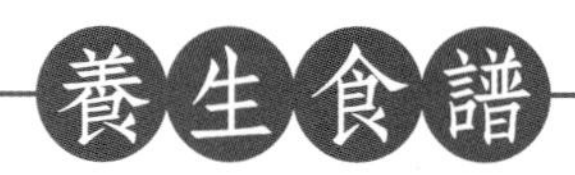

玫妃和胃代茶飲 【養血斂陰，和胃止痛】

當歸一錢，白芍一錢，白朮一錢，茯苓二錢。水煎代茶。

——《清宮醫案集成》

同治六年間，玫妃外感風寒，在病癒後以此方調養胃氣。方中的當歸與白芍同用能補血，白朮與茯苓同用則能健脾益氣，對於以氣血為本的女子而言，補益體內的氣血能增強健脾養胃氣的功效。對於**脾胃不健，面色萎黃，時有頭暈目眩、體倦，肝血虧虛，消化不良的人士**有良好的調理作用，尤其**適合月經不調或痛經的女士**。日常飲用此方能養血斂陰，和血止痛，健脾益氣。

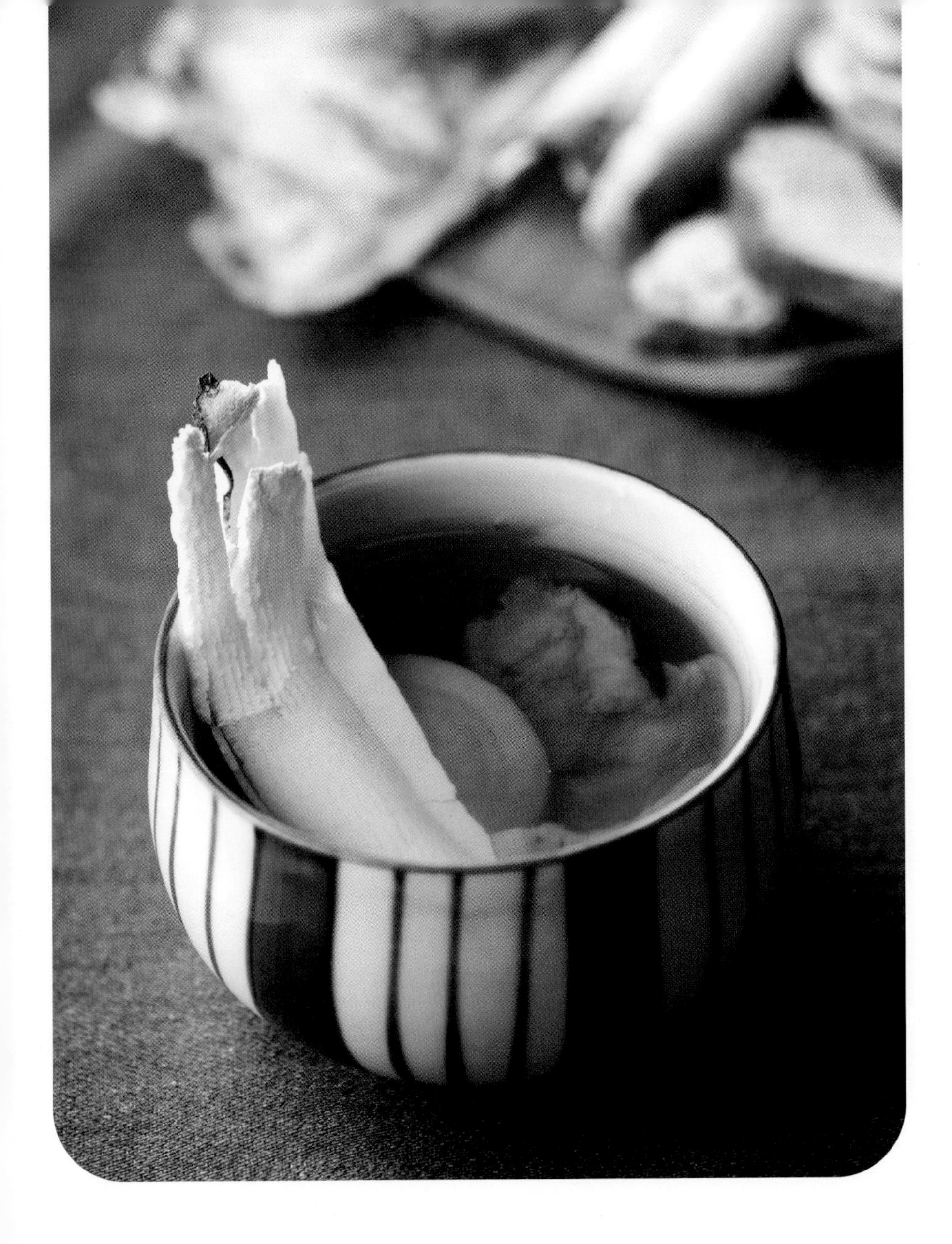

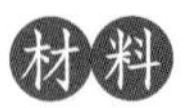

當歸3克、白芍3克、白朮3克、茯苓6克

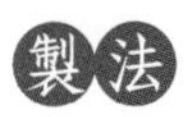

把所有材料洗淨後，用清水浸泡約15分鐘，然後加水適量，以大火煮沸，然後轉小火煮約30分鐘。

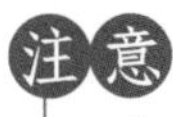

▶ 女士月經期間慎用。

當歸生薑羊肉湯 【溫中散寒，活血調經】

當歸三兩，生薑五兩，羊肉一斤。右三味，以水八升，煮取三升，溫服七合，日三服。若寒多者加生薑成一斤；痛多而嘔者加橘皮二兩，白朮一兩。加生薑者亦加水五升，煮取三升二合，服之。

——《金匱要略》

記載在東漢時期的《金匱要略》中，是一道治療寒疝、腹痛及脅痛裏急的名方，有溫中、散寒、活血、調經、止痛的功效。**適用於腎陽不足、腰膝酸軟、四肢冰冷、經絡寒滯、腹部及胸脅時有脹痛不適的人士**，按三餐每日食用可以改善不適，亦可作為寒冬時的日常保健食療之用，禦寒保暖。

材料

當歸 45 克、生薑 75 克、羊肉 220-300 克、酒適量、鹽適量

製法

1. 將當歸和生薑清洗乾淨後切片。
2. 羊肉剔除筋膜後，切成小塊，略為氽水去除腥味及血水，盛起羊肉，過冷河備用。
3. 把當歸、生薑和羊肉放入砂鍋中，加水適量，以大火煮沸後轉小火將羊肉燉爛。
4. 加鹽和酒調味，即可食用。

注意

- 體熱者慎用。
- 患有感冒、月經來潮者及孕婦忌服。

第2章 清熱祛濕

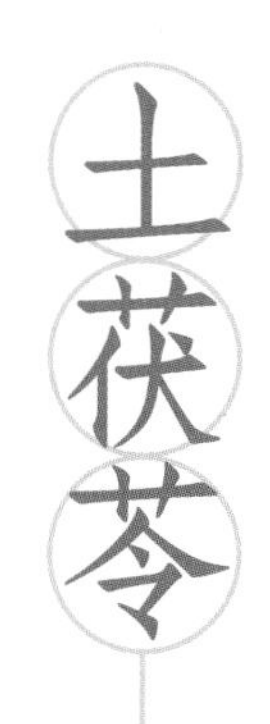

土茯苓是廣東常用的祛濕中藥，《本草綱目》中提到土茯苓具有健脾胃、祛風濕、利關節、止泄瀉的功效，治拘攣骨痛，惡瘡癰腫。在現代藥理學角度，土茯苓含黃酮、苯丙素類、甾體及其苷類、有機酸、揮發油、生物鹼、鞣質等成分，在抗炎、鎮痛、心血管系統、免疫系統和腫瘤等方面有明顯的藥理活性，具有調節免疫作用。除了可治療皮膚疾病，對關節炎、痛風等疾病有一定的療效，是適合因濕熱引起的濕疹等皮膚疾病患者服用的食療藥材。

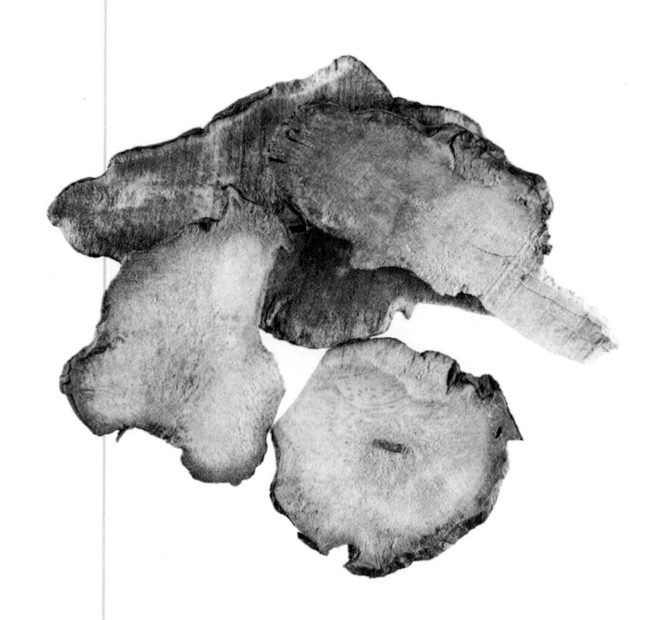

來源	百合科植物光葉菝葜 *Smilax glabra* Roxb. 的根莖
功效	解毒除濕，通利關節
產地	道地產區為廣西，現時廣東、湖南、湖北等地亦是主要產區。
常見商品名稱	土茯苓、原色土茯苓、齊土茯苓
應用注意	肝腎陰虛者慎服。服時忌茶。不宜以鐵器烹調。

香港常見商品規格

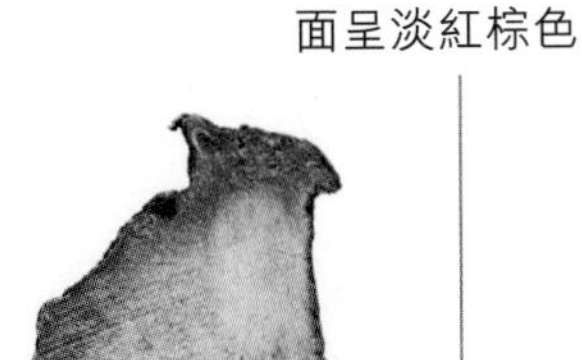

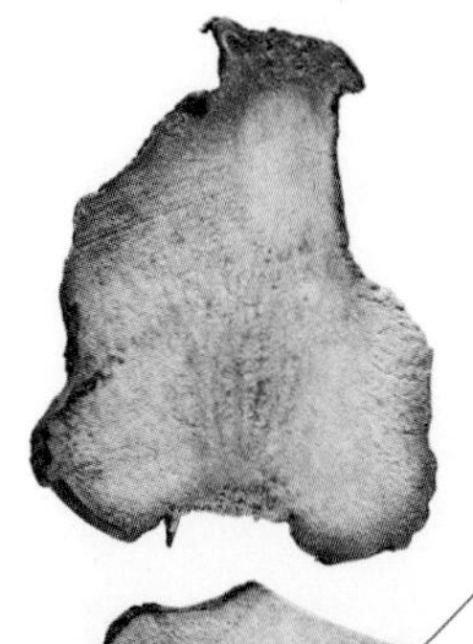

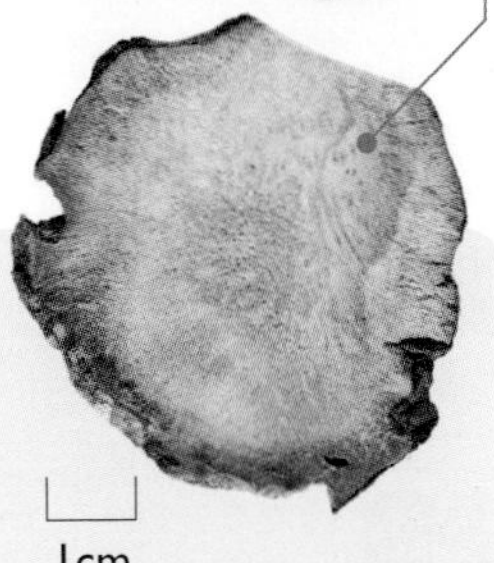

土茯苓

產地	廣東、浙江、湖南、湖北
炮製方法	除去殘莖和鬚根，新鮮時切成藥片，曬乾
價格	$$
日常應用	適合藥用，亦適合作為祛濕熱的湯料或食材使用，適用於濕疹等皮膚疾病。煲湯多用新鮮品，入藥則多用乾燥品
特徵	• 呈片狀，外表皮土棕色 • 切面類白色至淡紅棕色，常見花紋及筋脈點，可見沙礫樣光亮 • 質地略韌，被折斷時會有粉狀物質飛揚

片薄，整齊，外皮淡棕色，**筋脈點少**，斷面淡紅棕色，**粉性足**，經水潤濕後應有黏滑感。

香港常見混淆品

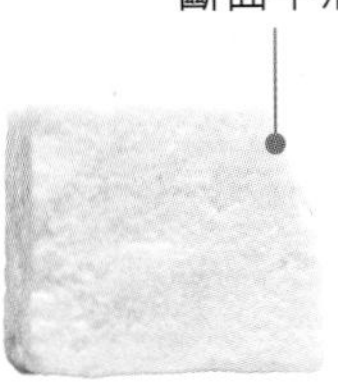

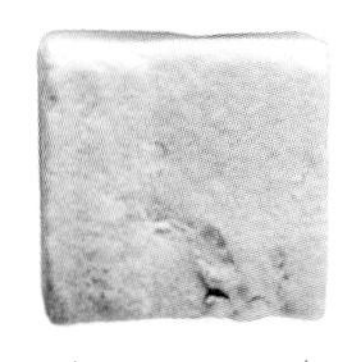

茯苓

產地	雲南、湖北、安徽、貴州
來源	多孔菌科真菌茯苓 *Poria cocos* (Schw.) Wolf 的菌核
功效	利水滲濕，健脾寧心
炮製方法	採挖後堆置「發汗」，攤開曬乾，再「發汗」直至出現皺紋，晾乾，內部大部分水分散失後，晾至全乾，然後切成卷、片、方塊等形狀
價格	$
日常應用	適合藥用，亦適合作為湯料或食材。能作為治療脾虛濕困引致的大便溏稀、水腫尿少以及心神不寧、失眠等的食療
備註	茯苓除方塊狀外，香港較常見的尚有卷狀，但因外形與土茯苓區別較大，較少混淆
特徵	• 呈方塊狀，表面類白色，偶爾雜有黑褐色的外皮 • 質堅實，無粉性，切面平滑

土茯苓粥

【健脾祛濕，清熱解毒】

冷飯糰，切片或為末，水煎服。或入粥內食之，須多食為妙。忌鐵器、發物。

——《積德堂經驗方》

冷飯糰為土茯苓的別名。清熱解毒，利尿祛濕的土茯苓，與健脾養胃的粳米合用可以健脾祛濕，有治療瘰癧及皮膚潰瘍的作用。適合**患有濕疹、瘡癤或正進行癌症治療等人士**代餐服用，可以增強體質，舒緩皮膚及療程的不適。

材料

土茯苓 15 克、粳米 100 克

製法

1 把粳米清洗並浸泡約 30 分鐘，瀝乾水分備用。
2 將土茯苓片研磨成細末，或直接加適量清水，用中火煎煮約 30 分鐘。
3 以紗布濾走殘渣，留下土茯苓水煎液。

二苓化毒湯

【健脾氣，清熱毒，滋陰血】

故治之法補其血，瀉其毒，引之而盡從小便而出，始得其治法耳。方用二苓化毒湯：白茯苓一兩，土茯苓二兩，金銀花二兩，當歸一兩，紫草三錢，生甘草二錢。水酒各半煎服。十劑全愈，並無回毒也。

——《辨證錄》

此方選用具有利尿祛濕效用的茯苓和土茯苓，加上清熱解毒的金銀花，補血活血的當歸和紫草，有補血虛、瀉熱毒的效果。對於**臉色蒼白、易怒易躁、暗瘡常發人士**而言，飲用此湯可以滋養陰血，同時清熱解毒、舒緩血虛導致的熱毒膿腫。每晚飲用，持續一星期，有助舒緩不適。

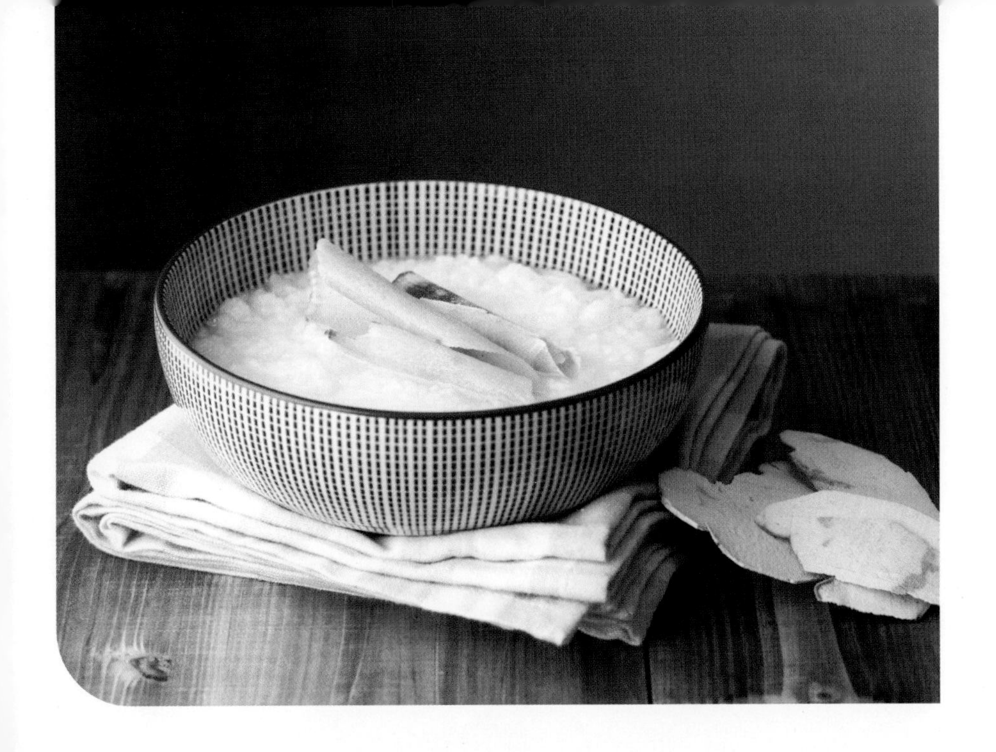

4 在水煎液中加入粳米，先以大火煮沸，再以小火慢熬 30 分鐘至成粥。
5 因個人口味加適量鹽調味，即可服用。

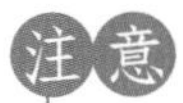

注意

▶ 應使用瓦煲熬煮土茯苓水煎液及土茯苓粥，避免使用鐵器，以免土茯苓中的鞣質與鐵發生化學反應。

材料

茯苓 15 克、土茯苓 30 克、金銀花 30 克、當歸 15 克、紫草 4.5 克、生甘草 3 克

製法

1 把所有材料洗淨，然後放入鍋中，加水適量，浸泡約 20 分鐘。
2 開火煮至沸騰，然後轉小火，煮約 30 分鐘，即成。

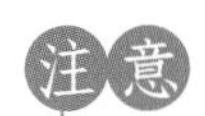

注意

▶ 如有服用中藥，飲用前請先諮詢中醫師及中藥藥劑師的專業意見。

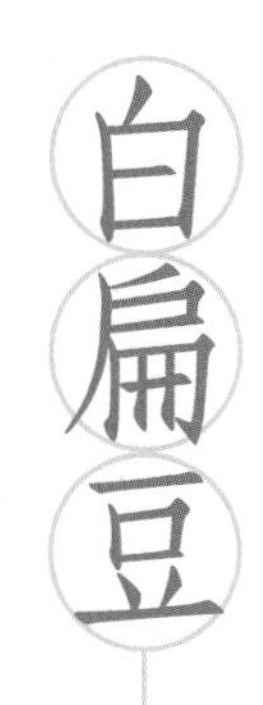

白扁豆

白扁豆是一種常見於健脾祛濕湯水的食材。據《本草綱目》所述，白扁豆有止泄痢、消暑、暖脾胃、除濕熱、止消渴的功效，對幫助消化、消除飲食積滯有一定的作用。現代藥理方面，白扁豆含蛋白質類、糖類、甾體及苷類等，亦含有較多的磷和鉀，能補充人體所需的礦物質。白扁豆所含的血細胞凝集素和澱粉酶抑制物更有抑制腫瘤生長及降低血糖的效果，可以說是一種多功能的健康食材。

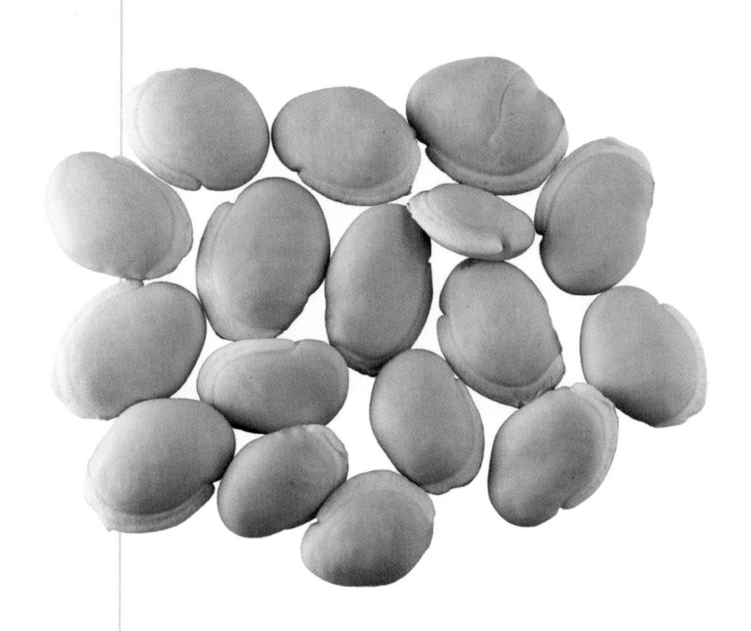

來源	豆科植物扁豆 *Dolichos lablab* L. 的成熟種子
功效	健脾化濕，和中消暑
產地	傳統道地產區為雲南昆明，其他地區如安徽、陝西、湖南、河南等地，及國外如緬甸和印度也有栽培及出產。
常見商品名稱	白扁豆、皇帝豆、細綿豆、觀音豆
應用注意	不宜多食，以免壅氣傷脾。

香港常見商品規格

白扁豆

產地	雲南、安徽、湖南、河南等地
炮製方法	採摘果實，曬乾後取出種子，再把種子曬乾
價格	$$
日常應用	經常用於入藥及祛濕食療
特徵	• 體積相對較小，呈扁橢圓形或扁卵形 • 表面黃白色，光滑略具光澤 • 一側有白色突起的眉狀種阜 • 質堅硬 • 無特殊氣味，咀嚼會有豆腥味

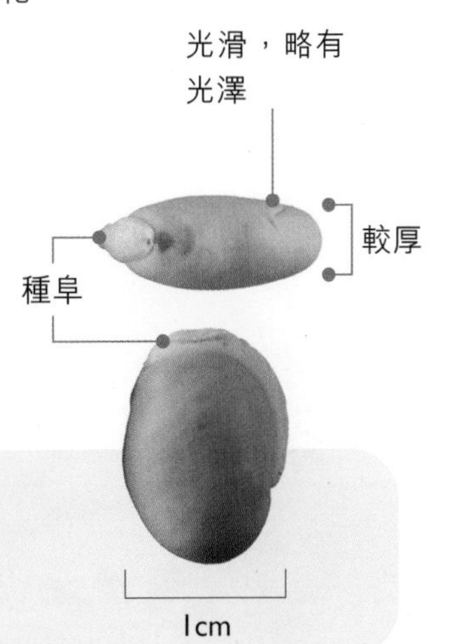

揀靚料 TIPS

粒大、飽滿、色白、不經硫磺熏製、無霉變蟲蛀。

香港常見混淆品

金甲豆

產地	河北、山東、廣東、雲南等地
來源	豆科植物金甲豆 *Phaseolus lunatus* L. 的種子
功效	補血，活血，消腫
炮製方法	採摘果實，曬乾後取出種子，再把種子曬乾
價格	$
日常應用	適合煮粥，煲湯或煮水
特徵	• 體積相對較大，呈扁橢圓形 • 表面黃白色，光滑且具油亮光澤 • 側面有白色突起眉狀種阜 • 質堅硬 • 無特殊氣味，咀嚼會有豆腥味

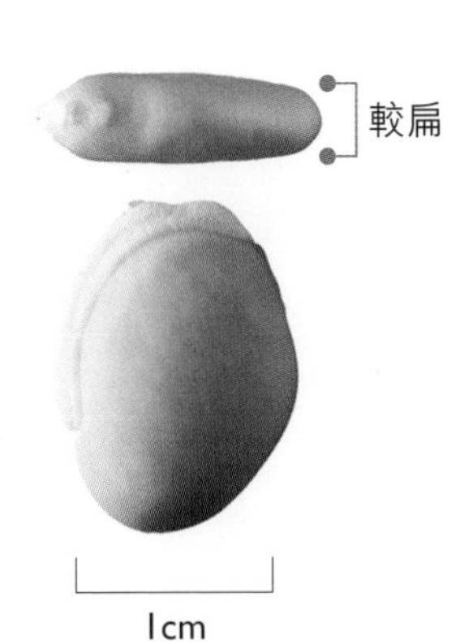

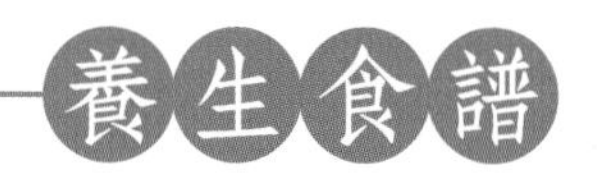

銀花扁豆代茶飲

【清熱利濕，瀉火除鬱】

金銀花三錢，白扁豆四錢，竹葉捲心二錢，蓮子心一錢，鮮藕五片，水煎代茶。

——《清宮醫案集成》

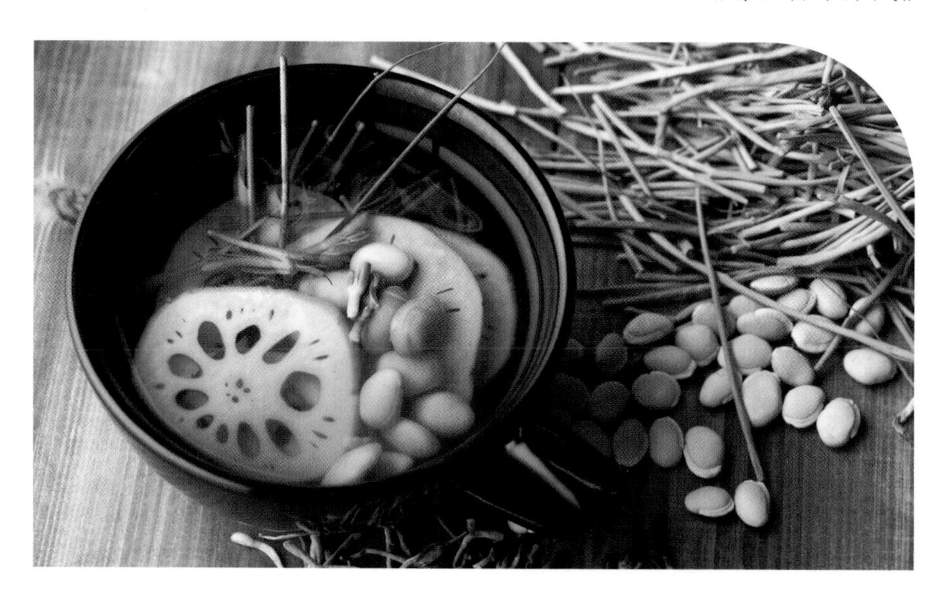

脾腎雙補湯

【健脾補腎，利水滲濕】

但泄瀉之病，虛寒者固有。而虛熱者亦多，如下多亡陰，津液不足，脈來細數無力。甘溫毫不可投。宜用脾腎雙補湯……人參、山藥、扁豆、車前子、白茯、白芍、萎蕤、菟絲子、杜仲、山萸、白蔻、石斛。

——《醫學傳燈》

選用多種具有補脾益氣、利水滲濕、補腎填精的藥材熬煮成脾腎雙補湯，有健脾益腎，固澀止瀉的功效，對脾虛腎虧，經常**腹痛泄瀉，腰膝酸軟，體倦乏力人士**，尤其老人有良好的保健效果。一星期飲用一次，可緩和地改善體質，補腎強身。

金銀花、竹葉捲心、蓮子心和鮮藕都有清肝火、清胃火的作用，而白扁豆有化濕、健脾益氣的作用；五者合用可以宣散體內的鬱熱，滲化凝滯之濕邪。對於暑夏因為濕熱天氣引起的身體疲憊，困倦無力，便溏不適，有良好的舒緩作用。素來**口乾口苦，心煩易怒，不思飲食，自覺脘腹脹滿人士**亦可以作茶日常飲用，可以清熱祛濕，瀉火除鬱。

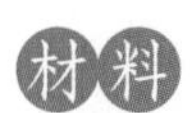

金銀花 9 克、白扁豆 12 克、竹葉捲心 6 克、蓮子心 3 克、新鮮蓮藕 5 片

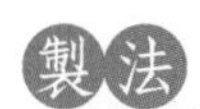

把所有材料洗淨後放入鍋中，加水適量，以大火煮沸，然後轉小火煮約 20-30 分鐘即可飲用。

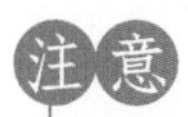

- 兒童、孕婦、患有蠶豆症，或對金銀花過敏人士慎用。
- 脾胃虛寒者可以減少方中蓮子心的用量至一半（即 1.5 克），以減低此茶飲的寒性，亦能減少茶中的苦味。

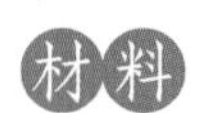

人參 5 克、山藥 5 克、白扁豆 5 克、車前子 5 克、茯苓 5 克、白芍 5 克、玉竹 5 克、菟絲子 5 克、杜仲 5 克、山茱萸 5 克、白豆蔻 5 克、石斛 5 克

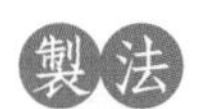

把所有食材清洗乾淨後加入約 1.5 升清水，以大火煮沸後轉小火熬煮約 30-45 分鐘。

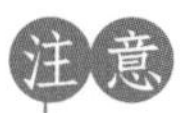

- 體熱便秘者忌用。

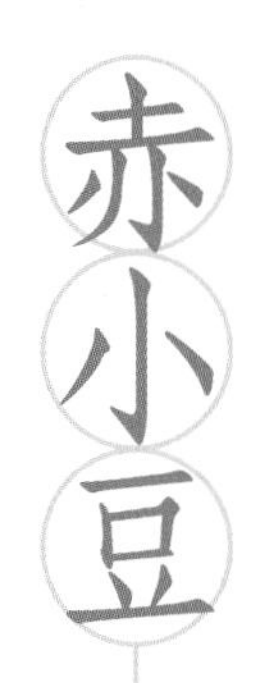

赤小豆

赤小豆是香港常用的祛濕食材之一。《本草備要》中記載，赤小豆性下行，通小腸，利小便，可以行水散血，消腫排膿，清熱解毒。赤小豆含有皂苷、糖苷、鞣質及黃酮等，現代研究表明赤小豆具有利尿、抗氧化、增強免疫、抗菌、雌激素樣作用等藥理作用，同時亦含有豐富的鉀和鐵，更能有效降低血壓，並協助血紅蛋白生成，是一種兼具多種效果的保健養身食物。

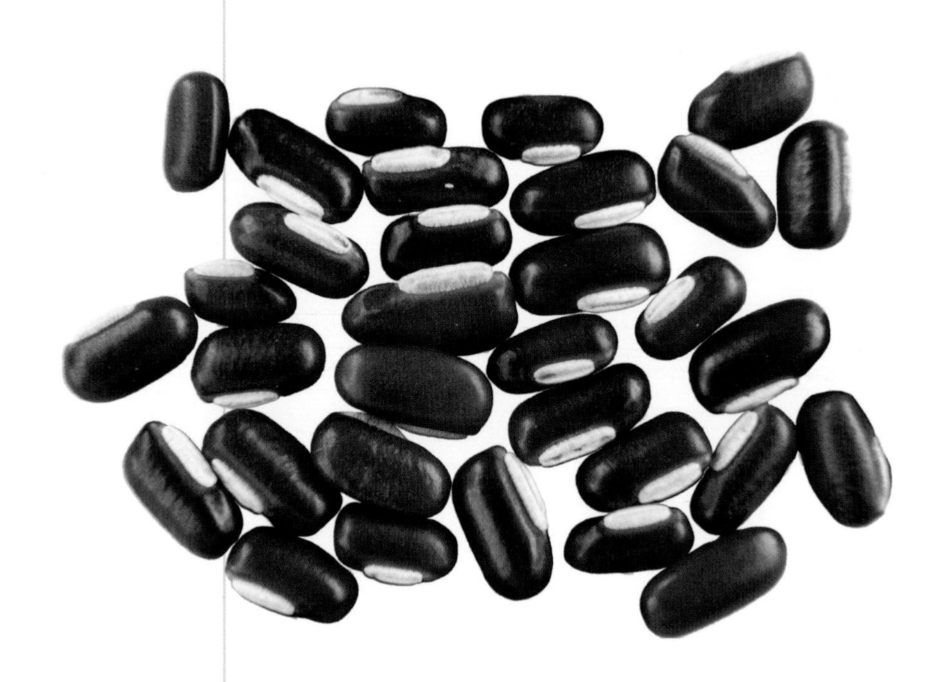

來源	豆科植物赤小豆 *Vigna umbellata* Ohwi et Ohashi 的成熟種子
功效	利水消腫，解毒排膿
產地	道地產區為浙江，現時多地如湖南、江西、廣東等亦有出產。
常見商品名稱	紅豆、紅小豆、朱小豆、朱赤豆、赤豆、(紅) 飯豆
應用注意	陰虛津傷者慎用，過量可滲利傷津。

香港常見商品規格

赤小豆

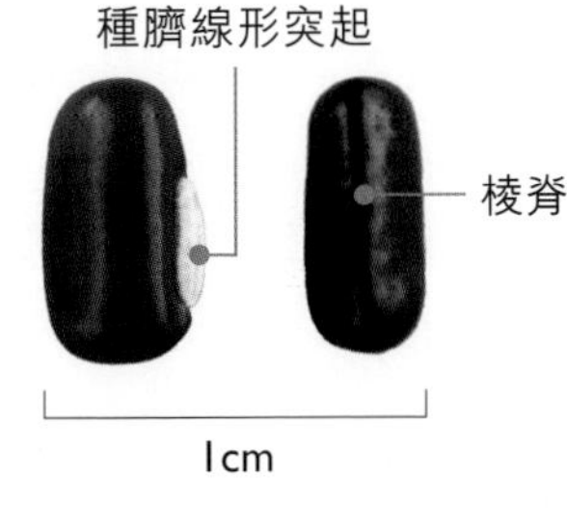

產地	廣東春灣鎮
炮製方法	直接曬乾
價格	$$
日常應用	經常用於入藥及祛濕食療
特徵	• 呈長圓形而稍扁 • 種皮赤褐色或紫褐色，平滑，微有光澤 • 種臍線形突起，白色，約為全長的 2/3，中間凹陷成一縱溝，偏向一端，背面有一條不明顯的棱脊 • 質堅硬，不易碎

乾燥且粒粒分明，大小均勻，**顆粒飽滿，色紫紅發暗**，無破損、霉變、蟲蛀。

香港常見混淆品

紅豆

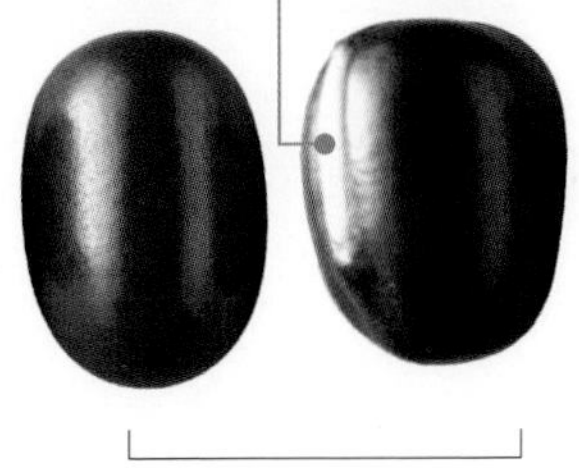

產地	台灣、廣東、廣西、雲南、日本
來源	豆科植物赤豆 *V. angularis* Ohwi et Ohashi 的成熟種子
炮製方法	直接曬乾
價格	$
日常應用	入饌、煮糖水等
特徵	• 呈橢圓形，較飽滿 • 表面赤褐色或暗紅色，平滑，微有光澤 • 種臍條形，白色，不突起 • 種皮堅脆

赤小豆
- 種臍突起
- 長圓形而稍扁
- 利水力較強

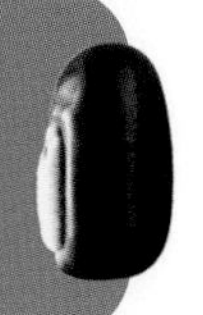

VS

紅豆
- 種臍不突起
- 橢圓形
- 利水力較溫和

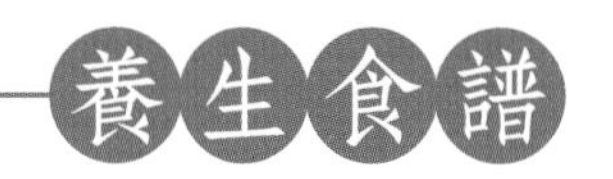

赤小豆鯉魚湯

【利水除濕，消腫解毒】

治消渴，水腫，黃疸，腳氣。大鯉魚一頭，赤小豆一合，陳皮二錢，去白，小椒二錢，草果二錢。上件，入五味，調和勻，煮熟，空腹食之。

——《飲膳正要》

赤小豆和鯉魚都有利水消腫的效果，而陳皮、花椒、草果皆屬溫辛之品，能芳香燥濕，合用對治療水腫及濕滯有良好的作用。此湯適合**水濕困脾，身倦腹脹的人士代餐連湯料服用**，連服一星期可改善水腫的情況。

原文中所指的腳氣為濕重所致濕邪入體，流注於趾間，臨床表現類似現代的足癬，也是俗稱的「香港腳」。

材料

鯉魚 1 條（約 1 公斤）、赤小豆 50 克、陳皮 7.5 克、花椒 7.5 克、草果 7.5 克、生薑兩片、鹽、酒、油適量

製法

1 赤小豆提前浸泡一晚，洗淨後備用。
2 把宰割好的鯉魚洗淨，去除魚身的黏液及內臟血水，在魚身上淺切 2-3 刀，抹上鹽和酒，醃製約 5-10 分鐘。
3 陳皮泡軟後，以湯匙刮除白瓤，切絲備用。
4 把赤小豆加入湯鍋中，加約 3 升清水，以大火煮沸後轉小火慢煮。
5 在煎鍋中添油少量，再以大火把鯉魚兩面煎至金黃。
6 把鯉魚、陳皮、花椒、草果和生薑加入湯鍋中，以大火煮沸後轉小火，煮至赤小豆和鯉魚熟爛，下鹽調味即可。

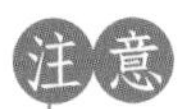

- 大便不利，津液不足者慎用。
- 鯉魚魚骨較多，老人及小孩應小心食用，亦可把鯉魚放入煲湯袋中熬煮以防止鯁骨，但不食鯉魚有機會影響利水的效果，宜多加注意。
- 香港屬溫熱地區，可酌量調整花椒及草果的份量，或可以白朮及白扁豆代替，增加健脾利濕的功效。

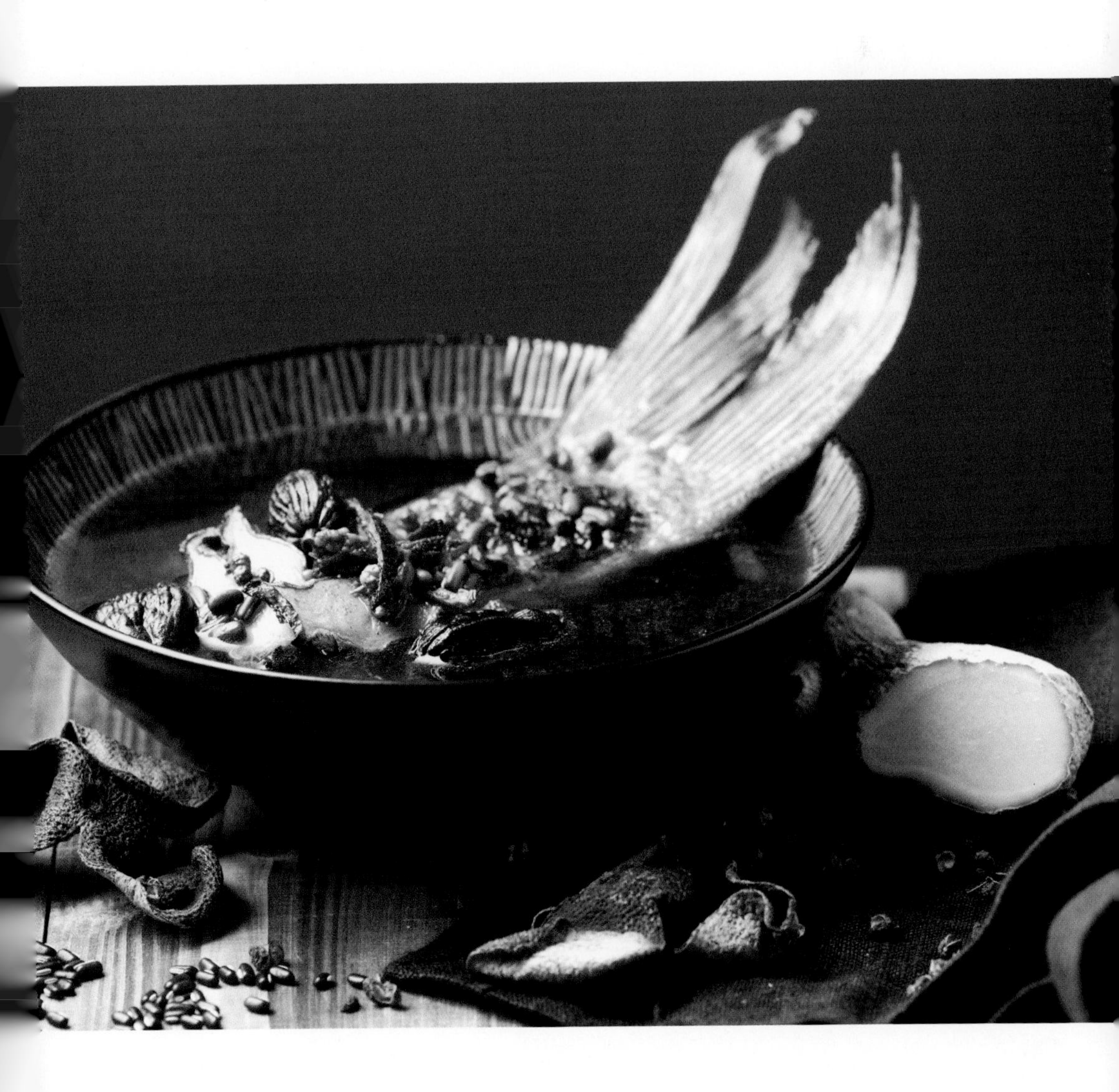

赤小豆燉鵪鶉 【利水除濕，益氣補虛】

（鵪鶉）和小豆、生薑煮食，止泄痢。 ——《嘉祐本草》

赤小豆有利水滲濕的效果，配合能補中益氣，利水消腫的鵪鶉，以及溫中散寒的生薑，三者共煮，可以益氣補中，利水止瀉，對於因脾胃虛弱，導致無法運化水濕而引起的**便溏、肚瀉、水腫、食慾不振**等有良好的舒緩效果。平日畏寒人士在不適時飲湯食肉，可以溫中止瀉，健脾祛濕。

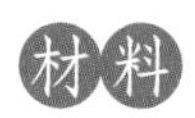

赤小豆 50 克、鵪鶉 1 隻、生薑 5 片、鹽適量

製法

1. 赤小豆淘洗乾淨後，用清水浸泡約 30 分鐘。
2. 把鵪鶉放到沸水中略微燙煮，去除腥味後，洗淨。
3. 所有材料放入鍋中，加水適量，以大火煮沸，然後轉小火煮約 30 分鐘，至赤小豆熟透變軟，即可食用。

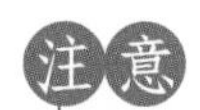

- 因津液不足所致大便不利人士慎用。
- 當外感、痰熱未清時慎用。

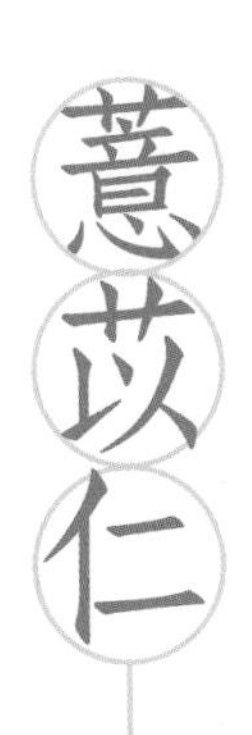

薏苡仁

薏苡仁是不少香港人都耳熟能詳的祛濕藥材。據《本草綱目》所述：「薏苡仁屬土，陽明藥也，故能健脾益胃。虛則補其母，故肺痿、肺癰用之。筋骨之病，以治陽明為本，故拘攣筋急風痹者用之。土能勝水除濕，故泄痢水腫用之。」這說明了薏苡仁的多種功效。而從現代藥理學角度，薏苡仁主要含薏苡仁油、薏苡仁酯、脂肪油、氨基酸等，可以消水腫、降血糖，並有解熱、鎮靜、鎮痛作用，更能抑制癌細胞的生長，功能甚多。

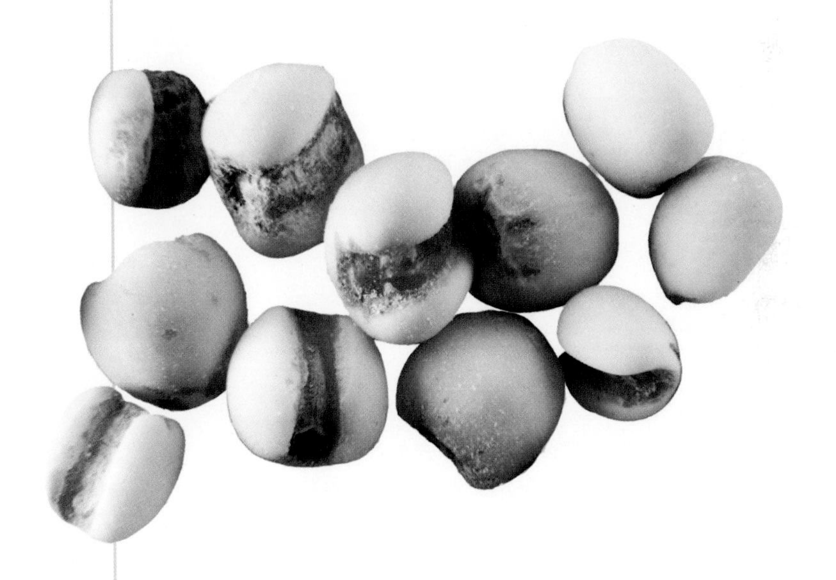

來源　禾本科植物薏米 *Coix lacryma-jobi* L. var. *ma-yuen* (Roman.) Stapf 的成熟種仁

功效　利水滲濕，健脾止瀉，除痹，排膿，解毒散結

產地　傳統道地產區為福建和貴州，現時中國大部分地區均有栽培及出產，主產於河北、浙江等地。

常見商品名稱　大薏仁、薏仁、薏米、薏珠子、回回米、草珠兒

應用注意　脾虛無濕，大便燥結及孕婦慎服。

香港常見商品規格

薏苡仁

產地	河北
炮製方法	採集果實後曬乾，除去外殼和黃褐色種皮
價格	$
日常應用	適合入藥及入饌，多用作治療水腫
特徵	• 呈寬卵形或長橢圓形，一端鈍圓，一端較寬 • 表面光滑，乳白色，背面圓凸，腹面有 1 條寬而深的棕黃色縱溝 • 質堅實，較重，無特殊氣味

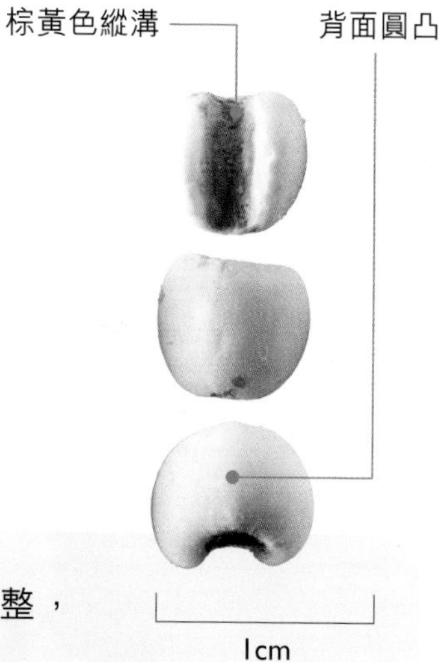

揀靚料 TIPS

身乾，粒大，飽滿，色白，完整，質似糯米。

熟薏米

產地	河北
炮製方法	採集果實後曬乾，除去外殼和黃褐色種皮，放入鍋中用小火翻炒至膨脹發黃
價格	$$$
日常應用	多作湯料使用，用於舒緩脾胃虛弱的濕熱泄瀉
特徵	• 呈球體或橢圓形，狀似爆谷 • 表面膨脹，黃白色，腹面有 1 條凹陷的深棕色縱溝 • 質輕，無特殊氣味

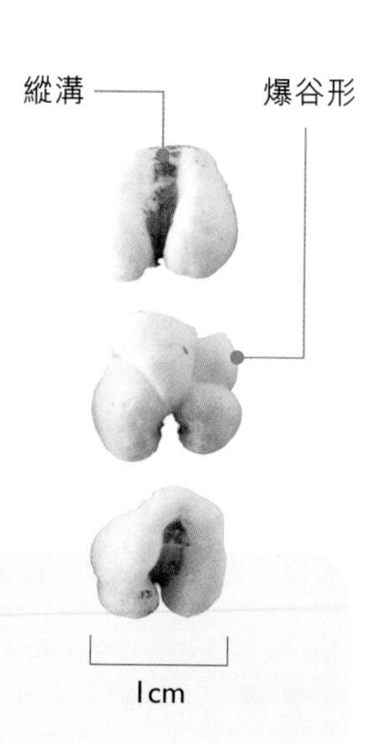

發泡、開裂。

糙薏仁

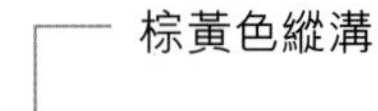

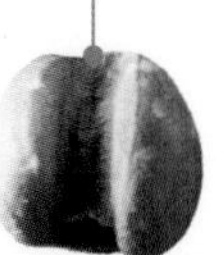

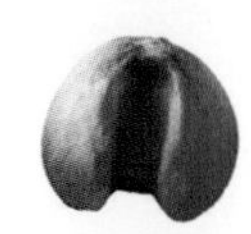

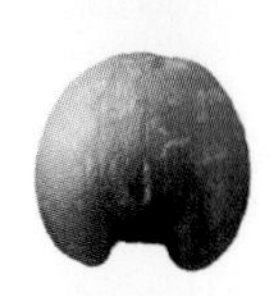

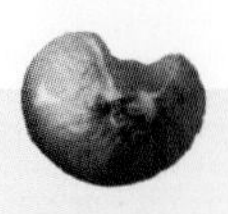

產地	河北
炮製方法	採集果實後曬乾，除去外殼，保留黃褐色種皮
價格	$$
日常應用	多入饌，與米飯同煮。因為保留了種皮，所以擁有較多的纖維和微量元素
特徵	• 呈寬卵形或長橢圓形，一端鈍圓，一端較寬，與薏苡仁相似 • 表面粗糙，黃褐色或紅棕色，背面圓凸，腹面有 1 條寬而深的棕黃色縱溝 • 質堅實，較重，無特殊氣味

飽滿，完整。

1cm

寧化薏米

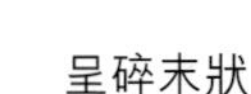

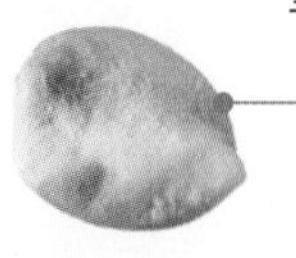

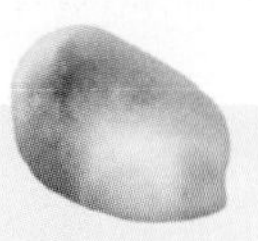

產地	福建
炮製方法	採集果實後曬乾，再以碾壓壓碎外殼和種皮，取出種仁
價格	$$$
日常應用	適合入藥及用作食療材料
特徵	• 顆粒較小，呈碎末狀，完整度較低 • 米白色，縱溝不明顯 • 質輕，粉性強，無特殊氣味

色白，圓潤，光滑，質堅實，粉性足，味微甜。

1cm

香港常見混淆品

洋薏米

產地	歐洲、澳洲
來源	禾本科植物大麥 *Hordeum vulgare* L. 磨去穀皮的種子
功效	含有大量纖維及微量元素，能幫助消化、通便
炮製方法	在麥稈乾燥後進行收割，以機器進行脫粒，然後磨去穀皮
價格	$
日常應用	適合與米飯一起煮食、煮粥，有助舒緩便秘
特徵	• 顆粒較小，呈白米狀，兩端較尖 • 表面光滑、淺棕色，腹溝淺而細，近乎線狀 • 質輕，無特殊氣味

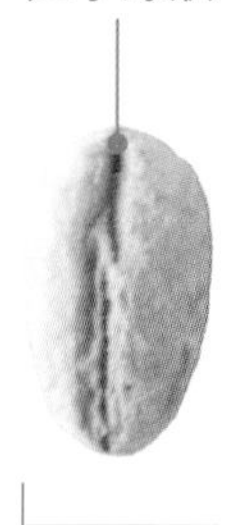

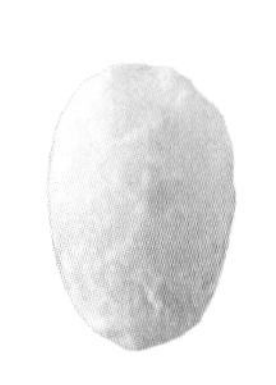

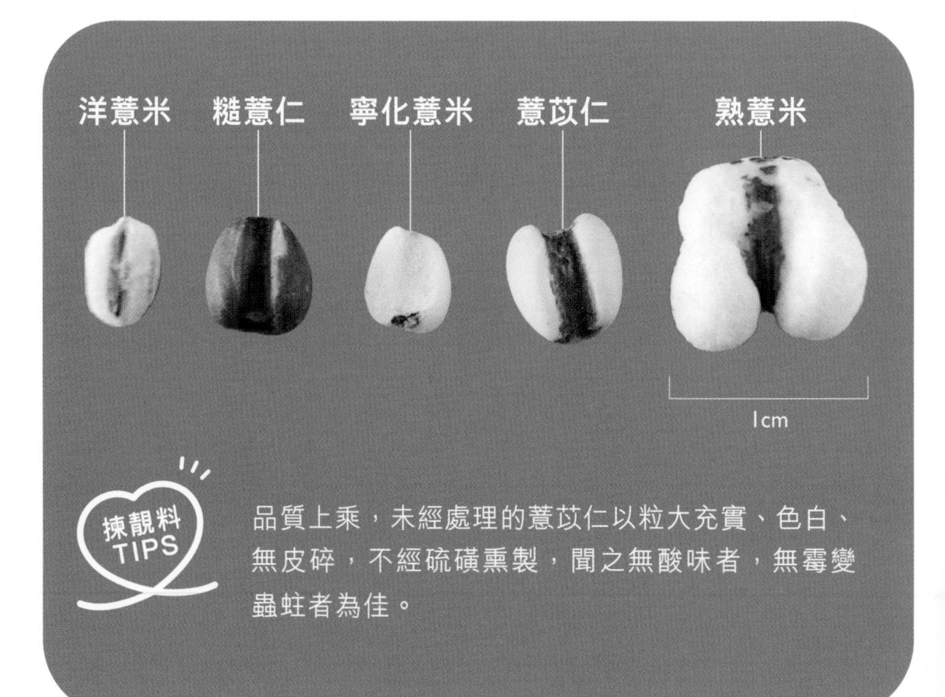

品質上乘，未經處理的薏苡仁以粒大充實、色白、無皮碎，不經硫磺熏製，聞之無酸味者，無霉變蟲蛀者為佳。

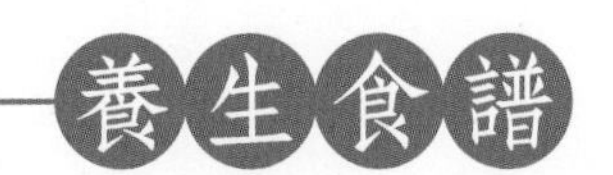

和胃代茶飲

【祛濕止瀉，養陰安神】

洋參一錢，五味子五分，生薏苡仁三錢，殼砂四分，研。水煎代茶。

——《清宮醫案集成》

西洋參能養陰生津，生薏苡仁則可健脾祛濕，配合生津斂汗的五味子和化濕行氣的砂仁，全方具有益氣養陰生津，健脾和胃化濕的功效。適合經常熬夜晚睡，體內陰虛火旺，容易流汗，同時脾氣虛弱，水濕停滯，**身體沉重易倦，食慾不振，容易肚瀉**的人士日常代茶飲用，可以祛濕止瀉，養陰安神，改善體質。

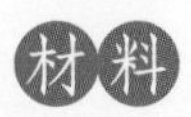

西洋參 5 克、五味子 2.5 克、生薏苡仁 15 克、砂仁 2 克

製法

1 用研磨器或藥臼將砂仁磨碎。
2 把西洋參、五味子和生薏苡仁洗淨後，用清水浸泡約 15 分鐘，然後加水適量，以大火煮沸，然後轉小火煮約 15 分鐘，加入砂仁，再煮 5-10 分鐘，即成。

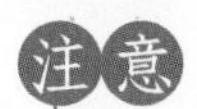

- 體寒者可將生薏苡仁替換成熟薏苡仁，以減低此方的寒性。
- 孕婦或行經期間的女士慎用。

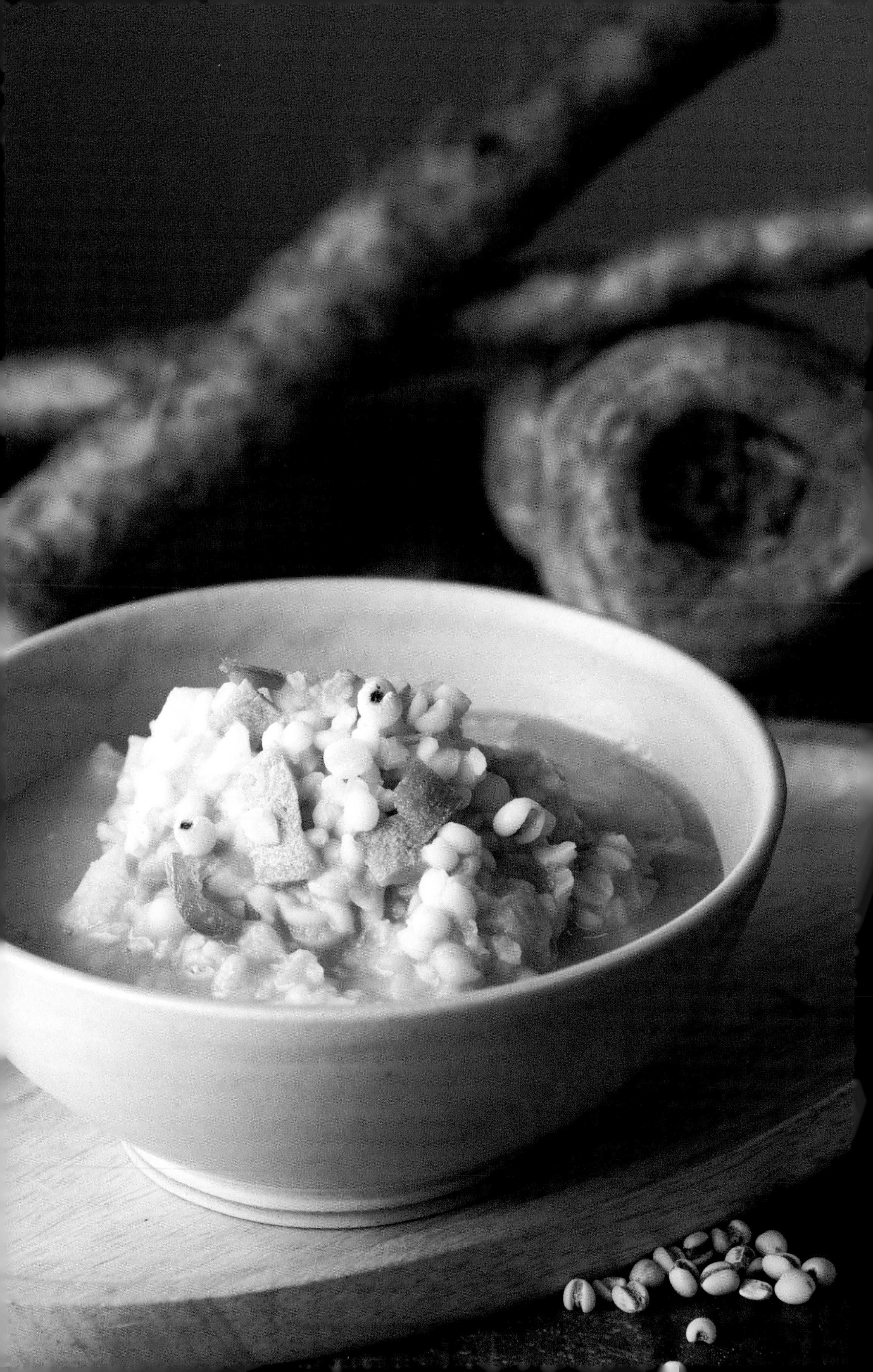

珠玉二寶粥

【補脾益肺，填精養陰】

生山藥二兩，生薏米二兩，柿霜餅八錢。上三味，先將山藥、薏米搗成粗渣，煮至爛熟，再將柿霜餅切碎，調入融化，隨意服之。

——《醫學衷中參西錄》

薏苡仁健脾止瀉，山藥補脾益肺，加入潤肺歸脾的柿子餅製成粥品代餐服用，可以治療脾肺陰虛導致的虛熱咳嗽，不思飲食，尤其**適合經常熬夜，身體虛弱，久病初癒人士**服用，可促進食慾，舒緩久咳乾咳，強身健體。

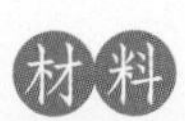

新鮮山藥約 60 克、薏苡仁約 60 克、柿餅約 25 克

製法

1 薏苡仁淘洗乾淨後，預先浸泡 2 小時。
2 新鮮山藥洗淨後蒸熟，去皮，切成小塊。
3 柿餅切成小塊備用。
4 將薏苡仁放入鍋中，加入適量清水，先以大火煮沸，加入山藥，轉成小火，一邊煮一邊將兩者壓碎，慢熬成粥狀。
5 加入切成小塊的柿餅，攪拌至均勻融化，即可食用。

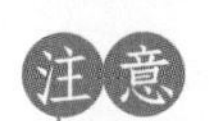

- 可選用寧化薏米已加快熬成粥。
- 陰虛汗多者慎用。

第3章 滋陰潤燥

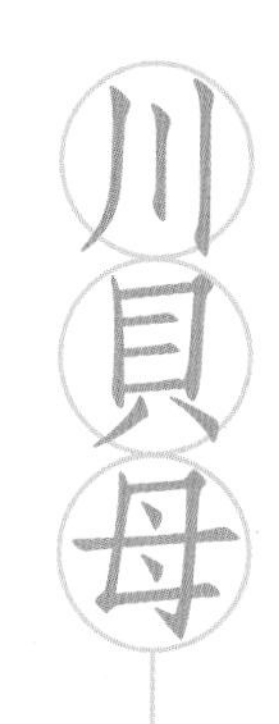

川貝母

川貝母是名貴的化痰止咳藥材，經常用於祛痰、鎮咳、平喘及治療內傷久咳的食療。明代的《滇南本草》以川貝母之名記載其潤肺散結、止嗽化痰的功效。而現代藥理學研究指出，川貝母含有川貝鹼等多種生物鹼，以及皂苷類、萜類、甾體等成分，具有鎮咳、祛痰、降血壓和抗潰瘍等作用，可用於治療多種熱證的食療藥材。

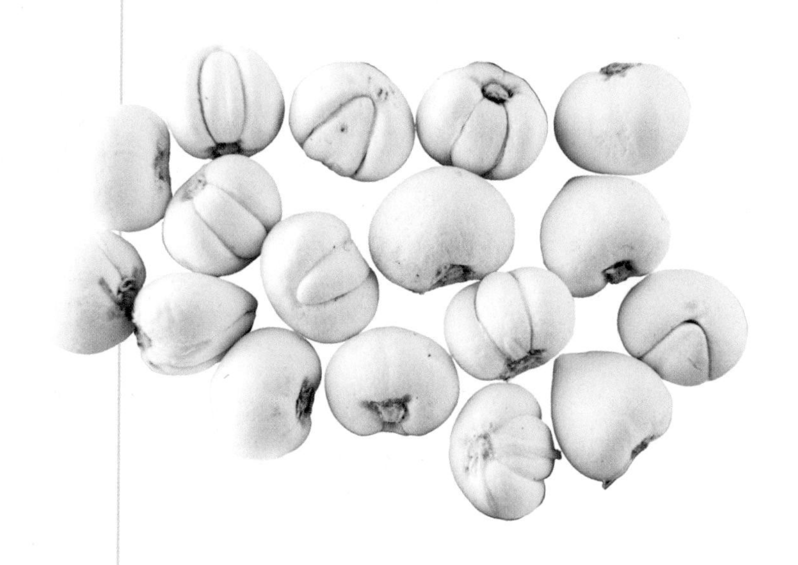

來源　百合科植物川貝母 *Fritillaria cirrhosa* D. Don、暗紫貝母 *F. unibracteata* Hsiao et K. C. Hsia、甘肅貝母 *F. przewalskii* Maxim.、梭砂貝母 *F. delavayi* Franch.、太白貝母 *F. taipaiensis* P. Y. Li 或瓦布貝母 *F. unibracteata* Hsiao et K. C. Hsia var. *wabuensis* (S. Y. Tang et S. C. Yue) Z. D. Liu, S. Wang et S. C. Chen 的鱗莖

功效　清熱潤肺，化痰止咳，散結消癰

產地　道地產區為四川，其他地區如青海、西藏、雲南、甘肅等地亦有栽培及出產。

常見商品名稱　川貝母、川貝、珍珠貝、松貝、小金川

應用注意　脾胃虛寒及寒痰、濕痰者慎服。不宜與川烏、草烏、附子類藥材及其炮製品同用。

香港常見商品規格

川貝母（松貝）

產地	四川
炮製方法	採挖後除去底部鬚根和雜質再曬乾
價格	$$$$$
日常應用	適合研末後入藥，或用於湯水、粥、蜜膏等食療
備註	川貝母的商品規格亦包括爐貝及青貝，屬《藥典》指定品種，惟外觀與性狀與松貝不同，較少在零售市場流通，普遍用於製藥原料等方面
特徵	• 類圓錐型或近球型，表面類白色，質感堅硬 • 兩片鱗葉，大小懸殊，大瓣緊抱小瓣，小鱗葉由底部覆蓋至頂部，呈「懷中抱月」狀 • 底部有灰褐色的鱗莖盤及殘存鬚根，平坦，微凹入，能直立放穩，呈「觀音坐蓮」狀

個小，完整，白色，質堅實，粉性足；松貝多數可見「**懷中抱月**」、「**觀音坐蓮**」的特徵。

但若川貝母表面過分亮白，並帶刺鼻酸味，此類川貝母可能經硫磺熏製加工，令有效成分被破壞，則不宜選購。

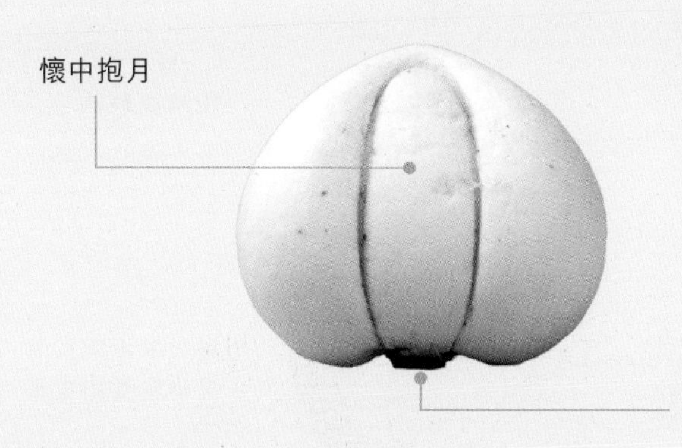

香港常見混淆品

平貝母

產地	黑龍江鐵力、吉林、遼寧
來源	百合科植物平貝母 *Fritillaria ussuriensis* Maxim. 的鱗莖
功效	清熱潤肺，化痰止咳
炮製方法	選未成熟或尺寸較小的平貝母，採挖後除去底部鬚根和雜質再曬乾或烘乾
價格	$
日常應用	適合研末後入藥，或製成止咳化痰的食療或湯水
特徵	• 扁球型，表面乳白色或淡黃白色，質感堅硬 • 鱗葉兩片，大小相若或懸殊，懸殊者小鱗葉只能覆蓋一半，不能到頂 • 底部不平坦，容易四處滾動

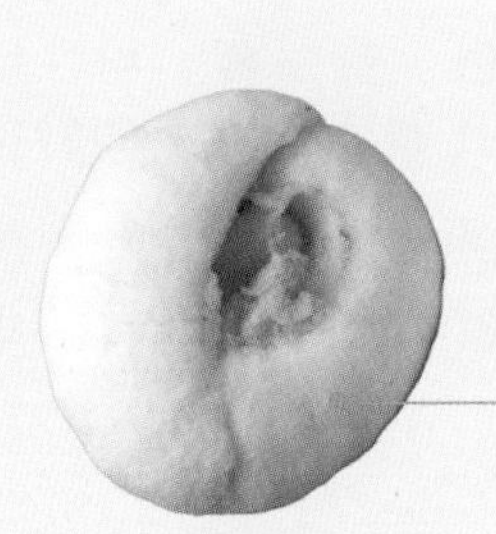

成熟

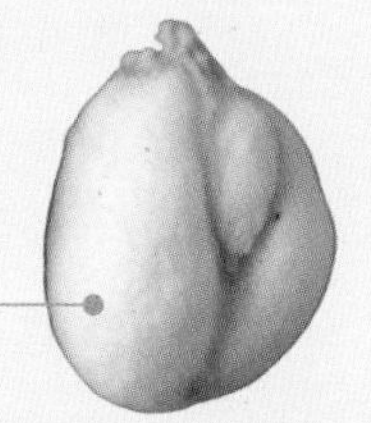

未成熟（幼小鱗莖）

鱗葉兩片，大小相若或懸殊

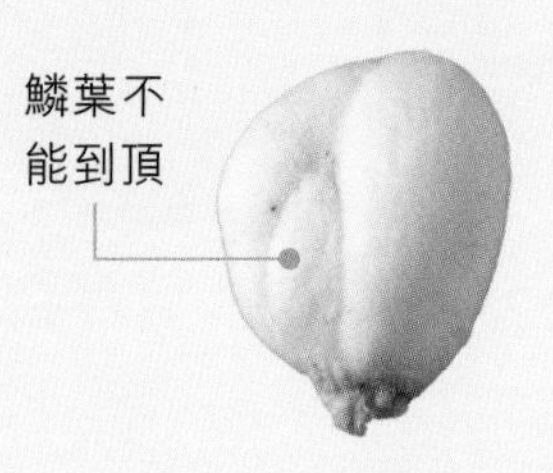

鱗葉不能到頂

市場多以未成熟的平貝母充當川貝母

1cm

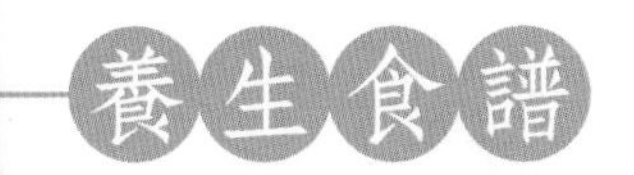

貝母粥

【潤肺養胃，化痰止咳】

貝母粥化痰、止嗽、止血，研入粥。 ——《資生錄》

川貝母具有潤肺止咳的功效，粳米則可以生津補虛，二者合用可以生津潤肺，補中益氣，對於**治療虛勞咳嗽、乾咳咳血等**有良好的效果。素來容易氣喘，容易因天氣轉換導致咳嗽的人士可以早晚各代餐服用一次，化痰止咳，清熱散結。

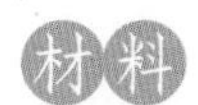

川貝母 5-10 克、粳米 100 克、冰糖適量

製法

1 用研磨器或藥臼把川貝母磨成細粉。
2 在粳米中加水適量，以大火煮沸，再轉以小火慢熬約 15 分鐘。
3 因應個人口味加入適量冰糖調味。
4 待冰糖融化後，加入川貝母粉，以小火再煮 5-10 分鐘。
5 煮至粥稠即成。

注意

- 川貝母性寒，脾胃虛寒及兒童應慎用，或減少川貝母的用量，以免傷及脾胃。
- 川貝母的止咳作用只適用於熱性咳嗽，寒咳者不宜服用，以免令病情加劇。

二冬膏

【滋陰生津，清心降火】

光緒二十五年八月三十一日，謙和傳熬二冬膏、梨膏。天冬八兩，麥冬八兩，水熬去渣，加川貝麪二兩，煉蜜收膏。
——《清宮醫案集成》

把具有養陰潤燥，益肺生津的天冬和麥冬熬製成膏滋，加入能清熱化痰，潤肺止咳的川貝母粉，能增強二冬膏滋陰養肺，生津止咳，清心降火的效果，尤其適合於乾燥的秋冬使用。**喉嚨乾癢、乾咳無痰，聲音嘶啞者**可每日取 2 次，每次 2 湯匙，以溫水沖溶後飲用。

材料

天冬 50 克、麥冬 50 克、川貝母 12.5 克、蜂蜜適量

製法

1. 用研磨器或藥臼把川貝母磨成細粉。
2. 把天冬和麥冬以清水浸泡約 1 小時，然後連同浸泡所用的清水一起以大火煮沸，再轉小火熬煮約 30 分鐘。
3. 把藥渣撈出取水煎液，再在藥渣中加清水重複以上步驟兩次。
4. 將 3 次煎煮所得的液體倒入鍋中，以中小火慢熬，直至液體變得黏稠。
5. 加入約黏稠液體份量一半的蜂蜜和川貝母粉，攪拌均匀，繼續加熱至成膏狀即成。
6. 把所得二冬膏倒入預先燙煮消毒過的密封器皿中冷藏保存備用。

注意

- 痰濕體質人士慎用。
- 糖尿病及關注血糖人士服用前請先諮詢專業醫護人員意見。
- 如有服用中藥，飲用前請先諮詢中醫師及中藥藥劑師的專業意見。

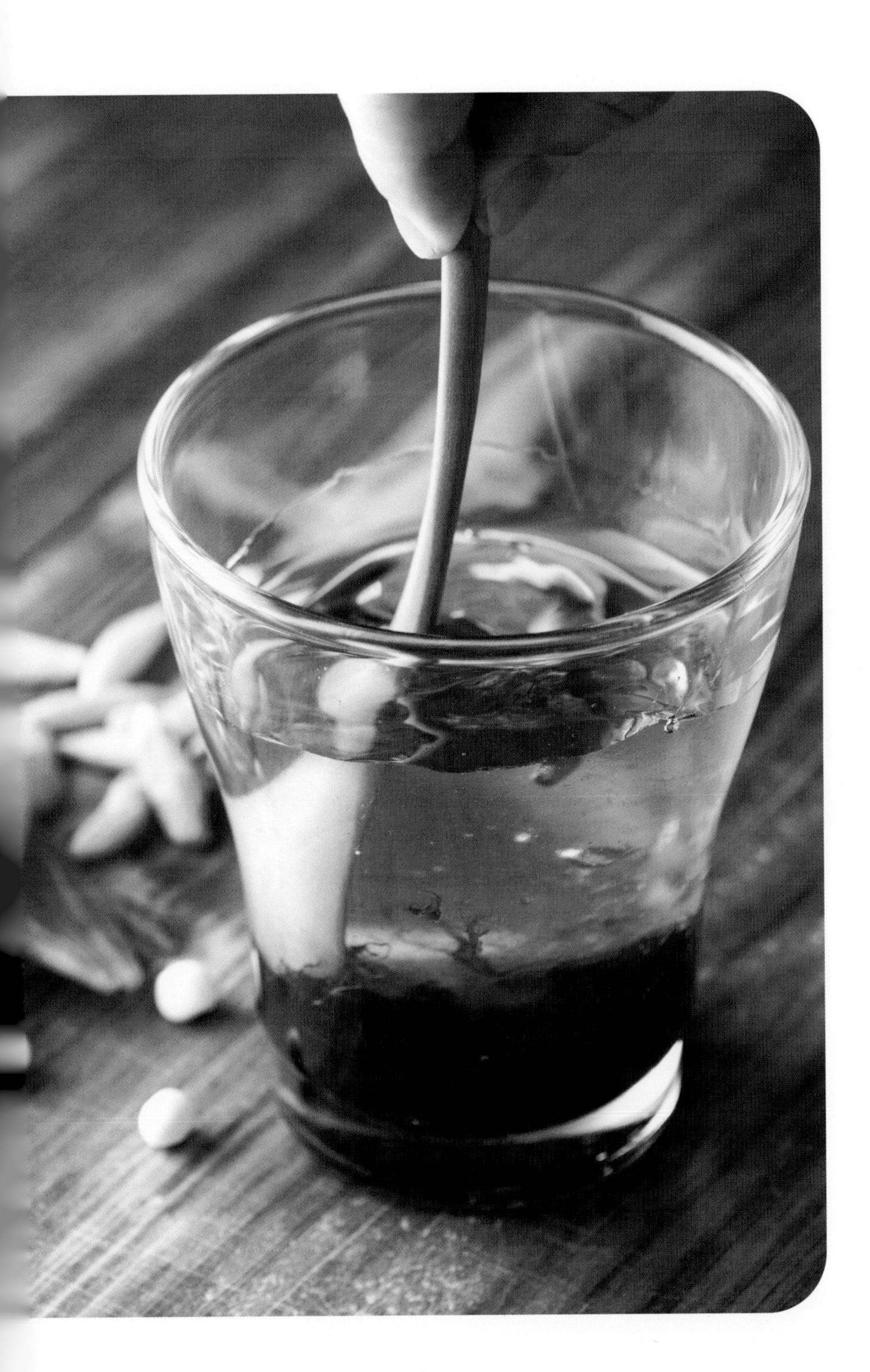

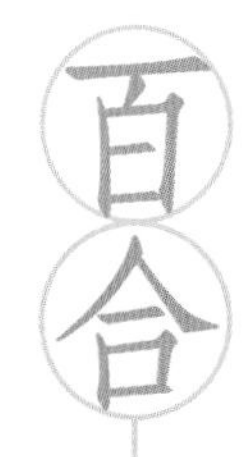

百合

百合除了有美觀的花，於各國主要作為花卉栽培外，在中國也會以百合的乾燥鱗葉作為食用及藥用。百合最早記載於《神農本草經》，具有養陰潤肺、清心安神的功效。百合主要含有甾體皂苷、酚類、多糖、生物鹼、氨基酸等成分，具有止咳祛痰、鎮靜催眠、降血糖、抗氧化、抗炎、調節免疫功能、抗腫瘤等多種藥理作用。

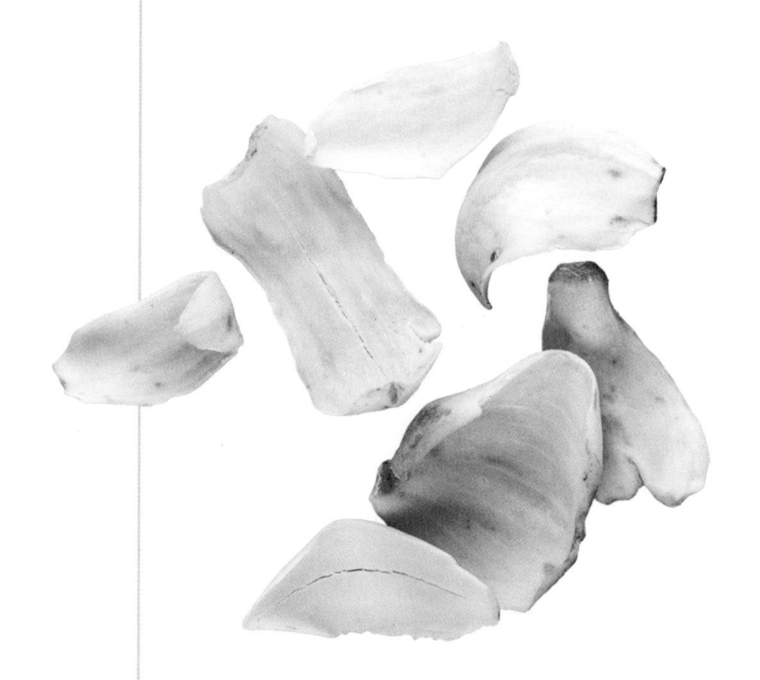

來源　百合科植物百合 *Lilium brownii* F.E. Brown var. *viridulum* Baker、卷丹 *L. lancifolium* Thunb. 或細葉百合 *L. pumilum* DC. 的肉質鱗葉

功效　養陰潤肺，清心安神

產地　傳統道地產區為湖南湘西龍山縣，出產頂級的龍山百合，其餘地區如甘肅、江西、江蘇、浙江等地亦有出產。

常見商品名稱　蘭州百合、百合、龍牙大百合、頂級百合

應用注意　風寒咳嗽及中焦虛寒便溏者慎服。

香港常見商品規格

蘭州百合

產地	甘肅
炮製方法	秋季採挖後洗淨，剝取鱗葉，於沸水略燙，乾燥
價格	$
日常應用	適合入饌，作為食材煲湯、煮粥，或泡發後用作炒菜等食用。一般作為新鮮百合入饌使用
特徵	• 卵圓形，邊緣波狀彎曲且微向內卷曲 • 表面潔白色，光滑，脈紋不明顯 • 質堅脆 • 氣甘淡，味微甜

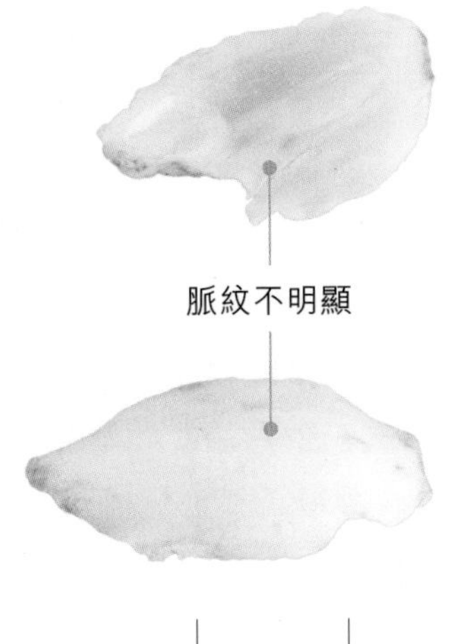

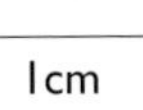

色澤自然，沒有霉點，味甜。

龍牙百合

產地	湖南
炮製方法	秋季採挖後洗淨，剝取鱗葉，於沸水略燙，乾燥
價格	$$
日常應用	可以入藥或用作食療使用
特徵	• 長圓形，邊緣波狀彎曲且微向內卷曲 • 表面類白色或淡棕黃色，粗糙 • 質硬而脆 • 氣微，味微苦

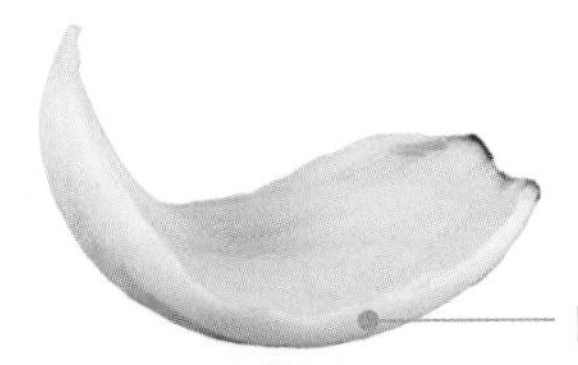

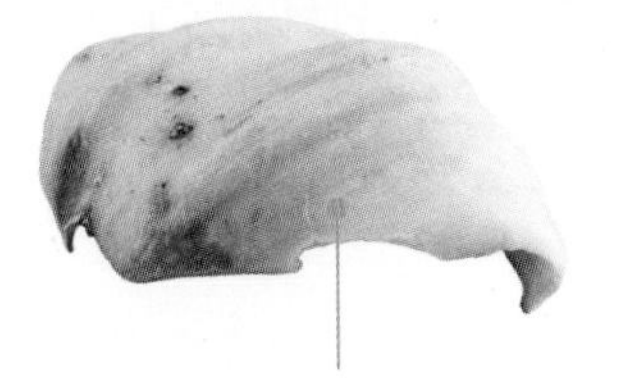

片大均勻，質硬，肉厚筋少，色白，味微苦。

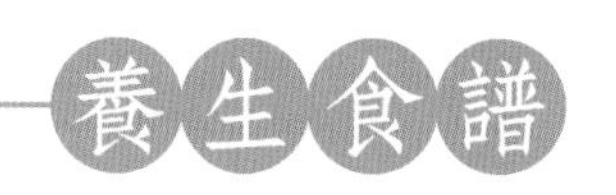

蜜蒸百合

【滋陰清熱，潤燥安神】

治肺臟壅熱煩悶，宜服此方。新百合（四兩）上用蜜半盞，拌和百合，蒸令軟。時時含如棗大，咽津。

——《太平聖惠方》

百合具有養陰潤肺，清心安神的效果，而蜂蜜能補中益氣，潤肺止咳。二者合用對於**熱邪犯肺傷津導致的咯痰咳喘，咽痛咽乾，體熱煩躁等**有舒緩的效果，不適時於餐後服用能滋陰清熱，潤燥安神。

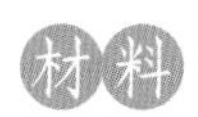

百合 2 球、蜂蜜 2-3 湯匙

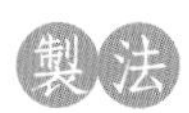

1. 鮮百合切去頭尾兩端，撕成瓣狀，洗淨，瀝乾水分。
2. 將處理的鮮百合放在碟上，澆上蜂蜜拌勻，放入鍋中蒸約 30 分鐘，即可食用。

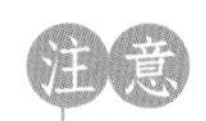

▶ 糖尿病及關注血糖人士服用前請先諮詢專業醫護人員意見。

百合煨肉粥

【潤肺潤燥，滋陰生津】

或蒸或煮，而淡食之，專治虛火勞嗽，亦可煮粥、煨肉。

——《隨息居飲食譜》

百合可潤肺，補胃，清心，定魄，配合健脾益氣的粳米粥與滋陰潤燥的豬肉，能有效治療因為**陰虛導致的虛火咳嗽，亦適合於乾燥的秋冬代餐服用，防止燥邪導致不適**，達至潤肺潤燥，滋陰生津的作用。

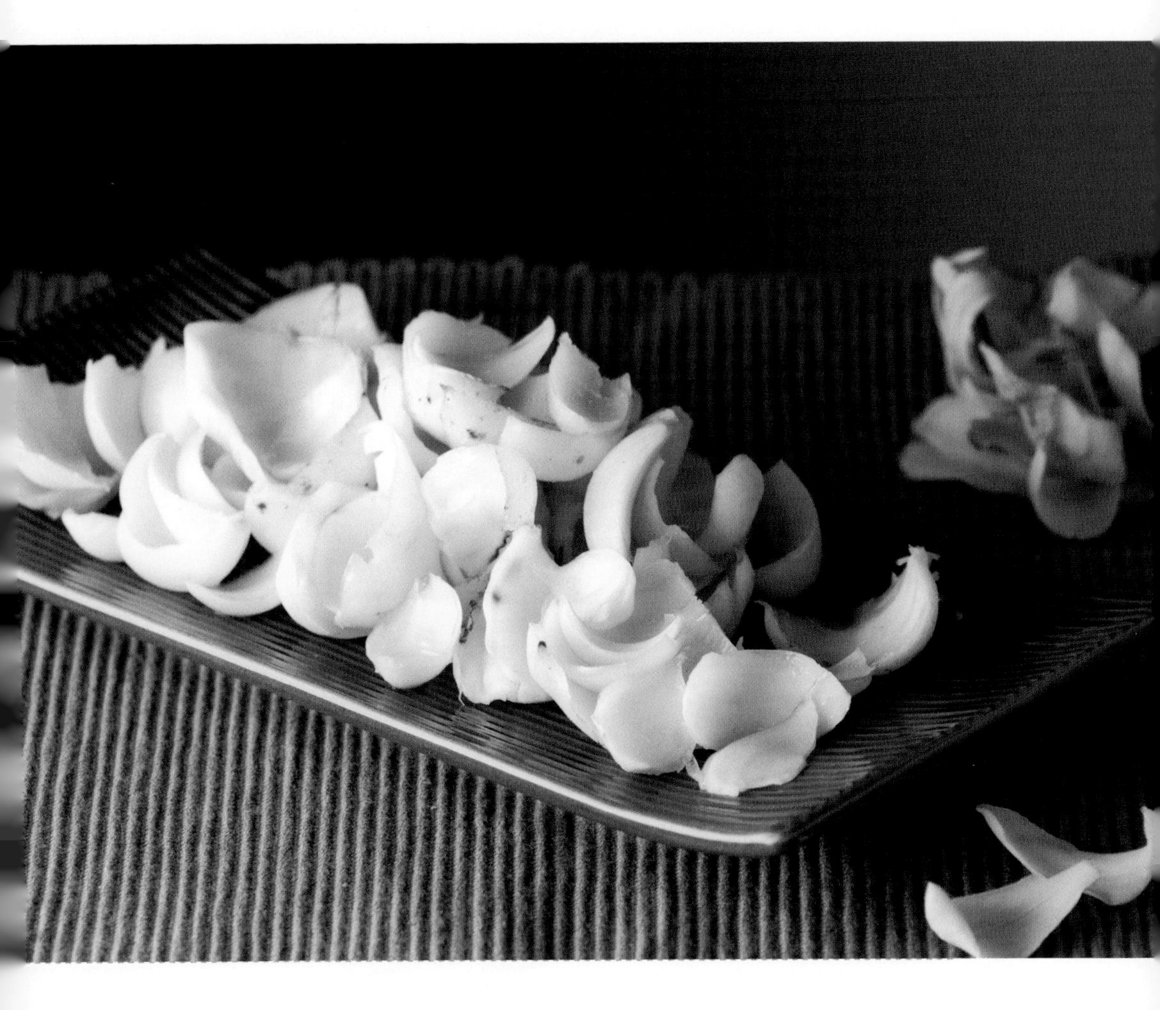

材料

百合 30 克、瘦肉 150 克、粳米 300 克，鹽、生抽、油、砂糖適量

製法

1 把瘦肉切成容易入口的大小，加入砂糖、鹽、生抽及油，拌勻醃製約 15 分鐘。
2 百合洗淨，浸泡清水約 15-20 分鐘。
3 將粳米洗淨後加適量清水，以大火煮沸，然後轉中火熬煮約 30 分鐘。
4 加入百合和醃製好的瘦肉，繼續以中火煮約 20 分鐘。
5 加適量鹽調味，即可食用。

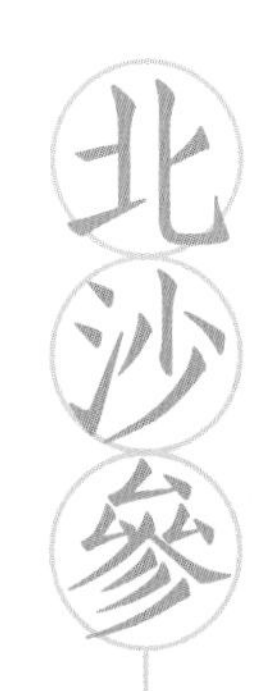

沙參自古是滋補肺陰的健康食品，據《本草從新》所述，沙參專補肺陰，清肺火，治久嗽肺痿。沙參在治療肺陰虛的肺熱燥咳有良好的效果，從現代藥理學的角度來看，沙參含有香豆素、多糖、揮發油、生物鹼等成分，能夠解熱鎮痛、鎮咳祛痰、調節免疫系統功能、抗氧化、抗炎、抗腫瘤等，更可以幫助消化，健康而美味。

尚有另一品種為南沙參，亦有養陰清肺，益胃生津，化痰益氣的功效，多作入藥之用，較少用於食療保健，購買時應與以區別。

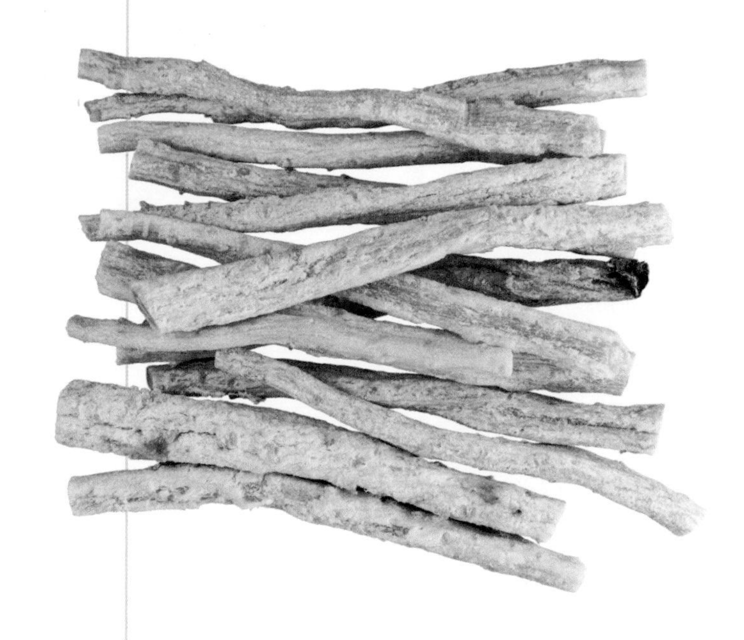

來源	傘形科植物珊瑚菜 *Glehnia littoralis* Fr. Schmidt ex Miq. 的根
功效	養陰清肺，益胃生津
產地	傳統道地產區為山東，其他地區如河北、內蒙古等地亦有栽培及出產。
常見商品名稱	沙參、沙參節、原色沙參
應用注意	風寒咳嗽及肺胃虛寒者禁服。痰熱咳嗽，脈實苔膩者慎服。不宜與藜蘆同用。

香港常見商品規格

原色帶皮沙參節

產地	山東
炮製方法	除去地上莖及鬚根後洗淨切段，曬乾或烘乾
價格	$$
日常應用	適合入藥或作為食療材料使用
特徵	• 呈粗短圓柱形，被切成小段 • 外皮棕色，粗糙且凹凸不平，有深刻而明顯的縱皺紋 • 斷面可見棕色外皮環繞，切面呈微黃白色，有一棕色小圓環 • 堅硬，不易折斷 • 無特別氣味

呈圓柱形，粗細均勻，質地堅實不易折斷，無蟲蛀霉變。

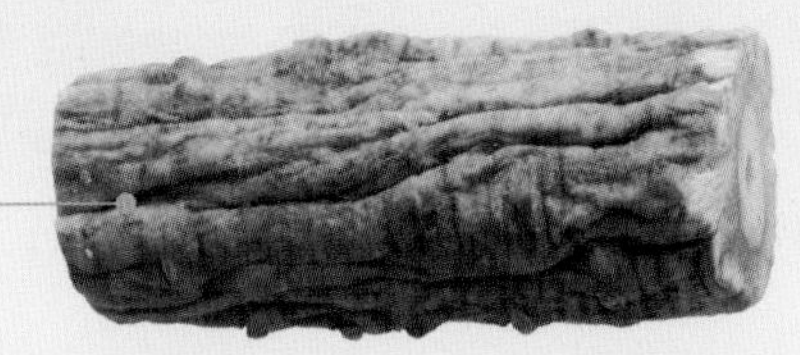

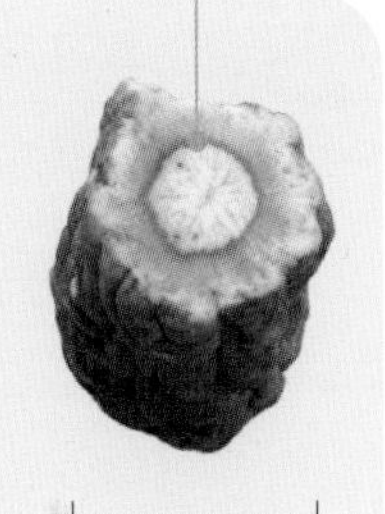

原枝沙參

產地	山東
炮製方法	除去地上莖及鬚根後洗淨，以沸水略燙後，剝去外皮，曬乾或烘乾
價格	$$$
日常應用	適合入藥或作為食療材料使用
特徵	• 呈長圓柱形，少分支 • 外皮淡黃色，質地粗糙，有縱向凹槽和凸起的棕色點狀根痕 • 堅硬、脆，容易折斷

棕色點狀根痕

縱向凹槽

枝條細長均勻，圓柱形，少分支，質堅實，色白。

1cm

去皮沙參段

產地	山西
炮製方法	除去地上莖及鬚根後洗淨，以沸水略燙後，剝去外皮，切段，然後烘乾
價格	$
日常應用	適合入藥或作為食療材料使用
備註	如北沙參顏色過分雪白或具濃烈刺鼻酸味，表示其硫磺殘留量高，則不宜作藥用或食用
特徵	• 呈細長圓柱形，被切成小段 • 外皮黃白色，質地粗糙，有縱向凹槽和凸起的棕色點狀根痕 • 堅硬、脆，容易折斷

揀靚料 TIPS

枝條細長均勻，圓柱形，少分支，質堅實，色白，不具刺鼻酸味。

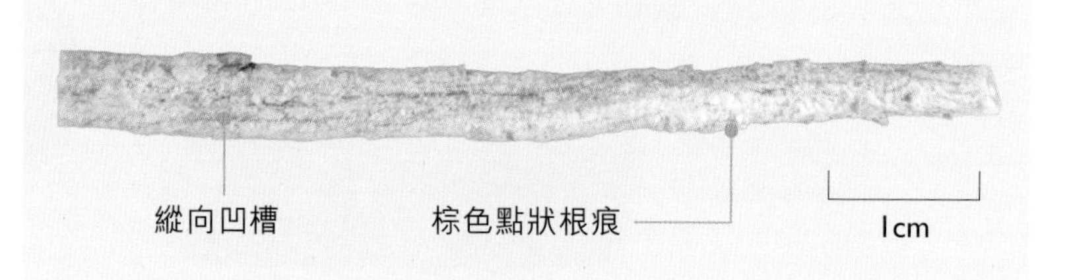

揀靚料 TIPS

品質上乘的沙參枝條細長，**狀似圓柱形，以粗細均勻**，質地堅實，不經硫磺熏製，無蟲蛀霉變者為佳。

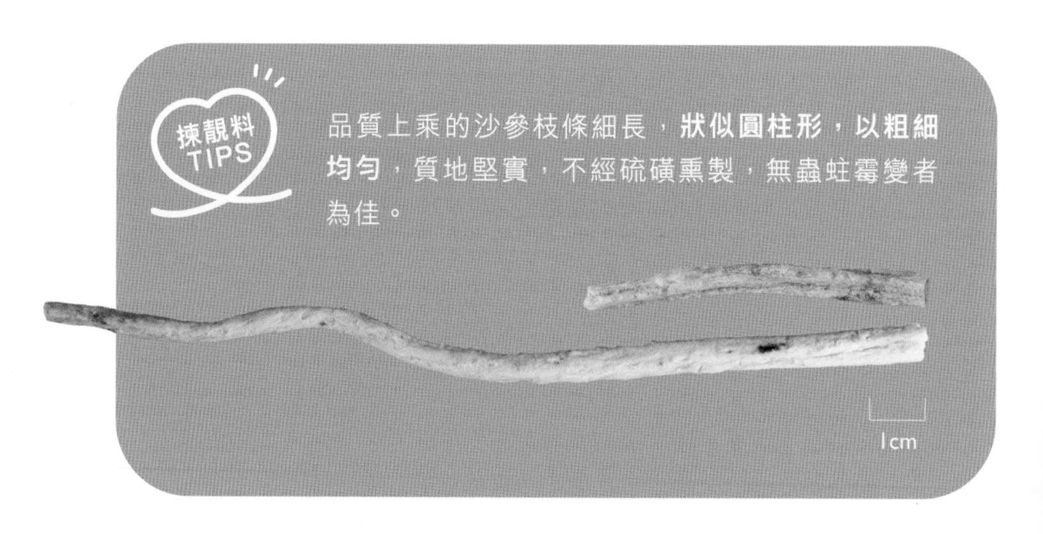

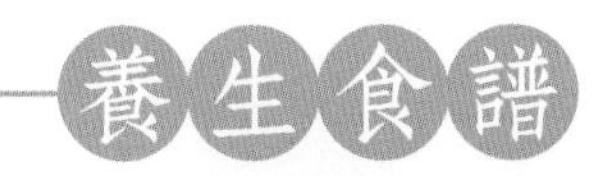

沙參粥

【生津養陰，健脾潤肺】

沙參粥，補臟陰，療熱。

——《粥譜》

熱病後，患者多出現肺胃陰虛，津傷口渴的情況。通過養胃潤肺的北沙參和健脾補氣，生津養陰的粳米粥，清餘熱，養陰生津，逐步改善體質。對**經常覺得口舌咽乾、乾咳無痰、肺氣不足、肺胃陰虛人士**亦有良好的效果，代餐進食可以舒緩乾咳、咽乾的感覺。

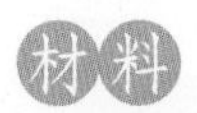

北沙參30克、粳米100克、冰糖適量

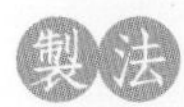

1 把北沙參洗淨後切段，打成細粉。
2 粳米淘洗乾淨後加水適量，以大火煮15分鐘，沸騰後加入北沙參粉，轉小火熬至成粥。
3 按個人口味加適量冰糖調味，煮至冰糖融化即可。

注意

- 烹調此粥時宜稀薄，不宜稠厚。
- 受涼感冒引起的傷風咳嗽患者忌食。
- 含糖量較高，糖尿病患者或關注血糖人士在服用前應先諮詢專業醫護人員意見。
- 若正服用中藥，進食前請先諮詢中醫師及中藥藥劑師的專業意見。

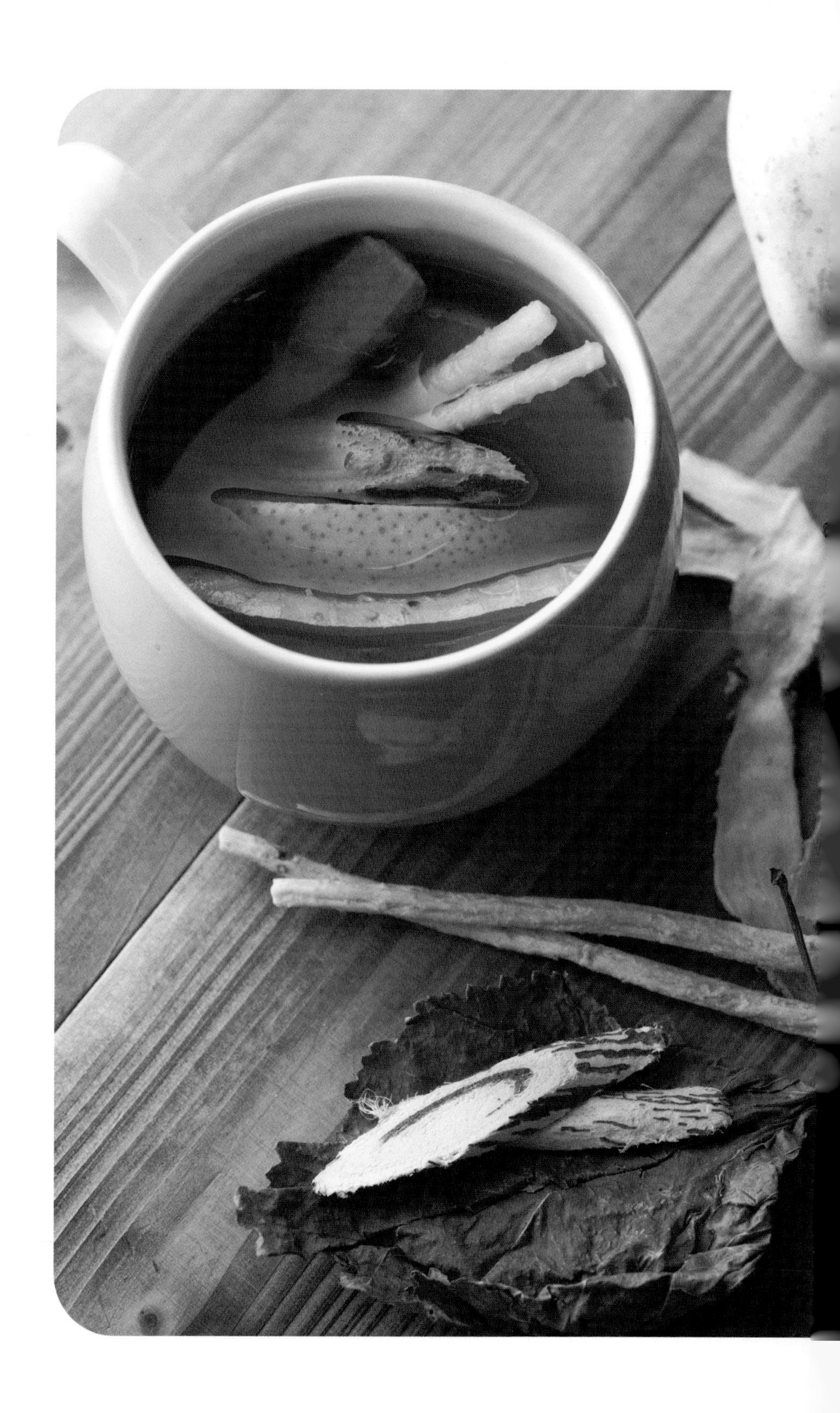

沙參清涼飲

【清熱生津，清涼止咳】

吳，七歲，燥氣上逼咳嗆。以甘寒治氣分之燥。大沙參、桑葉、玉竹、生甘草、甜梨皮。
——《臨證指南醫案》

原方的大沙參為南沙參，多作入藥使用，袪痰力較強；現改以藥膳常用而滋陰鎮咳效果較強的北沙參，以加強養胃潤肺的功效。北沙參和玉竹能滋陰生津，配合清涼止咳的桑葉和甘草，以及清熱潤肺的雪梨，全方能清熱生津，治療秋天乾燥天氣導致的燥熱咳嗽。對於**因為天氣轉變導致的喉嚨痛、咳嗽不止、咽乾咽癢有舒緩的作用**。踏入秋冬轉季期間，每天飲用有助身體更容易適應轉變的環境和天氣。

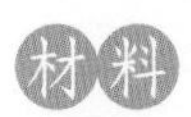

北沙參 15 克、桑葉 10 克、玉竹 10 克、甘草 5 克、雪梨半個

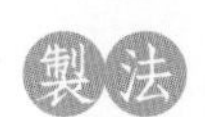

把雪梨連皮切成小塊，與北沙參、桑葉、玉竹和甘草一起放入鍋中，加水適量，以大火煮沸，然後轉小火煮約 30 分鐘。

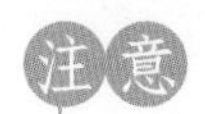

- 若希望增強此方清心潤肺的效果，可以份量相約的梨皮代替帶皮梨肉。
- 體內帶濕，脾胃虛寒人士慎用。
- 若正服用中藥，進食前請先諮詢中醫師及中藥藥劑師的專業意見。

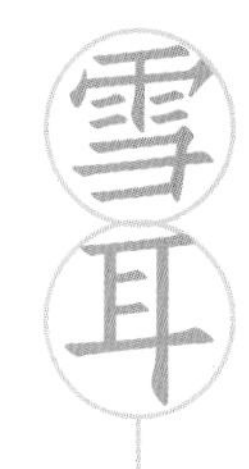

雪耳是香港人常用的養顏美容的糖水材料之一。根據《本草詩解藥性注》記載：「白耳（雪耳）有麥冬之潤而無其寒，有玉竹之甘而無其膩，誠潤肺滋陰之要品，為人參、鹿茸、燕窩所不及。」可見雪耳的藥用價值與人參、鹿茸和燕窩齊平。而現代藥理學中，雪耳營養豐富，含豐富的多糖、蛋白質、脂肪和多種氨基酸、礦物質等，其主要有效成分銀耳多醣，具有增強免疫力、降血糖、降血脂、抗氧化、抗炎等作用。因此雪耳素有「蕈中之冠」和「平民燕窩」之美譽。

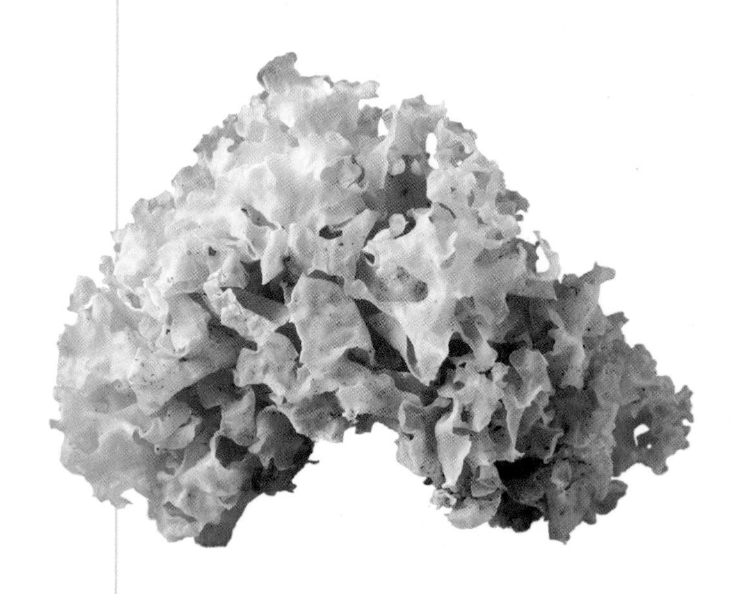

來源	銀耳科真菌銀耳 *Tremella fuciformis* Berk. 的子實體
功效	滋補生津，潤肺養胃
產地	傳統道地產區為四川和福建，現時貴州、雲南、湖北、安徽、浙江、廣西、陝西、台灣等地也常有栽培及出產。
常見商品名稱	雪耳、銀耳、白木耳、雪耳花、通江銀耳、古田雪耳、漳州雪耳等
應用注意	外感風寒、咳嗽帶痰人士慎食。

香港常見商品規格

通江銀耳

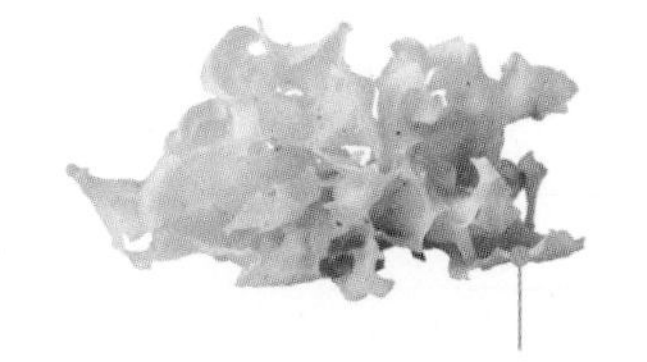

產地	四川通江
炮製方法	採收後修剪耳腳、烘乾而成
價格	$$
日常應用	適合煮糖水、煨燉
特徵	• 呈雞冠狀或不規則塊狀 • 表面白至微黃色，半透明，有光澤 • 質硬而脆，易碎 • 氣特異，味淡

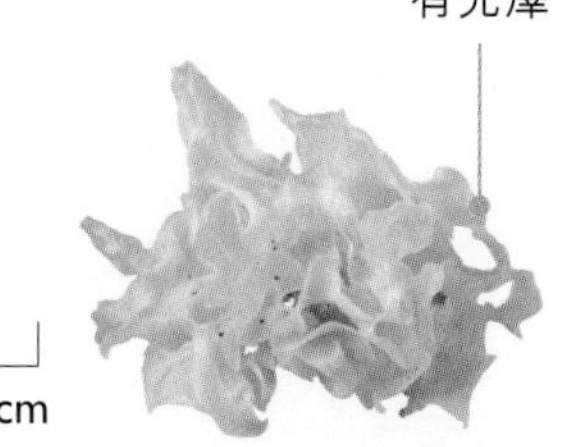

朵大，**質厚**，肉嫩，多呈雞冠狀，色微黃，**有玉石感**，易於燉化。

泡發後的雪耳色澤雪白晶瑩，質地柔潤，富有彈性，膠質狀。

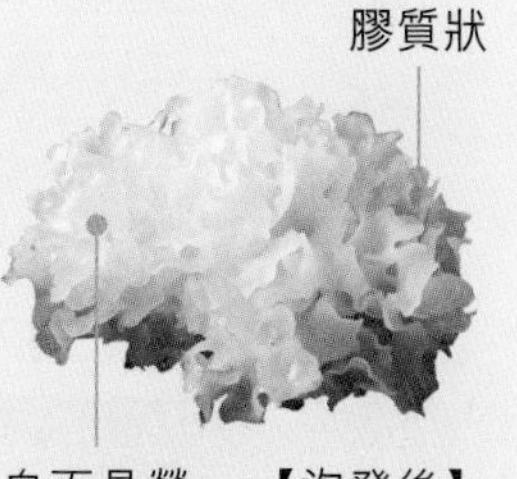

古田雪耳

產地	福建古田
炮製方法	採收後經過清洗，然後日曬或烘乾而成
價格	$
日常應用	適合煮糖水
特徵	• 呈半球形，體型較大，形如菊花，瓣片細而密 • 表面微黃色 • 口感軟稠，膠質較重，煮後會保持形狀，長時間煲煮會溶化

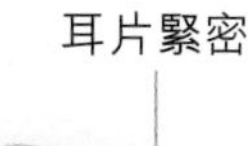

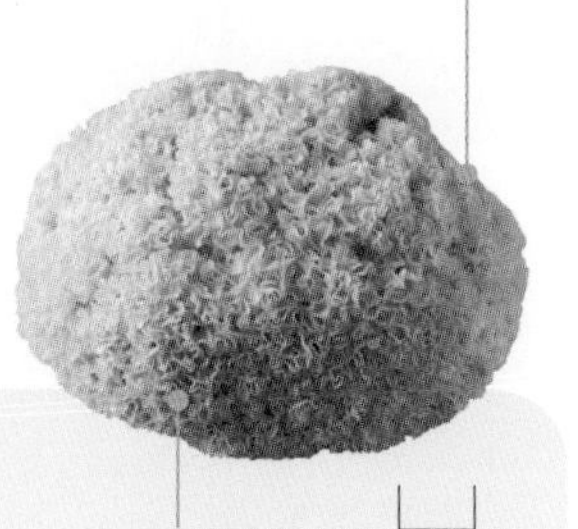

身乾，**朵大完整**，**大小均勻**，**肉厚**，色微黃，無雜質。

漳州雪耳

產地	福建漳州
炮製方法	採收後經過清洗，然後日曬或烘乾而成
價格	$$$
日常應用	適合炆炒、煲湯
特徵	• 呈雞冠狀 • 表面黃白色至帶深黃，偶有黑點雜質，泡發後色澤雪白 • 煮後會仍保持形狀，口感爽脆

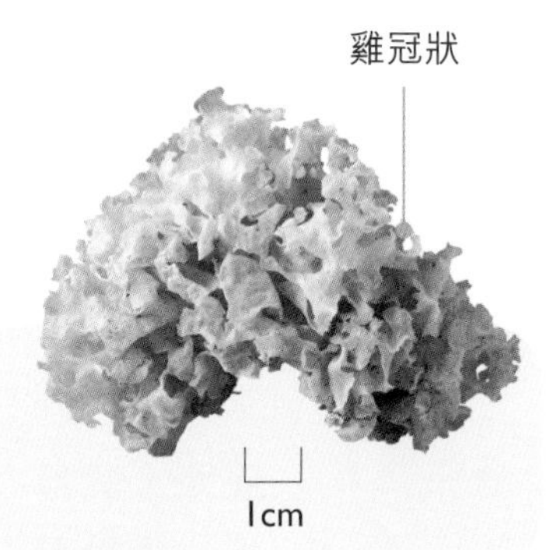

揀靚料 TIPS

身乾，呈雞冠狀，完整，
色微黃有光澤，無雜質。

注意！

質量不佳的雪耳可見有斑點，儲存不當會導致雪耳受潮而發霉。

若果雪耳乾品顏色雪白無瑕，並有刺鼻的氣味，通常為經過硫磺漂白，泡在水中會馬上變得散爛。

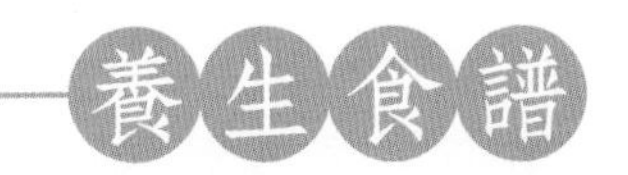

白木耳粥 【健脾和胃，滋陰益氣】

木耳粥方，白木耳洗細切二兩，白粳米淘淨三合，上二味相和，以豉汁煮粥，任下葱椒鹽等，空心食之。 ——《聖濟總錄》

選用補肺益氣的銀耳配以健脾養胃的粳米製成，以豉汁調味的粥品，有健脾和胃，滋陰益氣的功效。對於**腸胃不適，頻繁泄瀉者**有良好的舒緩作用，可以作為主食代餐空腹用，連服一星期可見改善。

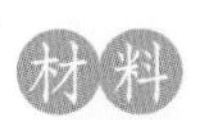

粳米 50 克、乾雪耳 30 克、豆豉適量

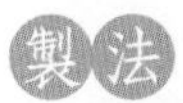

1 雪耳先以冷水泡發，待軟化後去除雪耳根部，並剪成適合入口的大小，備用。
2 粳米淘洗乾淨後放入鍋內，加水適量，以大火煮約 20 分鐘。
3 放入雪耳，以小火再熬煮至綿密，可適時攪拌以防黏鍋。
4 把豆豉切碎，加入粥中作調味，再稍燉即可。

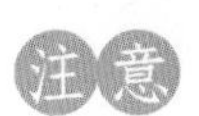

- 可隨個人喜好加入葱段、花椒（或胡椒）、鹽等進行調味。
- 豆豉鈉含量較高，腎病患者或關注血壓人士在服用前應先諮詢專業醫護人員意見。

銀耳羹

【養陰潤肺，美容養顏】

水津不騰於上，口乾、肺萎、痰鬱、咳逆，宜阿膠、貝母⋯⋯白木耳⋯⋯生津以潤之。

——《本草問答》

清宮太醫唐容川於《本草問答》中提到治療不同燥症之方藥，當中對於身體的津液不能上達肺部及咽喉至所引致的口乾、肺燥、熱痰、咳嗽等應採用生津潤肺的藥材，當中便有白木耳，亦即雪耳。相傳當年慈禧得了痢疾，許多太醫無法醫治，束手無策，太醫唐容川便以銀耳做成湯劑，給慈禧太后服用，使其病情得以好轉。此後，慈禧就經常飲用銀耳羹。據説，令慈禧轉弱為強的第一碗銀耳羹，由通江銀耳、寧夏枸杞、洞庭湘蓮、滄州金絲小棗而成，具**養陰潤肺、增強氣血、美容養顏**的作用。

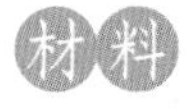

雪耳 3 朵、白蓮子 30 克、紅棗約 10 粒、枸杞子適量、冰糖適量

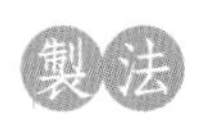

1. 雪耳提前 1-2 小時泡好，泡好後去除雪耳根部，剪成小塊備用。紅棗切去核，白蓮子去心，枸杞子洗淨，一併用清水浸泡約 30 分鐘。
2. 將雪耳、蓮子置於鍋中，加足量水煮滾，轉文火煮 30 分鐘。
3. 加入紅棗，熬煮 30 分鐘以上至呈膠狀，再加入枸杞子、冰糖，待冰糖徹底溶化，即可食用。

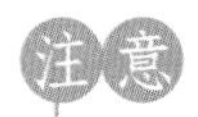

▶ 含糖量較高，糖尿病患者或關注血糖人士在服用前應先諮詢專業醫護人員意見。

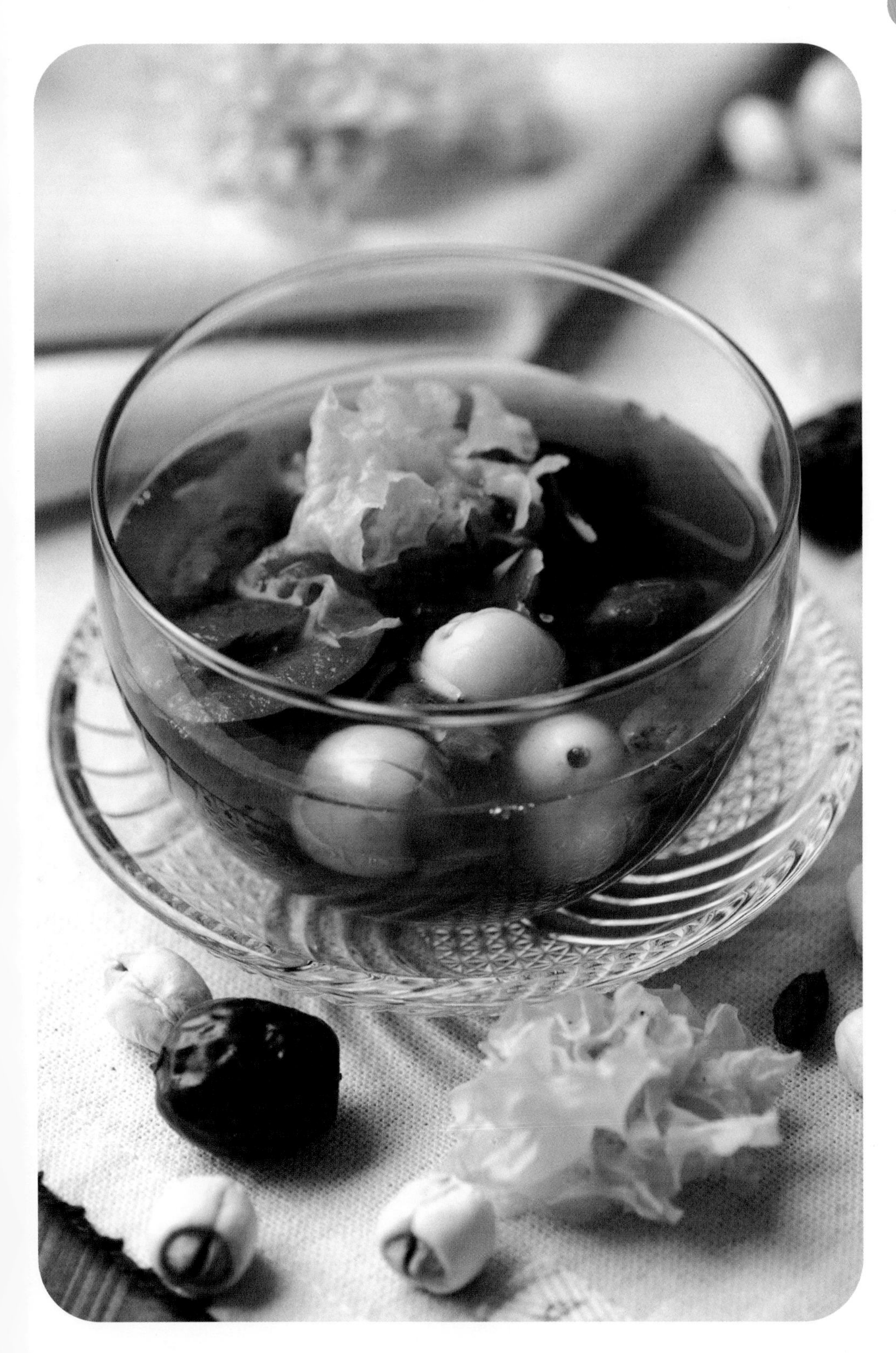

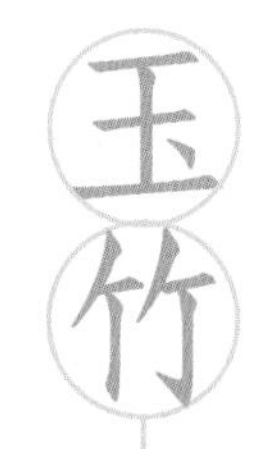

玉竹

玉竹是香港人秋冬煲湯時的常用湯料之一，常用於來烹調養陰潤燥、生津止渴的湯水。根據《本草綱目》記載，玉竹味甘性平，除煩悶，止消渴，潤心肺，補五勞七傷虛損，腰腳疼痛等，久服更可去除面部黝黑，潤澤膚色。而現代藥理學中，玉竹能清除機體代謝產生的自由基，有抗衰老作用，更可降血糖和降血脂，甚至抑制腫瘤細胞生長，是擁有多種作用的營養食物。

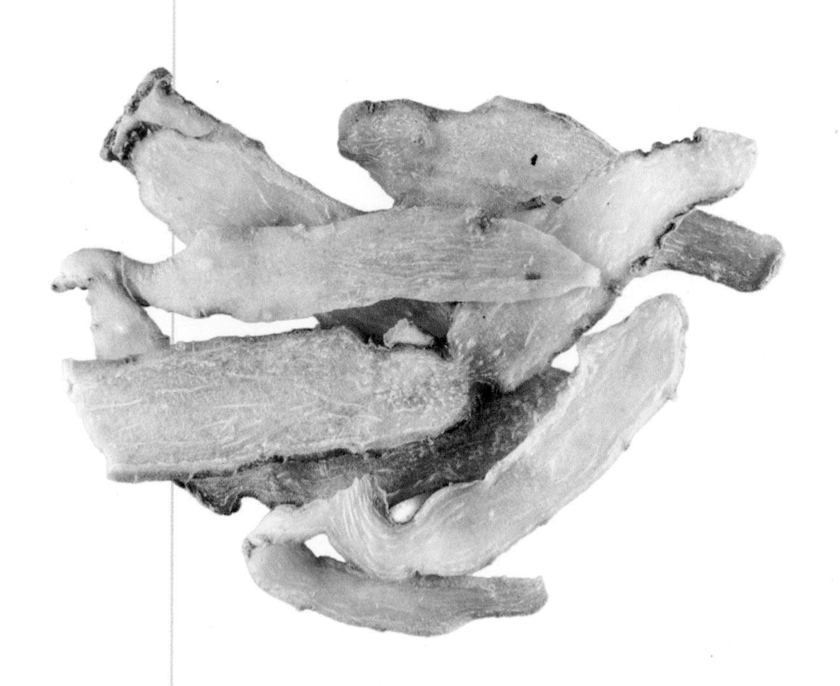

來源	百合科植物玉竹 *Polygonatum odoratum* (Mill.) Druce 的根莖
功效	養陰潤燥，生津止渴
產地	傳統道地產區為湖南，現時分佈廣泛，中國東北部、河南、浙江、江蘇等地均有出產。
常見商品名稱	玉竹、萎蕤、葳蕤、湘玉竹、廣玉竹、關玉竹、海門玉竹、西玉竹、玉參、尾參
應用注意	痰濕氣滯者禁服。脾虛便溏者慎服。

香港常見商品規格

玉竹

產地　廣東

炮製方法　除去鬚根，洗淨，曬至柔軟後，反覆揉搓、晾曬至無硬心後切片，曬乾；或蒸透後，揉至半透明，曬乾，然後切片

價格　$

日常應用　適合入藥或作為湯料、食材使用

特徵
- 呈細長條狀切片
- 表面淺黃棕色
- 內部呈淡黃白色，半透明，可見散在的小點
- 切面呈角質狀，具顆粒質感
- 有輕微香甜氣味

揀靚料TIPS

光澤柔潤，味甜，
不走油，無雜質。

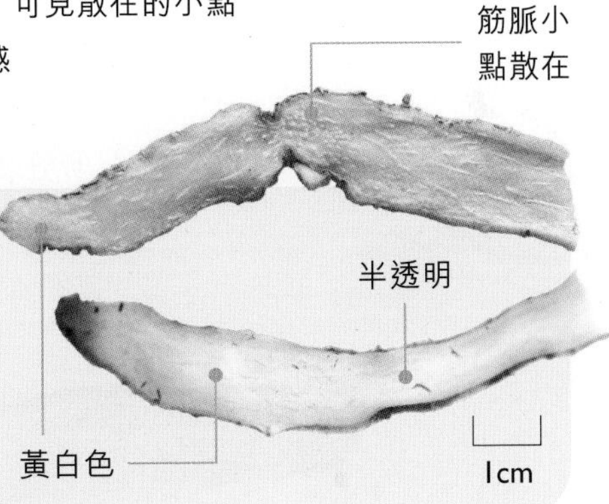

湘玉竹

產地　湖南

炮製方法　除去鬚根，洗淨，曬至柔軟後，反覆揉搓、晾曬至無硬心後切片，曬乾；或蒸透後，揉至半透明，曬乾，然後切片

價格　$$$

日常應用　適合入藥或作為湯料、食材使用

特徵
- 較粗較長的條狀切片
- 表面黃白色
- 內部黃白色，透明度較低
- 切面呈角質狀，具顆粒質感
- 香甜氣味較濃

黃白光潤，條長，
不易折斷，味甜。

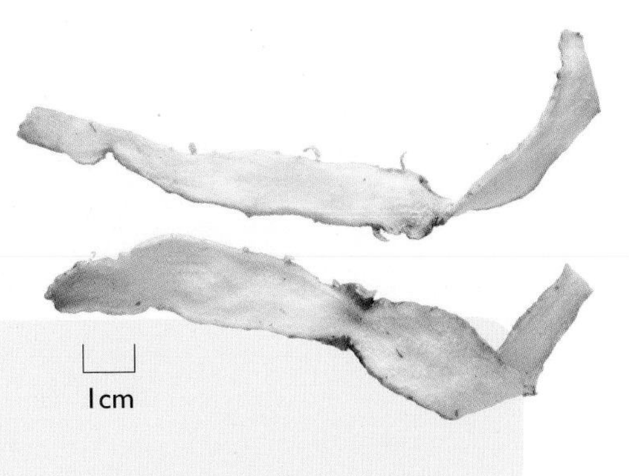

原條玉竹

產地	湖南
炮製方法	除去鬚根，洗淨，曬至柔軟後，反覆揉搓、晾曬至無硬心
價格	$$
日常應用	適合作為久煮久燉的食材或湯料使用
特徵	• 長圓柱體，稍扁，分支少 • 黃棕色，有明顯的縱皺紋和稍突出的環節，還有白色圓形根痕和圓盤狀莖痕 • 對光呈半透明狀，質硬脆或稍軟 • 有輕微香甜氣味

揀靚料 TIPS

條長，粗壯，少分支，不易折斷，半透明。

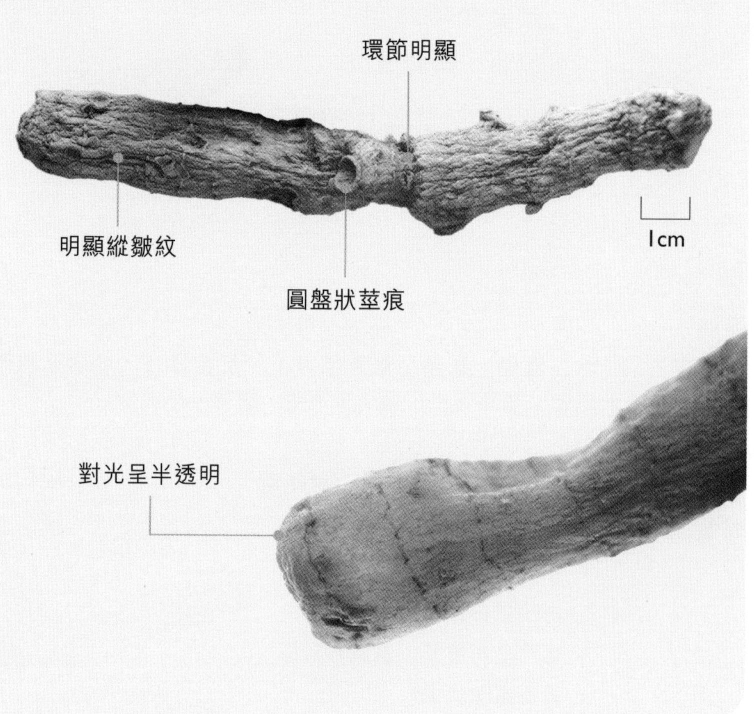

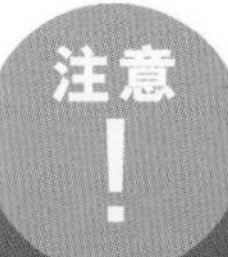

顏色過白並帶刺鼻酸味的玉竹多經硫磺熏蒸，有效成分或已被破壞，選購時應小心留意。

香港常見混淆品

教你分

海玉竹

產地	雲南
來源	百合科植物滇黃精 *Polygonatum kingianum* Coll. et Hemsl. 的根莖
功效	補氣養陰，健脾潤肺，益腎
炮製方法	除去鬚根，洗淨後以沸水略燙或蒸至透心後，趁鮮切片，再烘乾或曬乾
價格	$$
日常應用	適合作為湯料使用
特徵	• 整齊肥厚主根 1-2 條，切成扁平不規則片狀 • 外皮嫩黃色，皺紋不明顯 • 內部淺黃色，成半透明狀，佈滿黃白色筋脈小點 • 切面呈角質狀，具顆粒質感 • 具香甜氣，質較柔軟

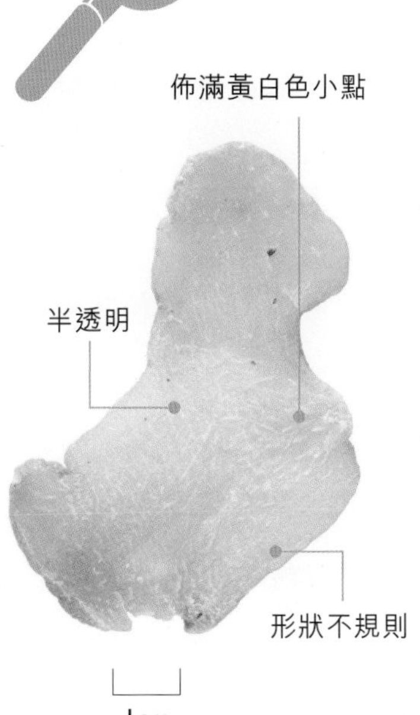

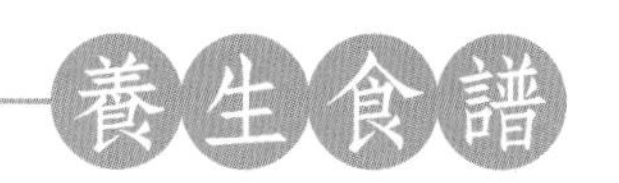

甘涼益胃湯

【滋陰清熱，生津潤燥】

沙參三錢，麥冬五錢，冰糖一錢，細生地五錢，玉竹炒香，一錢五分。水五杯，煮取二杯，分二次服，渣再煮一杯服。

——《溫病條辨》

北沙參、麥冬、玉竹和生地都有滋陰生津的作用，配以同樣能養陰生津的冰糖，組成能滋陰清熱，生津潤燥的益胃湯，滋養胃陰。對於治療體內熱邪傷耗津液與陰分而導致的**燥熱口乾、便秘、暗瘡**等有良好的治療效果。秋冬乾燥，容易**流鼻血、嘴唇乾裂**時亦可飲用。

原方選用北沙參、麥冬、生地、玉竹、冰糖，均為益胃養陰之食材，味道甘潤，可作代茶飲用；又或在原方的基礎上，可酌加鴨肉或豬肉等滋陰養胃的食材作湯水。

材料

北沙參 9 克、麥冬 15 克、玉竹 5 克、生地 15 克、冰糖適量

製法

1 把玉竹放到鍋中，以中火加熱翻炒至有香味。
2 北沙參、麥冬及生地洗淨後，與玉竹一起放入鍋中，加水約 1 升，浸泡約 15 分鐘後，以大火煮沸，然後轉小火煮約 30 分鐘，至水量減少至 400 毫升左右。
3 加入冰糖，攪拌至溶解後即成，可分兩次飲用。藥渣可再加適量水煎煮至 200 毫升服用。

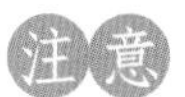

- 糖尿病及關注血糖人士服用前請先諮詢專業醫護人員意見。
- 體內帶濕，脾胃虛寒人士慎用。

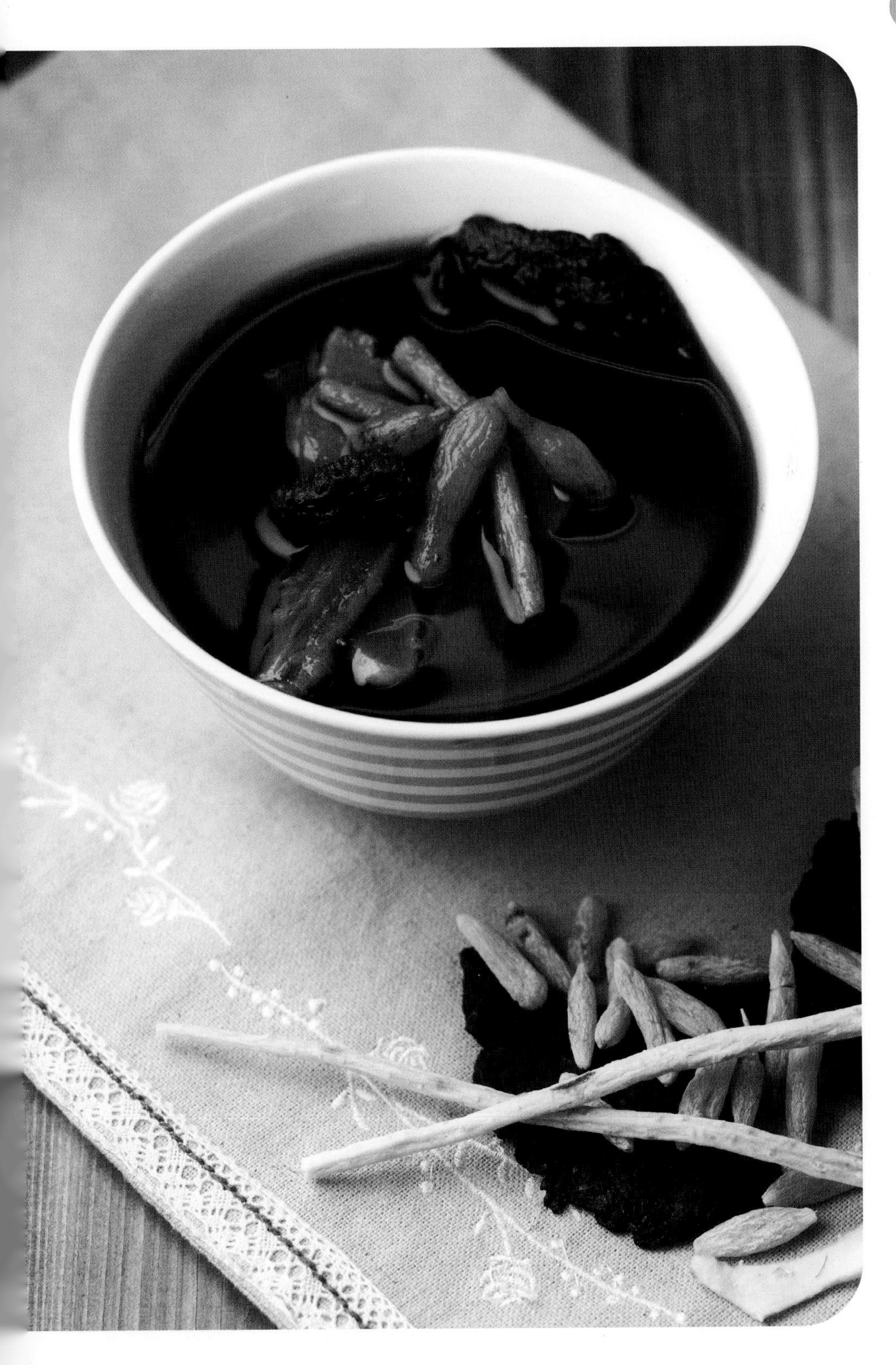

萎蕤粥

【養陰潤肺，生津止咳】

萎蕤粥治肺虛少氣，澤肌膚，療眥爛淚出，去風。即玉竹。

——《粥譜》

萎蕤為玉竹的別名。根據《粥譜》，萎蕤粥結合玉竹、冰糖和粳米，能滋陰益氣，止渴生津，可以治療肺陰虛氣短，對於**肺燥咳嗽，乾咳少痰或無痰，上火目痛**等有良好的效果，尤其適合秋天代餐服用。

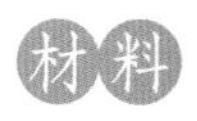

玉竹 20 克、粳米 30 克、水適量、冰糖少許

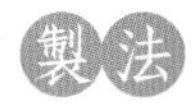

1 將玉竹清洗乾淨，平均分成兩份，一份切成段，一份切碎備用。
2 把玉竹碎放入鍋中，加水適量，先以大火煮沸，再轉中火熬煮約 20 分鐘，得玉竹濃汁。
3 粳米淘洗乾淨後放入玉竹濃汁中，加水適量，再轉大火煮沸，然後以小火慢熬成粥，可不時攪拌，以免黏鍋。
4 當大米煮爛至粥時，加入切成段的玉竹，繼續煮約 15 分鐘至玉竹熟軟。
5 根據個人口味加入適量冰糖調味。
6 關火，待粥稍微降溫後，即可盛出享用。

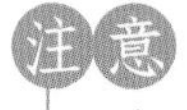

▶ 有痰濕氣滯者慎用。

鐵皮石斛

據《神農本草經》中記載，石斛補五臟虛勞羸瘦，強陰，久服厚腸胃，輕身延年。鐵皮石斛，是市場上最受歡迎的石斛品種之一，其滋陰清熱，養胃生津的功效較一般的石斛品種強，所含的多糖亦較多。野生的鐵皮石斛在《世界自然保護聯盟瀕危物種紅色名錄》被列為極危物種，不允許採摘。鐵皮石斛栽培技術日趨成熟，但產量仍不及普通石斛，故此價格較高，多泡水或作食療用。因其價值較高，市面上亦有人會以普通石斛冒充鐵皮石斛出售，所以要注意鐵皮石斛的特徵和規格。

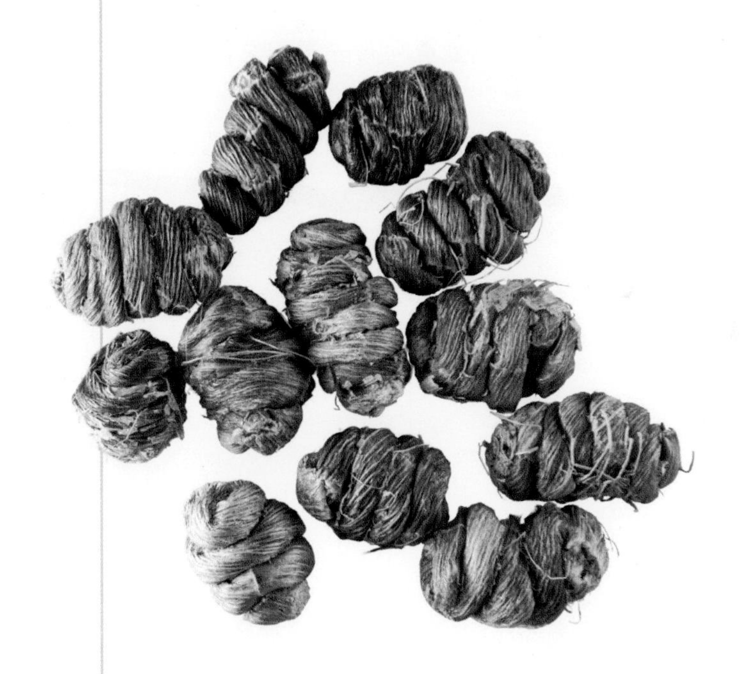

來源	蘭科植物鐵皮石斛 *Dendrobium officinale* Kimura et Migo 的莖
功效	益胃生津，滋陰清熱
產地	道地及主要產區為浙江、雲南、安徽等地。
常見商品名稱	鐵皮石斛、鐵皮楓斗、黑節草
應用注意	溫熱病早期陰未傷者、濕溫病未化燥者、脾胃虛寒者均禁服。

香港常見商品規格

原條鐵皮石斛

產地	安徽霍山
炮製方法	採收後，除去鬚根，切成段，烘乾
價格	$$$$
日常應用	均可作入藥或泡茶、食療使用
特徵	• 呈略彎曲細長條狀 • 表面青黃色至暗黃色，有細緻的縱皺紋，節間顏色略淺，結節明顯 • 表面偶有灰白色絲狀纖維 • 質堅實，柔韌有彈性

條粗大，色金黃，有光澤，質柔韌，經口嚼而無殘渣（化渣）。

條粗大

色澤金黃帶青綠

1cm

鐵皮石斛粒

產地	安徽霍山
炮製方法	採收後，除去鬚根，切成粒或片狀，烘乾
價格	$$$
日常應用	均可作入藥或泡茶、食療使用
特徵	• 長圓形片狀 • 表皮金黃色至青黃色，有細緻縱皺紋 • 切面淺黃或青綠色，纖維狀 • 表面可見絲狀纖維 • 質堅實

色澤金黃帶青綠

1cm

色深綠，質堅實，味甘，黏性足。

鐵皮石斛楓斗

產地	安徽霍山
炮製方法	剪去部分鬚根後，邊加熱邊扭成螺旋形或彈簧狀，烘乾
價格	$$$$$
日常應用	均可作入藥或泡茶、食療使用
特徵	• 2-4 層捲曲成球形彈簧狀 • 表面青黃色至暗黃色，有細緻的縱皺紋 • 表面有如同麻繩一樣的灰白色絲狀纖維 • 質堅實，柔韌有彈性

色金黃，粉質多，無纖維，味甘淡，**嚼之黏性大而無殘渣。**

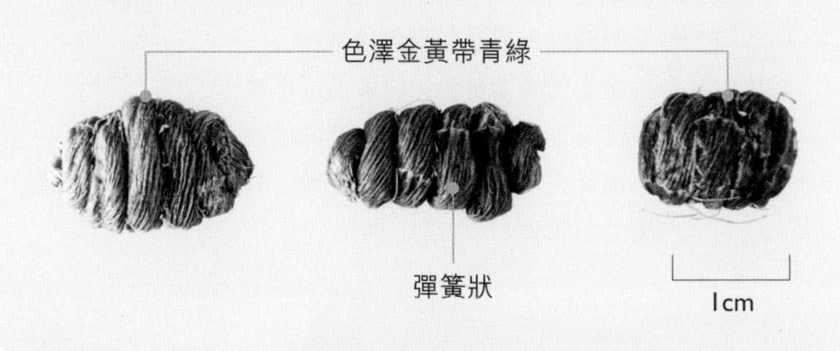

注意 !

石斛中有一品種，霍山石斛 *Dendrobium huoshanense* C. Z. Tang et S. J. Cheng，又稱米斛，是最珍貴稀有的石斛品種之一。因其生長速度緩慢，植株細小，對環境要求較高，唯只出產於安徽霍山，故此產量稀少，價格昂貴。由於霍山亦是鐵皮石斛的產地之一，市場上有一些鐵皮石斛會以「霍山石斛」或「霍山鐵皮石斛」的商品名稱售賣，但鐵皮石斛與霍山石斛植物來源不一，價格相差甚遠，所以在購買時必須分辨清楚，以免產生混淆。

石斛

產地	道地及主要產區為浙江、雲南、四川、安徽、湖南等地
來源	蘭科植物金釵石斛 *Dendrobium nobile* Lindl.、鼓槌石斛 *D. chrysotoxum* Lindl. 或流蘇石斛 *D. fimbriatum* Hook. 的栽培品及其同屬植物近似種的莖
功效	益胃生津，滋陰清熱
炮製方法	採收後，除去鬚根，切成粒，烘乾。部分品種或會在除去鬚根後，邊加熱邊扭成螺旋形或彈簧狀，烘乾，加工成「楓斗」狀
價格	$
日常應用	常作入藥及製作食療湯水
備註	石斛藥效較鐵皮石斛弱，但因產量較大，價格較低，選購時應小心留意
特徵	石斛品種來源五花八門，因應品種不同，其外型特徵亦有所不同，一般而言，有以下特徵： • 呈扁圓柱形或圓柱形的段 • 外皮表面呈明黃色、綠黃色或棕黃色 • 表面有光澤，具有不同程度的縱紋 • 切面黃白色至黃光色，纖維狀，有多數散在的筋脈點 • 嚼之有黏性

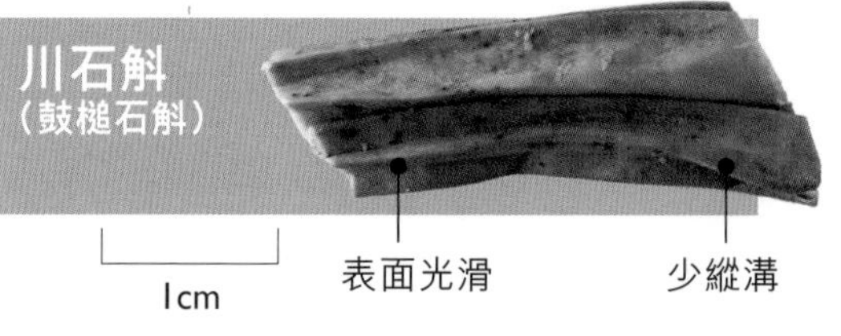

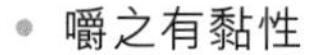

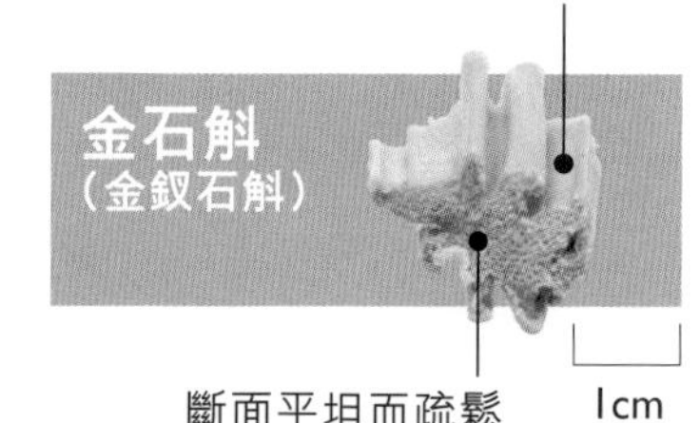

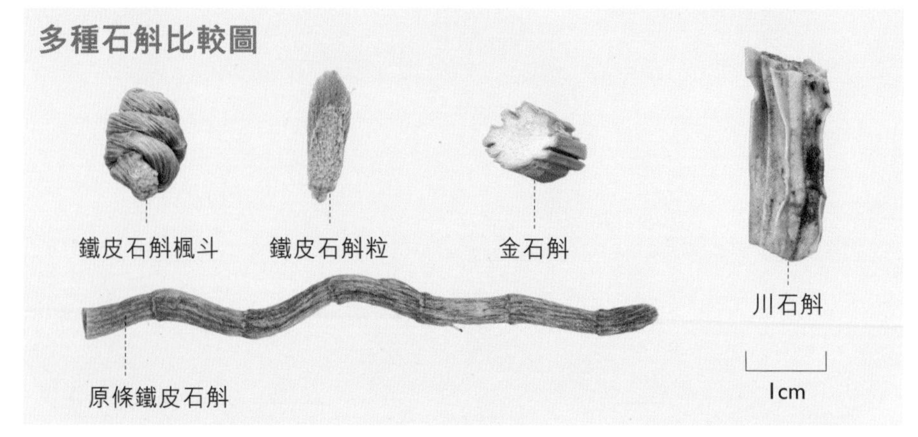

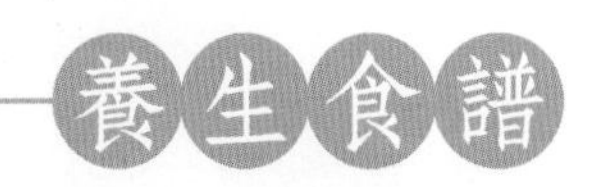

清熱和胃代茶飲

【清熱，養陰，和胃】

陳皮一錢，竹茹六分，瓜蔞皮二錢，麥冬二錢，石斛二錢，條芩一錢，元參二錢。水煎代茶。

——《清宮醫案集成》

陳皮、竹茹有理氣和胃的作用，瓜蔞皮與黃芩能清熱燥濕，配合麥冬、石斛和玄參清熱生津的功效，可以清熱養陰和胃，對於胃中有熱，耗陰傷津，脾失健運，水濕內停導致的口乾口苦和腹滿嘔逆有良好的舒緩效果。**平日感到四肢沉重，疲倦，咽乾腹脹，頭暈不適人士**日常飲用此方可以清除胃火，養陰生津，改善體質。

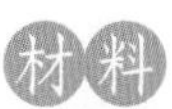

石斛 10 克、玄參 10 克、瓜蔞皮 10 克、麥冬 10 克、黃芩 5 克、陳皮 5 克、竹茹 3 克

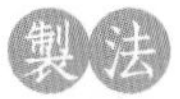

把所有材料洗淨，用清水浸泡約 15 分鐘，然後加水適量，以大火煮沸，然後轉小火煮約 30 分鐘。

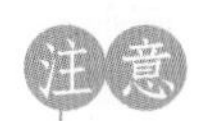

- 寒性體質人士不宜長期飲用。

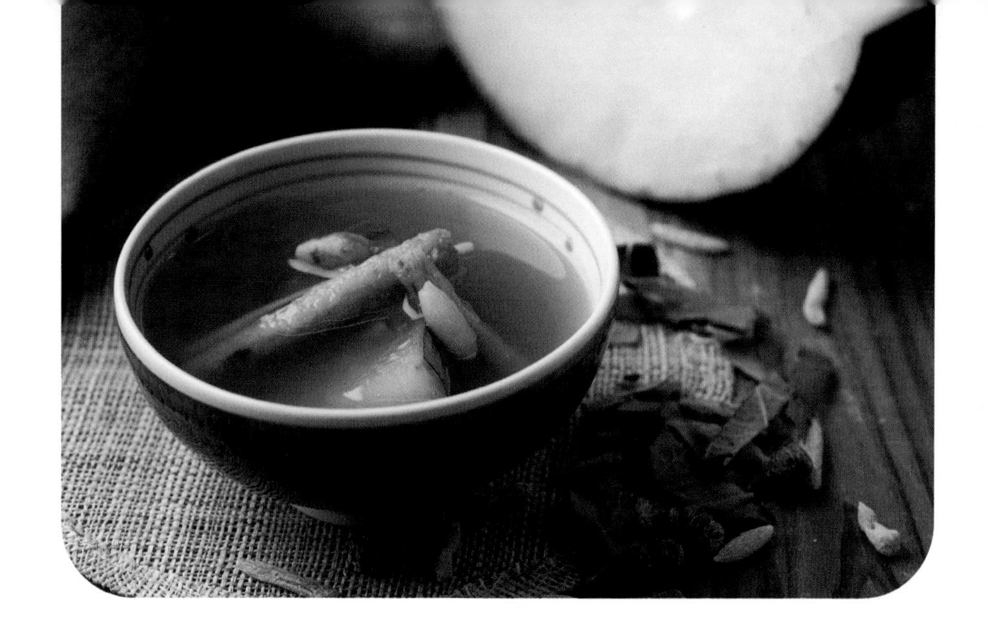

養陰逐濕湯

【祛濕利尿，養陰生津】

汪按：此身痛一證，乃濕滯之的驗。則口渴未必非濕淫於內，而引飲也。然津液亦必須顧慮。以术治濕不用煎而用泡。既巧妙亦周致。
雄按：用沙參、麥冬、石斛、枇杷葉等味，冬瓜湯煎服亦可。

——《溫熱經緯》

用益胃生津、滋陰清熱的石斛，加入滋陰潤燥的北沙參和麥冬、清肺和胃的枇杷葉，與長於利尿祛濕的冬瓜同煮，可以在排出體內滯留之濕氣的同時生津養陰。對於**口乾舌燥、陰虛火旺，同時受濕邪困擾，神倦乏力、頭悶脹痛的人士**而言，服用此湯可有助祛濕利尿，養陰生津，日常餐後飲用可舒緩體內濕熱所帶來的不適。

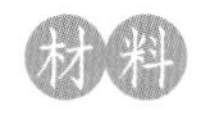

石斛 20 克、北沙參 20 克、麥冬 20 克、枇杷葉 20 克、冬瓜約 500 克

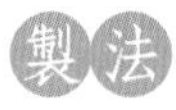

1 將冬瓜洗淨，切成小塊，加水適量，用大火煲至沸騰後轉中火煮約 30 分鐘。
2 把枇杷葉用煲湯袋裝好，連同石斛、北沙參和麥冬放入冬瓜水中以小火慢煮約 45 分鐘後即可飲用。

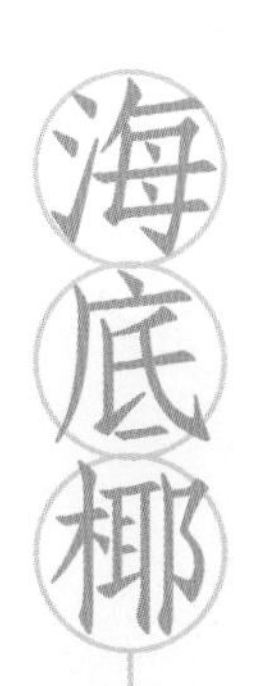

海底椰

海底椰是源於非洲的珍稀藥材，由於其具有入水既沉的特性，所以名為海底椰。傳統認為海底椰有止咳化痰，清熱潤肺的功效。海底椰在現代藥理學的角度含豐富的氨基酸、蛋白質及多糖等成分，具有增強人體免疫力，強身壯體，抗衰延年之功效。

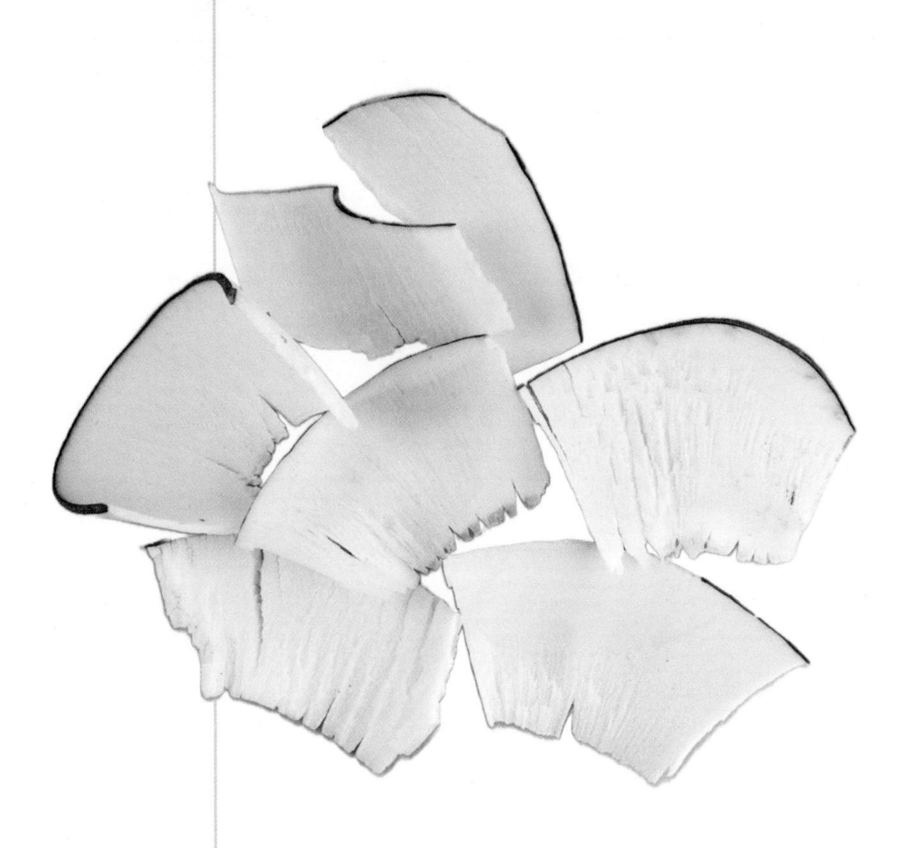

來源	棕櫚科植物海椰子 *Lodoicea maldivica* (J. F. Gmel.) Pers. 的種子的加工品
功效	潤喉順氣，化痰止咳
產地	非洲塞舌爾群島。
常見商品名稱	正非洲海底椰、海底椰、海底椰片

香港常見商品規格

非洲海底椰

產地	非洲塞舌爾群島
炮製方法	刨成薄片曬乾而成
價格	$$$$$
日常應用	適合作為湯料使用
特徵	• 呈長弧片狀，弧度較小，多數為直片 • 只有一邊有深棕啡色皮，肉為乳白色 • 內側有狗牙形鋸齒裂紋，椰肉表面有明顯纖維和刨削紋理 • 氣微味淡，口感粗糙像木片

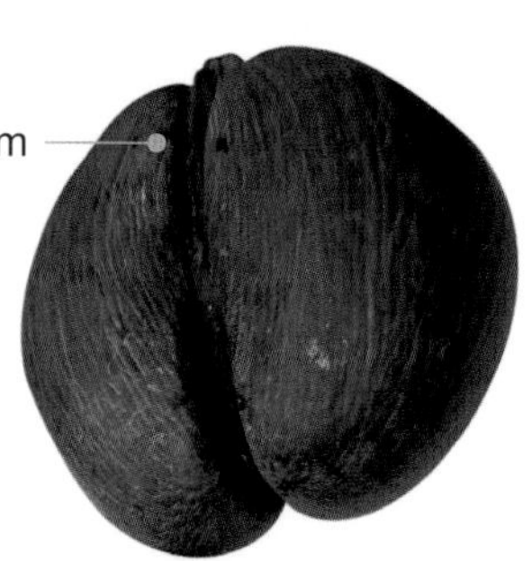

【原個非洲海底椰】

完整且大，長弧形，沒有碎片，皮深棕色，椰肉顏色雪白，**有閃爍折射光芒**，有淡淡椰子清香。

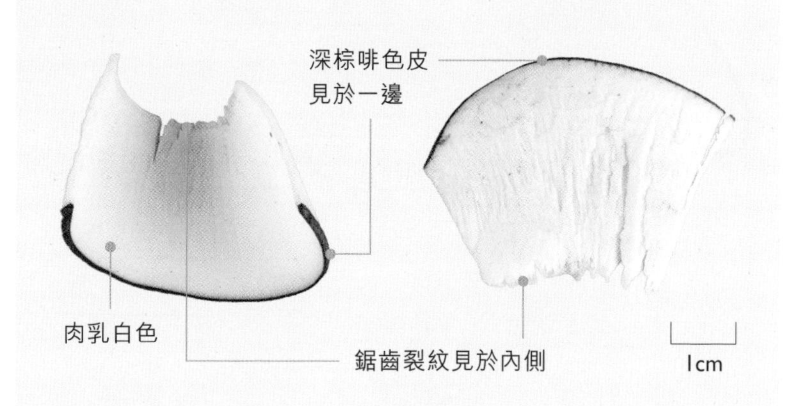

注意！

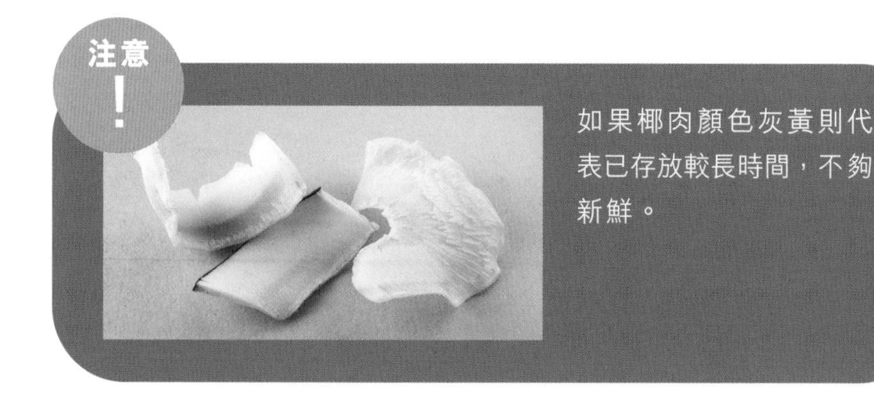

如果椰肉顏色灰黃則代表已存放較長時間，不夠新鮮。

香港常見混淆品

市場常見的泰國海底椰及新鮮海底椰，兩者為同一品種，名為糖棕，又稱東南亞棕櫚果，屬近代外來食材。兩者並非正品非洲海底椰，傳統中醫藥上亦未有記載療效。但從現代營養學的角度，糖棕擁有豐富的氨基酸、蛋白質及多糖等成分，坊間認為可滋陰清潤，但並無化痰止咳作用。

由於其性質和功效與非洲海底椰相似，而且價錢較便宜，以及市場商品名亦把糖棕稱為海底椰、海底椰片、泰國海底椰、海椰片等，故市面上常有混淆的情況。

泰國海底椰

如薯片形捲曲

棕啡色外圈包圍椰肉

肉黃色，暗啞

1cm

產地	泰國及東南亞一帶
來源	棕櫚科植物糖棕 *Borassus flabellifer* L. 的胚乳
功效	未有記載
炮製方法	刨成薄片曬乾而成
價格	$$
日常應用	適合作為湯料使用
特徵	• 呈闊條狀略彎，完整飲片呈圓形或扁環狀，弧度較大，捲曲如薯片 • 邊沿可見完整的棕啡色外圈，肉為白色或黃白色，光澤較暗啞 • 內側中心偶有不規則裂紋，椰肉表面較平滑，紋理不明顯 • 氣味口感與非洲海底椰相近

新鮮海底椰

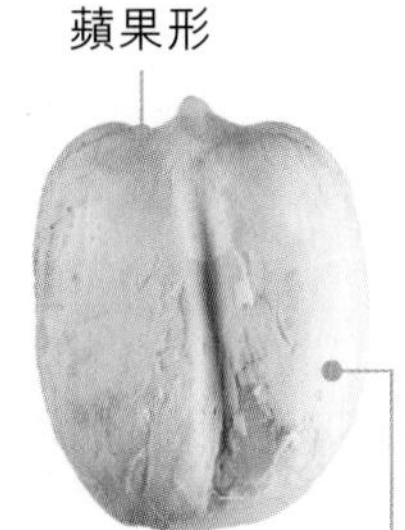
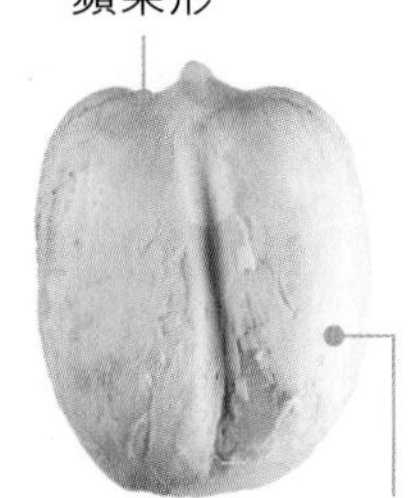

產地	泰國及東南亞一帶
來源	棕櫚科植物糖棕 *Borassus flabellifer* L. 的新鮮胚乳
功效	未有記載
炮製方法	採摘後去殼取種子而成
價格	$
日常應用	適合作為湯料使用
特徵	• 呈扁圓形或蘋果形，上方和下方有尖狀突起，果肉內中空 • 外皮為淡黃色，果肉奶白色，半透明 • 氣微味淡，口感煙韌

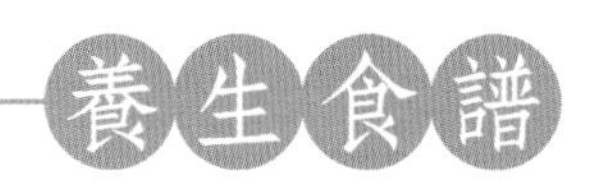

木瓜海底椰杏仁鷓鴣湯

【補益肺腎，滋陰養陽】

滋陰潤燥，化痰止咳的海底椰，配合同樣能潤肺止咳平喘的木瓜和杏仁，及壯陽補腎，強身健體的鷓鴣，四種材料熬煮而成的湯能補益肺腎，滋陰養陽，尤其適合秋冬時節天氣乾燥，氣溫驟降的日子。**自覺皮膚及嘴唇乾燥，天冷不欲食，受乾咳、喉嚨乾癢等困擾的人士**宜於餐後連渣服用此湯，能潤喉潤膚，增強免疫力，幫助適應氣候的變化。

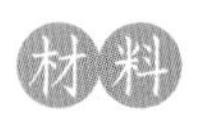

木瓜（半生熟）1 個、非洲海底椰 30 克、冰鮮鷓鴣 1 隻、瘦肉 120 克、南杏 30 克、陳皮 1/3 個

製法

1 陳皮用水浸軟，刮去瓤。
2 鷓鴣處理乾淨，洗淨，與瘦肉同汆水，過冷河，瀝乾水分。
3 木瓜去皮、去籽，洗淨，切塊。
4 非洲海底椰、南杏洗淨。

椰汁百合海底椰雪耳露

【清心潤燥，滋潤美顏】

椰汁百合海底椰雪耳露是市面常見的養生甜品，有清熱潤燥，清心除煩作用，但多以新鮮海底椰（即糖棕果，為混淆品）製成。現在以真正的非洲海底椰製作，配合清心潤燥的百合和雪耳，既有美容養顏功效，更可滋陰潤燥，化痰止咳，適合大眾享用。

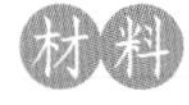

非洲海底椰 30 克、百合 30 克、雪耳 1 朵、椰漿 165 毫升、冰糖 120 克

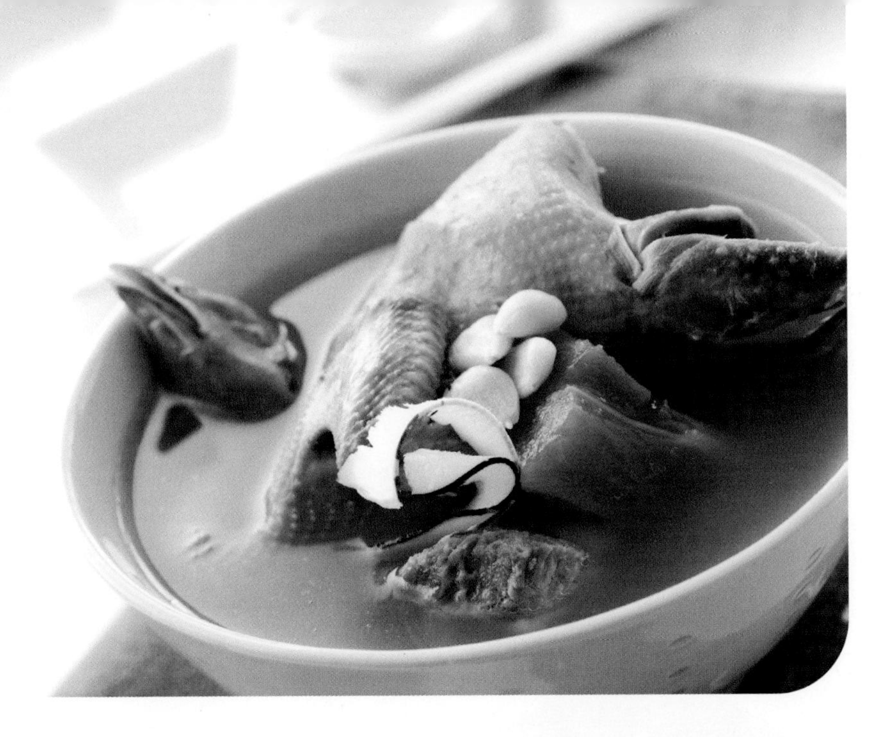

5 燒滾清水 15 杯，放入鷓鴣、瘦肉、非洲海底椰、南杏及陳皮，用大火煲 20 分鐘，轉小火煲 1.5 小時，最後加入木瓜再煲 1 小時，下鹽調味。

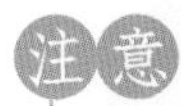

- 感冒人士慎用。
- 腎功能不佳或對木瓜過敏者忌服。

製法

1 雪耳用水浸軟去蒂後，切件備用。
2 海底椰及百合洗淨，浸泡約 15-20 分鐘，備用。
3 鍋內加入適量清水煮沸後，轉細火加入雪耳及海底椰煮半小時。
4 加入百合煮 15 分鐘。
5 加入冰糖並攪拌至溶化後，熄火加入椰漿拌勻即可享用。

注意

- 可按需要加減冰糖調校甜度。
- 海底椰纖維較多，不能直接食用，可在加入椰漿前撈起，或預先打成細粉，再開始製作。

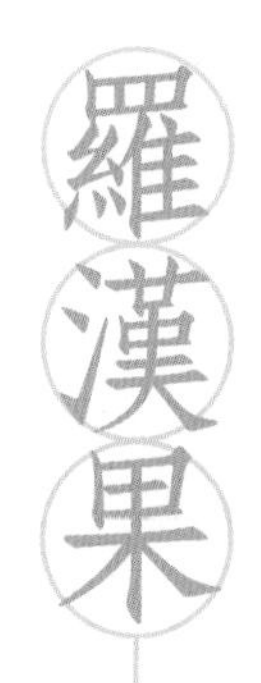

羅漢果是一種常用於止咳、開聲的藥材，因其獨特的甜味，含羅漢果的涼茶亦深受香港人歡迎。根據《嶺南采藥錄》記載，羅漢果味甘，能化熱痰，止咳嗽。現代藥理學中，羅漢果的甜味來源是羅漢果苷，亦含豐富的黃酮苷、皂苷、羥甲基糠醛等，有降血糖、鎮痛、消炎、抗氧化、利咽開嗓等作用；而羅漢果苷因其高甜度、低熱量的性質，可以代替蔗糖使用，是糖尿病及關注血糖人士理想的天然甜味劑。

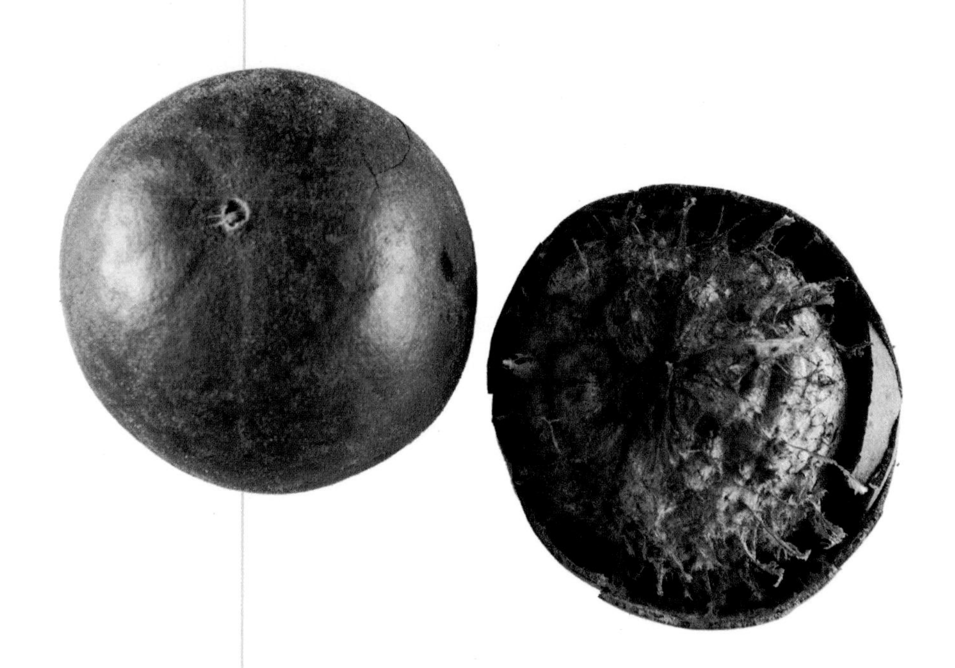

來源	葫蘆科植物羅漢果 *Siraitia grosvenorii* (Swingle) C. Jeffrey ex A. M. Lu et Z. Y. Zhang 的果實
功效	清熱潤肺，利咽開音，滑腸通便
產地	傳統道地及現代主要產區為廣西，廣東、貴州、湖南、江西等地亦有栽培及出產。
常見商品名稱	羅漢果、金羅漢果、神仙果
應用注意	肺寒及外感咳嗽者忌用。

香港常見商品規格

羅漢果

產地	廣西
炮製方法	採收後晾曬數日，初步去除水分，用柴火烤製至羅漢果完全乾燥
價格	$
日常應用	較適合入藥
特徵	• 圓球形 • 表面深褐色或綠褐色，被柔毛 • 果囊海綿狀，深棕色 • 體輕，質脆，易破 • 甜味中帶輕微焦味

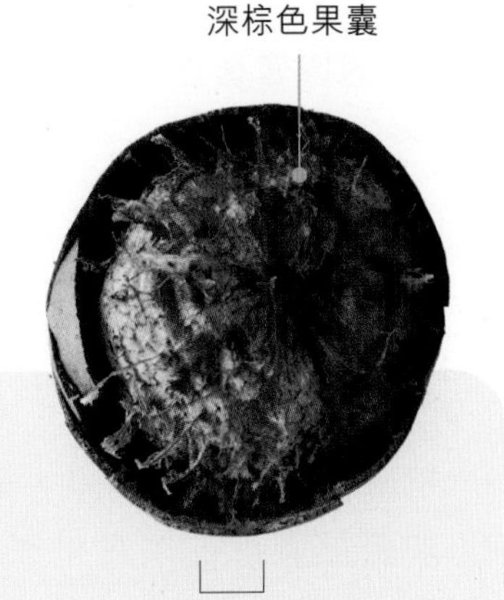

揀靚料 TIPS

個大，完整，堅實，色褐，手搖無聲，味甜。

金羅漢果

產地	廣西
炮製方法	採收後進行低溫脫水，至完全乾燥
價格	$
日常應用	較適合泡水或作為食療材料使用
特徵	• 圓球形 • 表面青黃色，被柔毛 • 果囊海綿狀，棕黃色 • 體輕，質脆，易破 • 味淡，清甜較香，無焦味或煙味

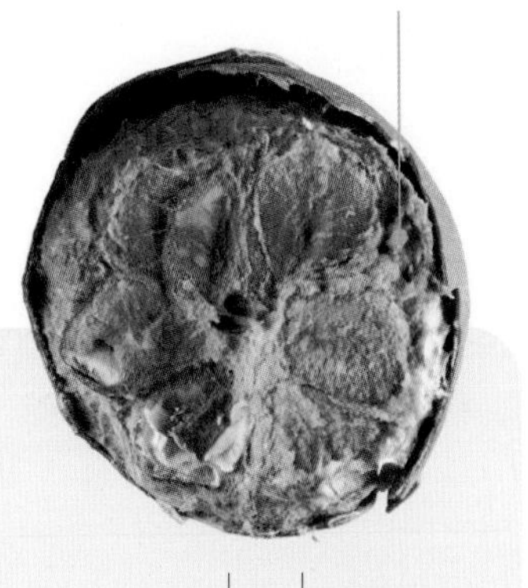

揀靚料 TIPS

個大，完整，堅實，色黃，手搖無聲，味甜，質地乾爽，顏色均勻，嗅之帶藥香無異味。

清痰飲

【化痰止咳，理氣開嗓】

以開聲利咽的羅漢果，加入理氣化痰的橘紅和陳皮，以及健脾和胃的甘草與茯苓，製成清甜回甘，潤喉化痰的清痰飲。對於**氣滯痰多，咳嗽不止的感冒後遺症**有明顯的療效，每日早上飲用可以化痰止咳，理氣開嗓。

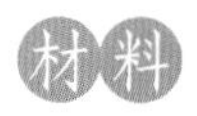
材料

羅漢果 1 個、橘紅 5 克、陳皮 5 克、甘草 5 克、茯苓 5 克

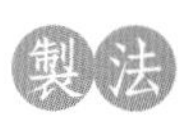
製法

1 把所有材料清洗乾淨，羅漢果掰碎，全部加入鍋中。
2 加適量清水，以大火煮沸後轉小火，加蓋煮約 30 分鐘，即可飲用。

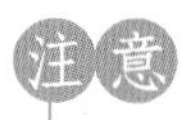
注意

▶ 孕婦、脾胃虛寒者慎服。

羅漢果瘦肉湯

【潤肺生津，滋陰清熱】

味甜，理痰火咳嗽，和豬肉煎煮服之。

——《嶺南采藥錄》

羅漢果清熱潤肺的功效顯著，配合養陰生津的豬肉，兩者共煮可以潤肺生津、滋陰清熱，對於**乾咳，痰熱咳嗽**有良好的舒緩和治療作用，在餐後飲用可以改善不適，化痰止咳。

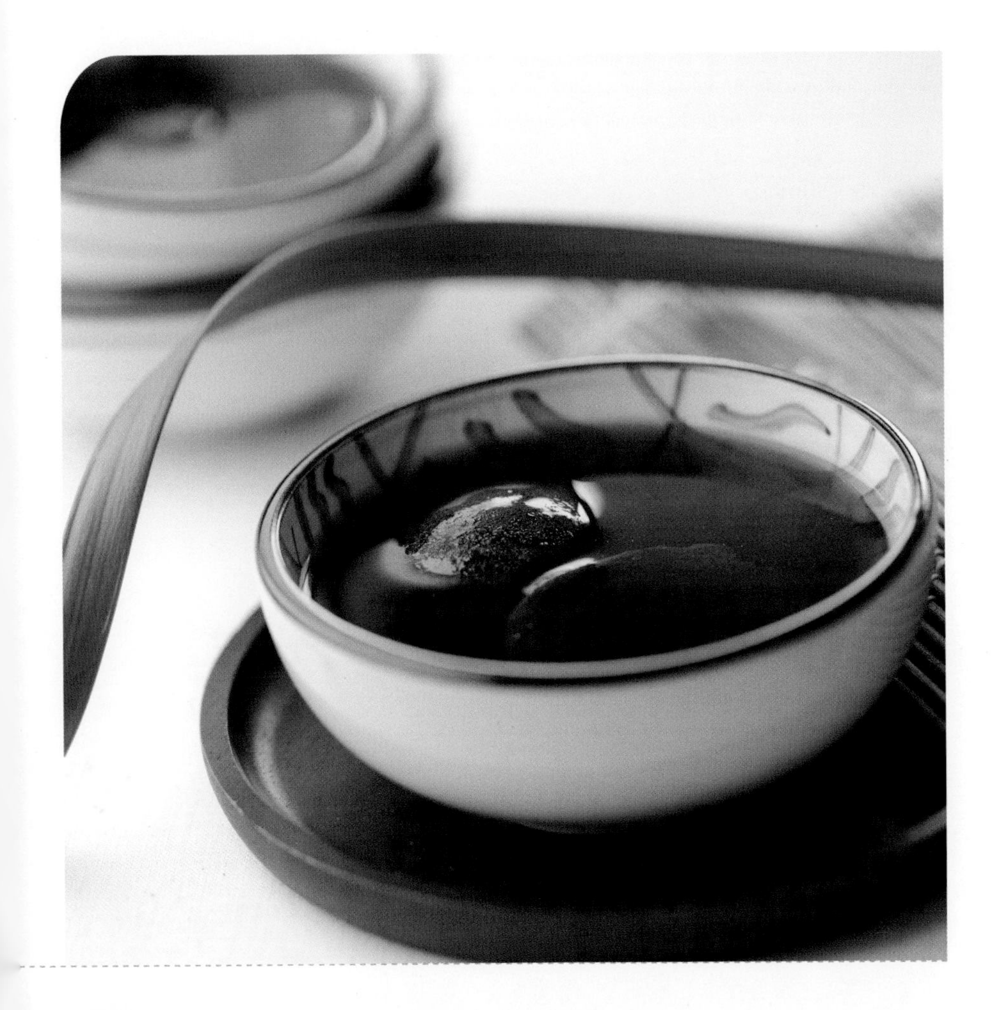

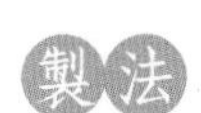

羅漢果半個、豬瘦肉約 300 克、南北杏約 10 克、生薑 2 片

製法

1 把豬瘦肉汆水，去除血水及異味。
2 把生薑和豬瘦肉一起放入鍋中，加清水適量，以中火煮約 15 分鐘。
3 羅漢果及南北杏用清水洗淨後，將羅漢果敲碎，連同南北杏一起放入湯中，以大火煮沸，然後轉慢火加蓋煲約 30 分鐘。
4 隨個人口味加入適量鹽調味，攪拌均勻後趁熱飲用。

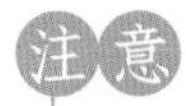

▶ 腸胃虛寒者及孕婦慎用。

第4章 補益五臟

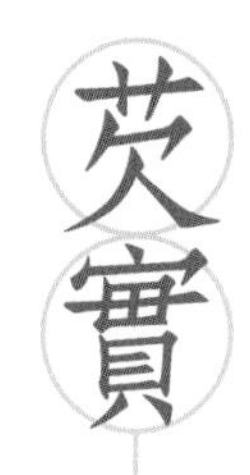

芡實

芡實是香港人煲湯的常用湯料之一，常應用於清補涼等湯水。根據《神農本草經》記載，芡實被列為上品，其具有益腎固精、補脾止瀉、除濕止帶的療效。芡實當中有超過70%為澱粉，易於被人體吸收消化；此外，芡實富含多種氨基酸，大量不飽和脂肪酸以及鋅、鐵等微量元素。現代醫學研究指出芡實有調節血糖、血脂及抗心肌缺血等作用，是一種營養豐富的健康食品。基於芡實有很高的食用和藥用價值，因此有「水中人參」的美譽。

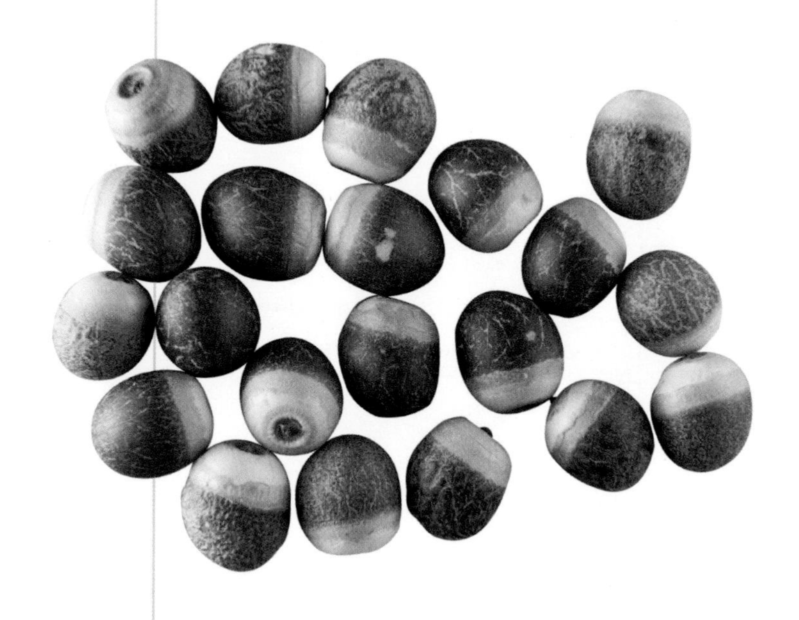

來源	睡蓮科植物芡 *Euryale ferox* Salisb. 的成熟種仁
功效	益腎固精，補脾止瀉，除濕止帶
產地	傳統道地產區為廣東肇慶，現時江蘇、安徽、湖南、湖北、山東、廣東等地亦是主要產區，出產不同規格的芡實商品。
常見商品名稱	茨實、雞頭米、雞頭實、肇實、北芡、南芡、蘇芡、生茨實、熟茨實
應用注意	大小便不利者禁服。食滯不化者慎服。

香港常見商品規格

肇實

產地	廣東肇慶
炮製方法	在芡結果，植株自然枯萎後在淤泥中挖取自然脱落的種子，撈起洗淨後取出，除去硬殼（外種皮），然後曬乾而成
價格	$$$
日常應用	適用於入藥、煲湯
備註	本品又名「黑芡實」，其表皮呈棕黑色，一端為黃白色。這種顏色實則是肇實內種皮氧化的結果，放置時間愈長，顏色就會愈深，功效及口感等與肇實無異
特徵	• 類球形 • 表面有棕紅色至深棕色內種皮，一端黃白色，帶明顯蟋蟀紋 • 質硬，斷面白色 • 煮後質地鬆軟，口感粉糯

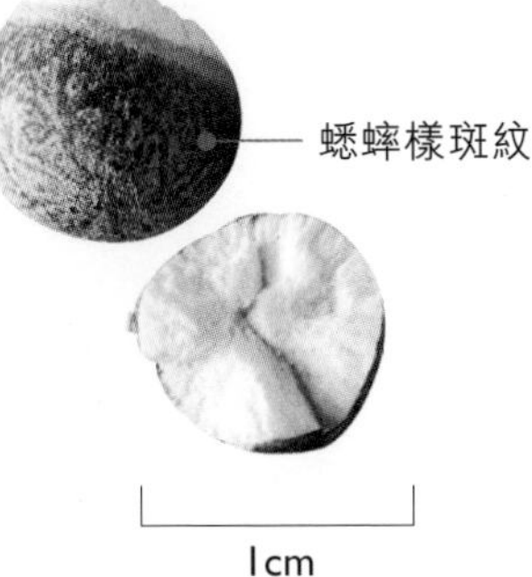

煮熟後龜裂，或呈菊花狀爆開

完整，粒大均勻，飽滿，種皮紅而不鮮，斷面色白，無碎末及皮殼，有明顯的**蟋蟀樣斑紋**，粉性足；無蟲蛀，無異味；**煮熟後龜裂，或呈菊花狀爆開**，極為鬆化。

北芡

產地	山東、皖北及蘇北一帶
炮製方法	割取芡果，剝開並採收種子後除去硬殼，然後曬乾而成
價格	$
日常應用	適用於入藥及煲湯、入饌
特徵	• 外種皮薄，表面粗糙，灰綠或黑褐色 • 內種皮呈淺棕色，較薄，表面粗糙，帶明顯蟋蟀紋 • 煮後不易煮爛，口感較煙韌

完整，粒大均勻，飽滿，具有蟋蟀樣斑紋。

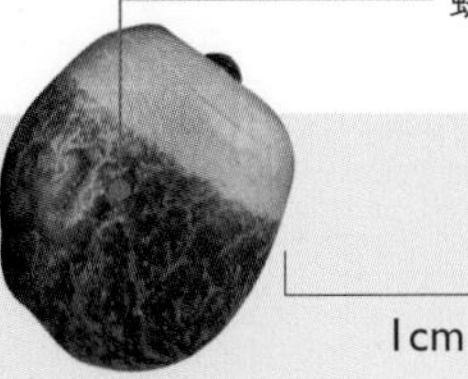

蘇芡

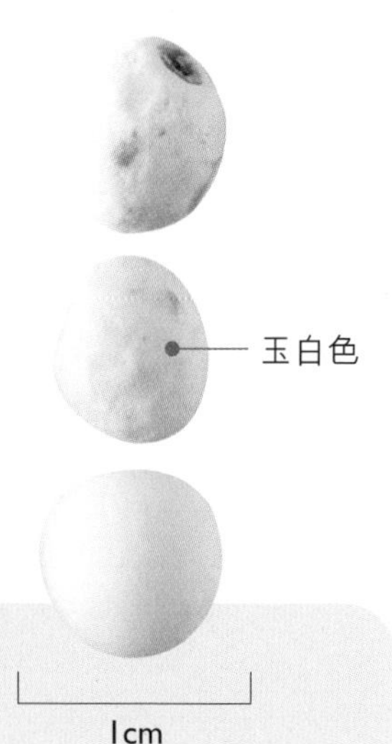

產地	湖南、廣東、皖南及蘇南一帶
炮製方法	割取芡果，剝開並採收種子後，除去硬殼及內種皮，然後曬乾而成
價格	$$
日常應用	較適合用於煲湯或製作糖水
特徵	• 大小與肇實相若，近圓形 • 一般已去除種皮，呈白色，表面粗糙，粉性較重 • 煮後易煮爛，口感軟糯嫩滑

飽滿，玉白色，呈糯性。

製芡實

產地	廣東
炮製方法	把芡果從水中撈起，取出種子，去除外殼曬乾後，加鹽水拌勻後蒸製而成
價格	$$$
日常應用	適用於入藥，或補腎湯水
特徵	• 由於方便煮透，因此製芡實多數為半粒狀 • 顏色與肇實相若，但色調較暗啞，表面呈蠟樣狀 • 斷面中心或會有白點，代表炮製未煮透 • 質感較軟身

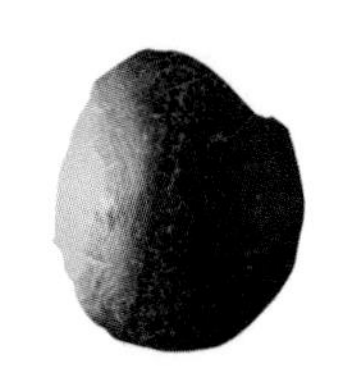

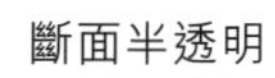

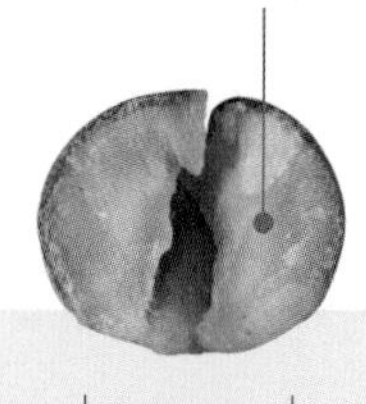

斷面半透明角質狀。

養生食譜

期頤餅

【補益脾腎，健運五臟】

雞內金，以補助脾胃，大能運化飲食，消磨瘀積。食化積消，痰涎自除。再者，老人痰涎壅盛，多是下焦虛憊，氣化不攝，痰涎隨沖氣上泛。芡實大能斂沖固氣，統攝下焦氣化。且與麥麪同用，一補心，一補腎，使心腎相濟，水火調和，而痰氣自平矣。

——《醫學衷中參西錄》

此方有補益脾腎、健運五臟、消食化積的功效，對**各種老年性疾病、慢性病均有較好的輔助食療作用**。故有說法稱：「常食期頤餅，壽至期頤年」，適合老人家隨時食用。

材料

芡實 180 克、雞內金 90 克、麪粉 300 克、砂糖適量

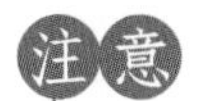

製法

1. 用攪拌機把雞內金打成粉狀，過篩，然後加適量熱水浸泡約 5-6 小時備用。
2. 用攪拌機把芡實打成粉狀，過篩備用。
3. 將芡實粉、砂糖及已過篩的麪粉混合均勻，少量倒入雞內金粉糊中，攪拌均勻，重複直至全部倒入，至麪糊質地稍稠身，但仍保持一定流動性。
4. 以細火加熱煎鍋，加入麪糊，煎至兩面金黃色，置涼後即可食用。

注意

▶ 此餅可代餐用，但不宜食用過多，仍需配合各種蔬果肉類以保持均衡飲食。

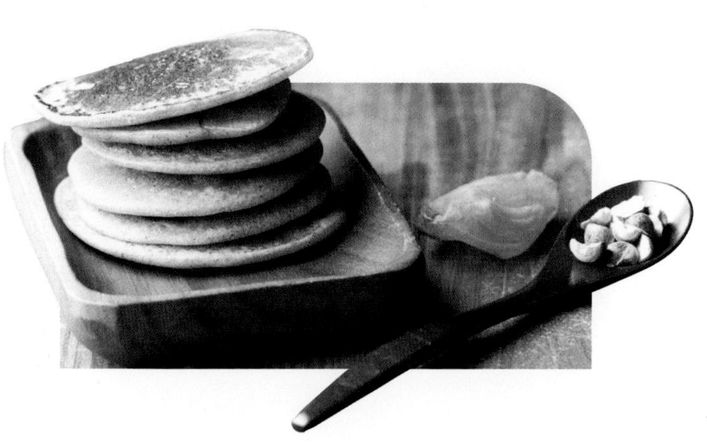

雞頭粉羹

【溫腎強腰膝，健脾暖胃】

治濕痺，腰膝痛。除暴疾，益精氣，強心志，耳目聰明。雞頭磨成粉，羊脊骨一副，帶肉，熬取汁。上件，用生薑汁一合，入五味調和，空心食之。

——《飲膳正要》

此藥膳方選用芡實（雞頭米）及白米來補胃澀精，配以羊肉及生薑，能強筋壯骨、溫腎壯陽。適合因**腎虛而出現腰膝無力、筋骨攣痛、風寒濕痺、耳聾等症的長者**，或偶爾於冬天代餐服用，亦能暖胃強身。

材料

芡實 30 克、白米 30 克、羊肉 100 克、生薑 6 片、鹽及胡椒粉適量

製法

1. 芡實洗淨，用水浸泡約 30 分鐘。
2. 白米洗淨，與芡實放入鍋中加入適量清水，以大火煮沸後轉成小火，煮成稀粥。
3. 加入羊肉和生薑後，繼續以小火煮成稠粥。
4. 隨個人口味加入適量鹽和胡椒粉調味即可。

注意

▶ 體質偏熱者不宜食用。

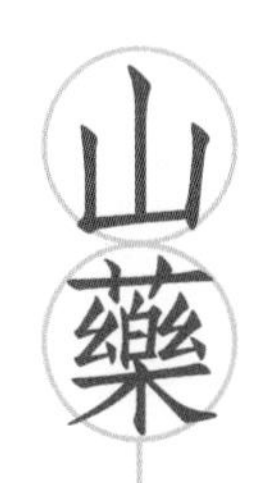

山藥

山藥，為經典藥食兩用的健康食品，由古至今一直被廣泛應用於各種料理及藥方中。山藥是河南的四大懷藥之一，因此又稱「懷山藥」，香港市場習稱「淮山」，反而展現不了其道地性，屬誤稱。山藥在《神農本草經》中被列為上品，更指：「久服耳目聰明，輕身不飢延年。」在現代藥理學的角度，山藥含有薯蕷皂苷、多糖、蛋白質、維生素等多種成分，具有抗衰老、降血糖血脂、抗腫瘤、抗炎、免疫調節等作用，是營養豐富的養生食品。

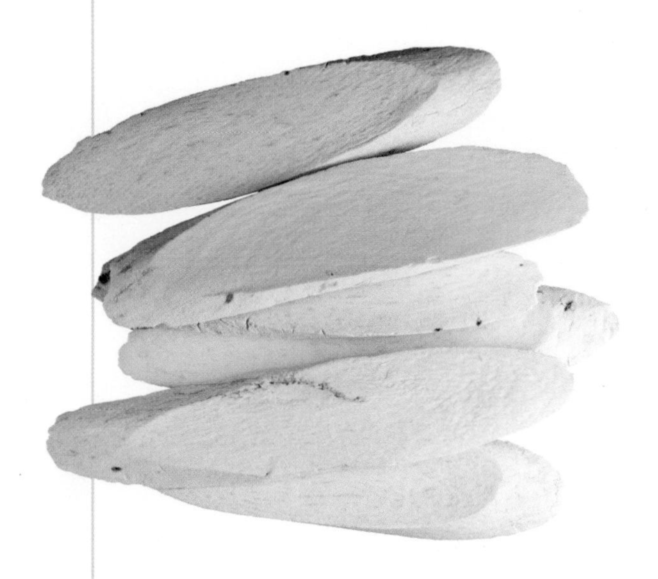

來源	薯蕷科植物薯蕷 *Dioscorea opposita* Thunb. 的根莖
功效	補脾養胃，生津益肺，補腎澀精
產地	傳統道地產區為河南省（古稱懷慶），主要產地為河南、山西、河北、陝西、台灣等地，國外如日本也常有栽培及出產。入藥應以河南懷慶出產之山藥為佳，非河南產者入饌為宜。
常見商品名稱	淮山、淮山片、鐵棍淮山、山藥、乾淮山、生曬淮山、脱水淮山、鮮淮山
應用注意	濕盛中滿或有實邪、積滯者禁服。

香港常見商品規格

乾品

山藥片

產地	河南
炮製方法	曬乾或烘乾後，再經浸軟悶透，搓壓為圓柱狀，曬乾打光，切斜片而成
價格	$
日常應用	適合作藥用
特徵	• 長橢圓形，厚度較薄 • 顏色雪白，表面光滑 • 觸感有粉性，易脆 • 味道微帶酸味

揀靚料 TIPS

粉性足、色潔白、質地細密。不易煮爛。

1cm

生曬山藥

產地	河南
炮製方法	曬乾或烘乾後，再經浸軟悶透，搓壓為圓柱狀，曬乾打光，然後斜切成片狀後，再以開水燙煮至無白心，曬乾而成。
價格	$$
日常應用	適合燉補藥膳，作為煲湯料使用
特徵	• 長橢圓形或柳葉形，形狀稍為捲曲，厚度較厚 • 顏色淡黃白，表面凹凸不平，邊緣蠟樣狀 • 觸感較堅韌，粉性不明顯 • 味道不帶酸味

蠟樣狀

表面凹凸不平

呈扭紋式捲曲狀

顏色較白，**表面凹凸不平**，煮後不易變碎，**呈扭紋式捲曲狀**，口感如新鮮山藥般粉糯，味道鮮美。

1cm

山藥片（無硫製）

產地	河南
炮製方法	曬乾或烘乾而成
價格	$$$
日常應用	適合作藥用，或作為煲湯料使用
特徵	• 圓形或多邊圓形，厚度較厚 • 顏色淡黃白，表面凹凸不平，可見瘤狀突起，側邊皺縮 • 觸感較堅硬，有粉性 • 味道不帶酸味

揀靚料 TIPS

表面凹凸不平，摸上手沒有粉末，味道不帶酸味。

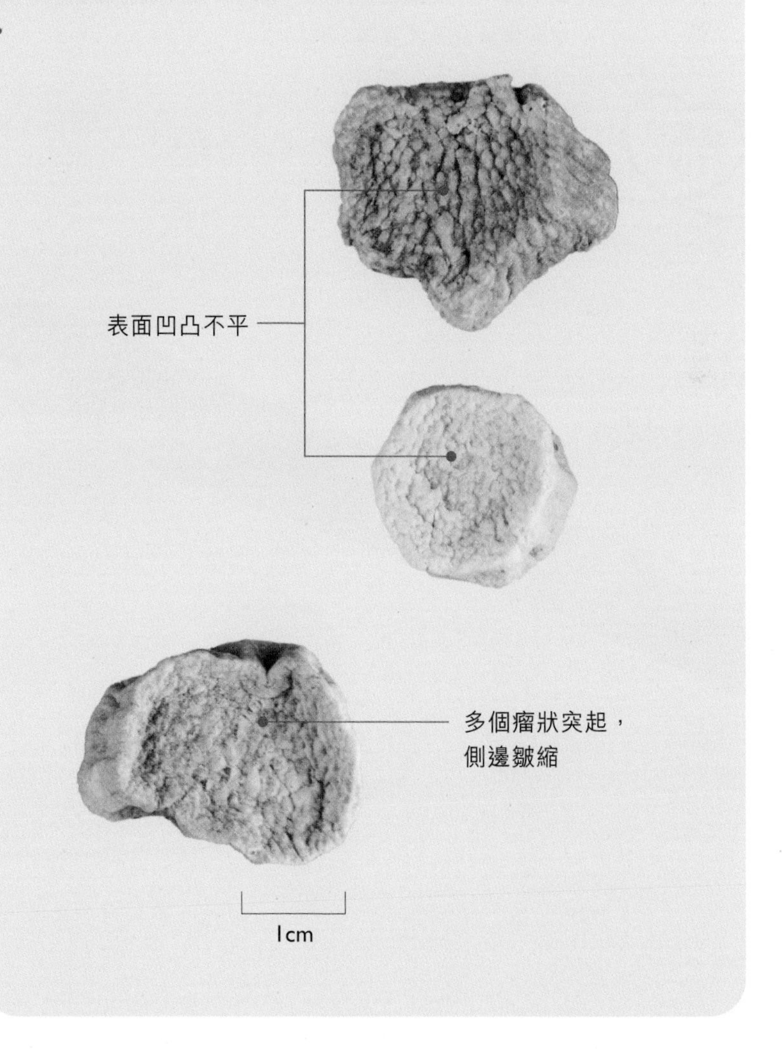

新鮮品（食用山藥）

山藥的新鮮品多作食用，供食用的山藥品種眾多，除了可作藥用的新鮮鐵棍山藥外，同時亦包括了薯蕷屬多種植物的地下塊莖，體型長得較粗壯，口感好，可作養生食材使用，但不適合藥用。

鐵棍山藥

產地	河南
價格	$$$$
日常應用	適合入饌、燉煮藥膳，作為煲湯料使用
特徵	• 長棍形，粗細較均勻，直徑較短（一般不超過一個 5 元硬幣） • 多毛鬚，表皮顏色土褐色，有暗紅色或紫色鐵銹斑，質地堅實 • 水分含量少，汁液濃，有黏性

揀靚料 TIPS

切面白色，**口感鮮脆嫩滑而細膩**，長時間煲煮不會鬆散。

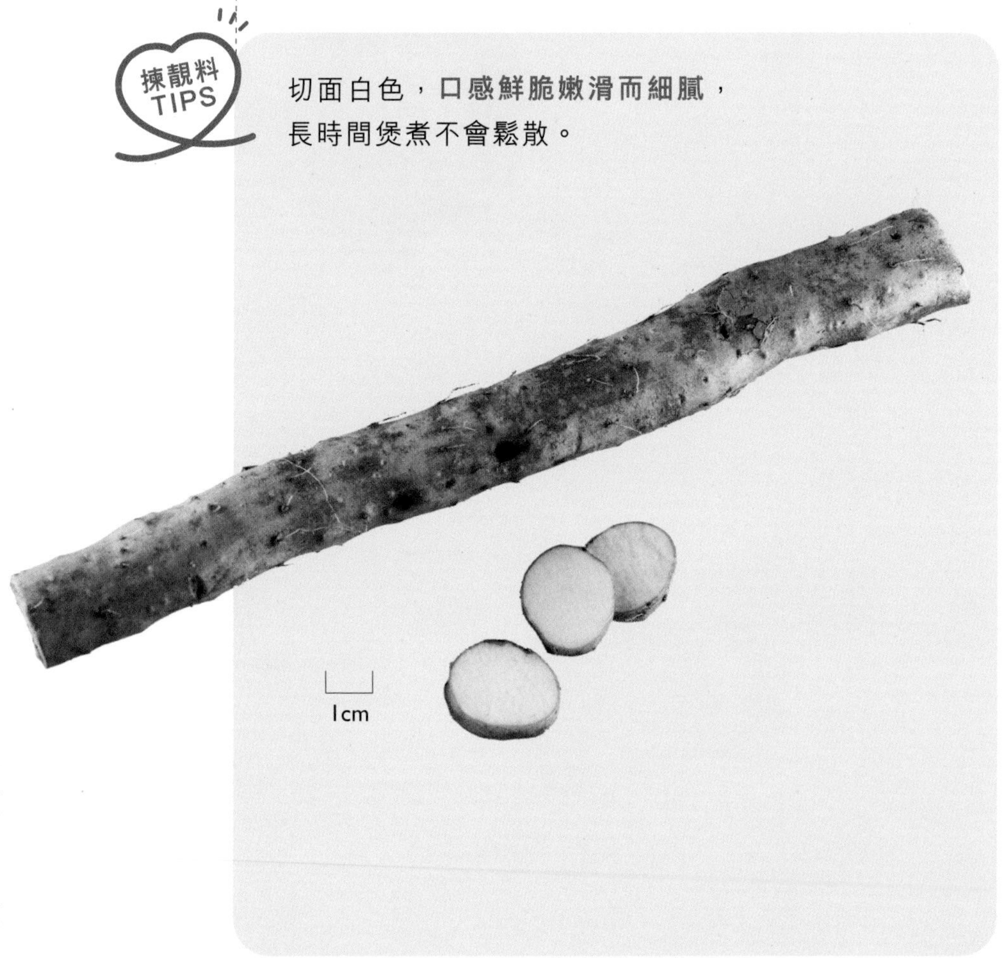

食用參薯

產地	江西
價格	$
日常應用	適合炆煮，或作為煲湯料使用
特徵	• 不規則圓柱形，粗細不均一，直徑較大 • 顏色灰棕色，表面凹凸不平而粗糙，而且滿布鬚根，質地硬而脆 • 切面紫色或淺紫色帶白色，有黏液，黏性較低

揀靚料 TIPS

切面紫色或淺紫色帶白色，口感粉糯。

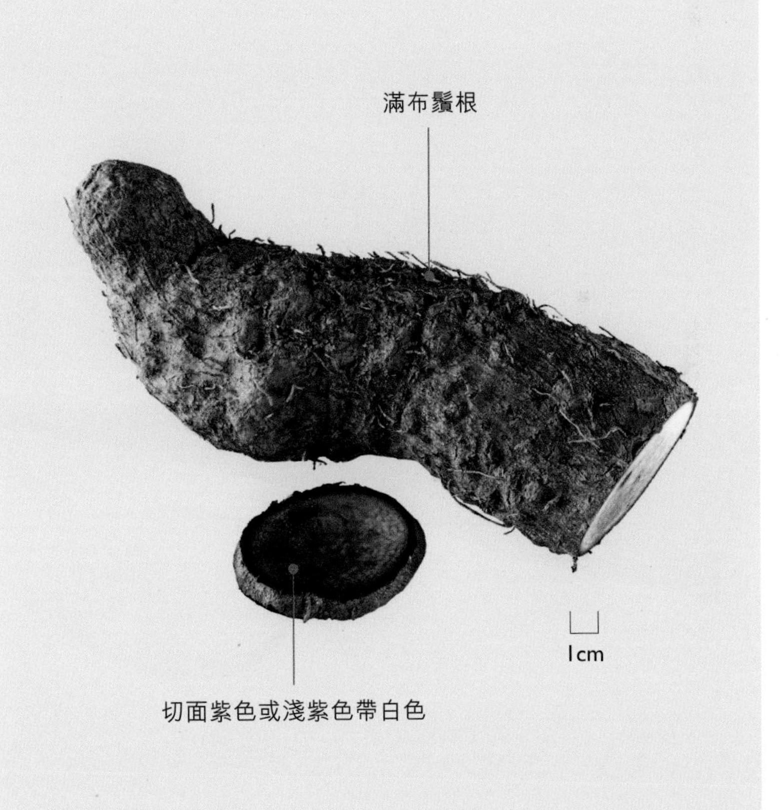

長芋 / 白淮山

產地	日本
價格	$$
日常應用	適合入饌，例如磨泥、生食、涼拌、炒等
特徵	• 長棍形，直徑較大 • 表皮棕白色，較多淺棕色毛鬚和棕色斑點 • 切面雪白，有黏性

揀靚料
TIPS

粗細均勻，水分較高、黏性高，**口感上較綿密黏滑**，遇熱易變熟軟，且容易散開。

表皮棕白色，可見淺棕色毛鬚和棕色斑點
1cm

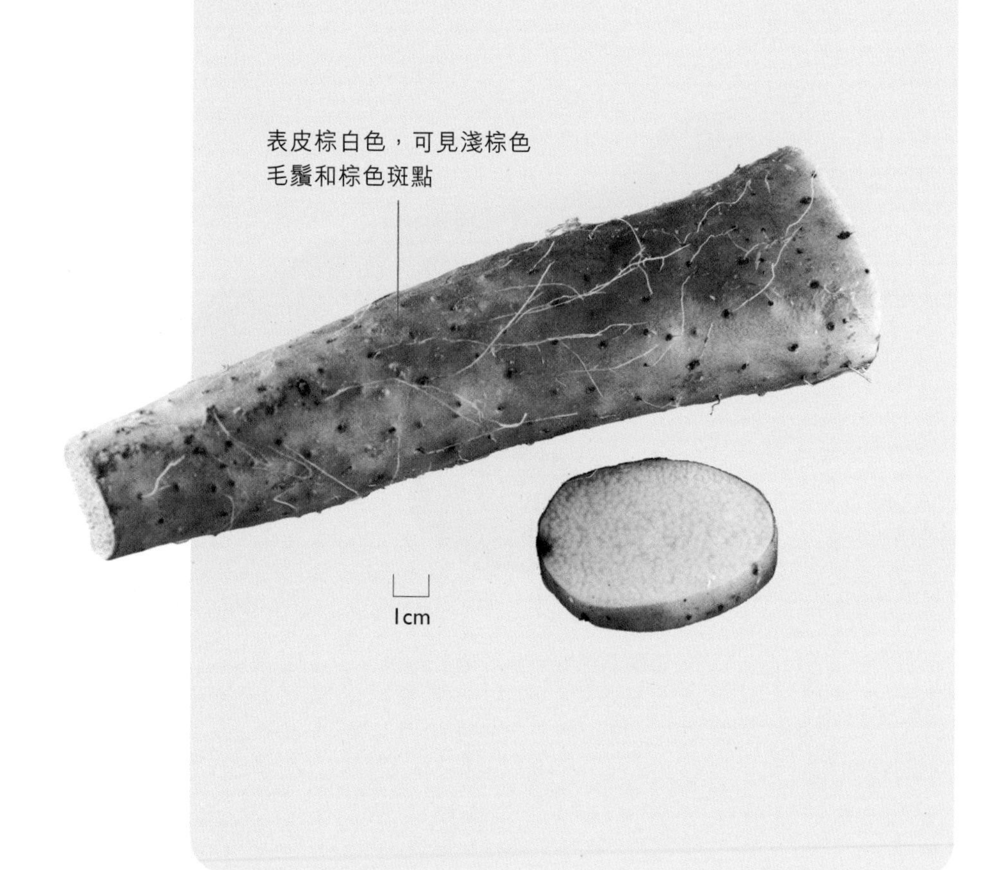

台灣山藥

產地	台灣地區
價格	$$$
日常應用	適合入饌，作為煲湯料使用
特徵	• 扁圓形或紡錘形，直徑較大 • 表皮深褐色，鬚根較少 • 裏面紫紅色，含有較多水分，有黏液但黏性較低

粗細均勻，觸感光滑，**口感爽脆**。

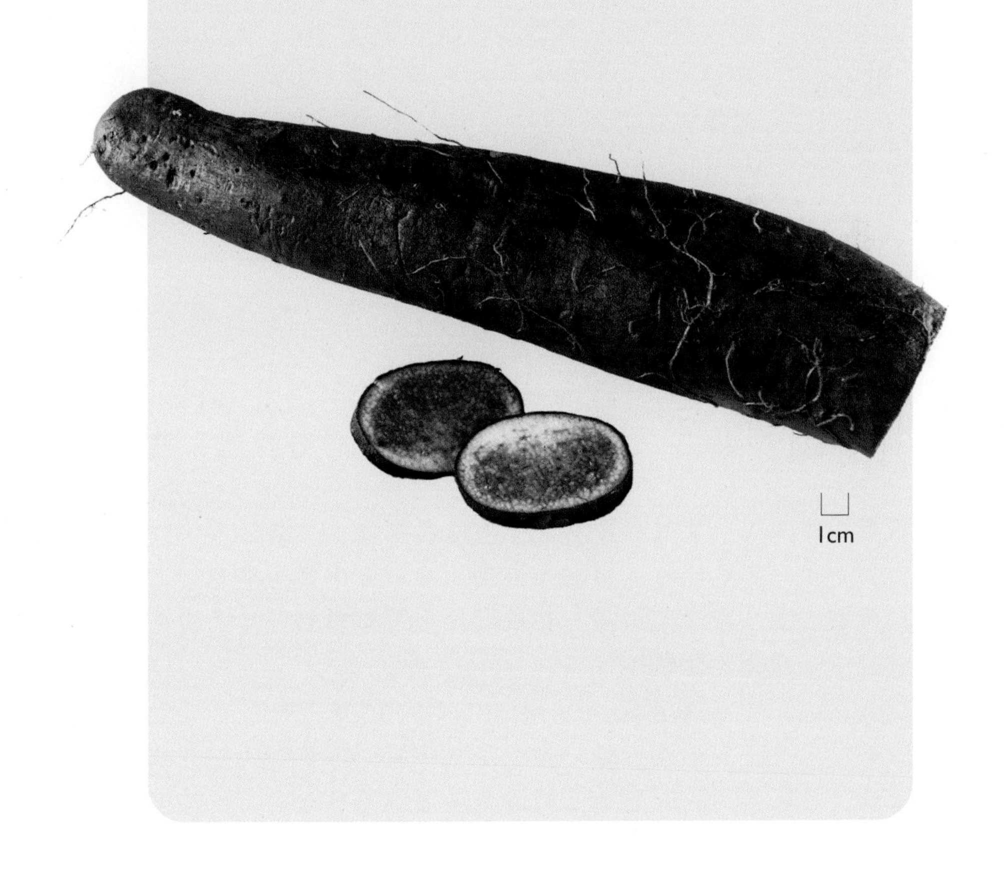

由於山藥的商品規格以乾品和新鮮品為主，兩者的特徵大有差異，故挑選上品山藥的準則有所不同：

乾品	品質上乘的乾山藥應為**河南出產**，以顏色較白，質細密，切面表面凹凸不平，聞之有清香，**煮後不易變碎，呈扭紋式的捲曲狀**，口感如新鮮山藥般粉糯，味道鮮美者為佳。 應避免選擇硫磺熏製的乾山藥，即顏色鮮艷雪白，表面光滑，摸上手有粉末的山藥片，或形狀有少許捲曲，並帶點粉紅色的脫水山藥。一般硫磺熏製的乾山藥煮後會有酸味，部分營養成分亦會被硫磺破壞。
新鮮品	應外觀完整、鬚根多，**沒有腐爛斑點**，橫切面雪白。 如體形大小相若，則以**較重為佳**。**山藥黏液愈多代表愈新鮮**。

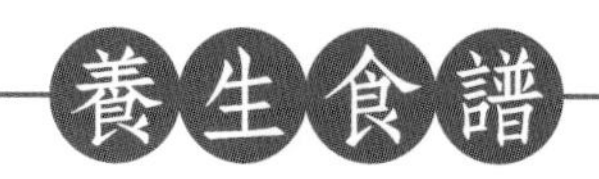

地仙煎

健脾益氣，養陰潤肺】

治腰膝疼痛，一切腹內冷病。令人顏色悅澤，骨髓堅固，行及奔馬。山藥一斤，杏仁一升，湯泡，去皮、尖，生牛奶子二升。上件，將杏仁研細，入牛奶子、山藥，拌絞取汁，用新磁瓶密封，湯煮一日。每日空心，酒調一匙頭。

——《飲膳正要》

山藥益氣養陰，補益五臟，杏仁可滋肺液，養皮膚，牛乳則生津血以潤燥，三者合用而成的地仙煎適用於治療倦怠乏力、腰膝疼痛及腹內一切冷病。此藥膳**適合習慣熬夜虛勞的都市人服用，作美容及強身健體之效**。每次飲用取 1 茶匙，加入適量熱水後趁熱飲用。

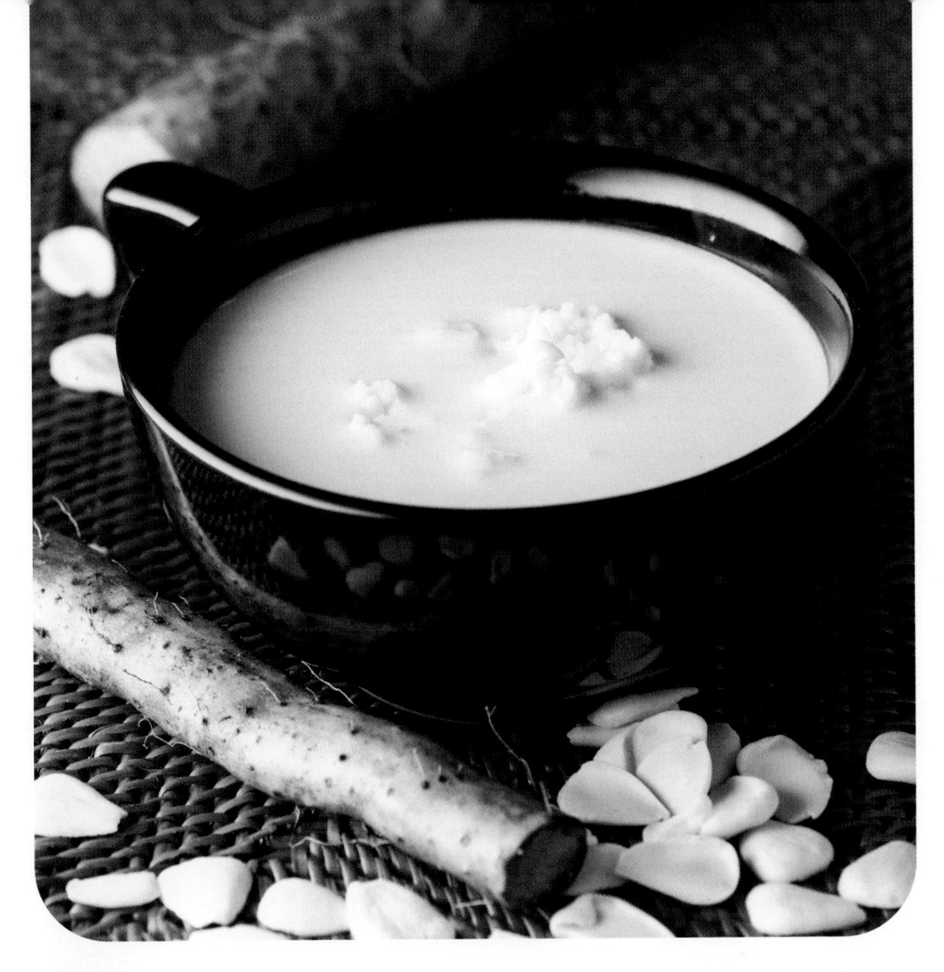

材料

鮮山藥 50 克、甜杏仁 50 克、牛奶 100 毫升

製法

1 把甜杏仁用水浸泡約一晚，研成膏狀，或以攪拌機打成泥狀。
2 把鮮山藥清洗乾淨，去皮，切碎並剁成泥狀。
3 把山藥糊與杏仁糊和牛奶混合並攪拌均勻，然後以紗布隔滓，絞取汁液。
4 將汁液慢火加熱約 3 小時，邊煮邊攪拌，至煮沸變稠成膏狀。
5 把完成的地仙煎倒入密封容器，置於冰箱冷藏儲存。

注意

- 上述為古方製作方法，現代可先把鮮山藥蒸熟切成小粒，直接加入杏仁粉及牛奶，加熱飲用。
- 在加熱途中可以隨個人喜好加入適量冰糖調味。
- 大便溏泄者及乳糖不耐者忌服。

山藥粥

【補氣健脾，溫中益腎】

治虛勞，骨蒸，久冷。羊肉（一斤，去脂膜，爛煮熟，研泥），山藥（一斤，煮熟，研泥）。上件，肉湯內下米三合，煮粥，空腹食之。

——《飲膳正要》

山藥與白米均補氣健脾，兩者同煮，常食可防高血壓、動脈硬化、過度肥胖。而羊肉能益氣補虛，溫中暖下。故此粥可治療虛勞骨蒸、久冷證。適合**日常手腳冰冷，畏寒的人士代餐服用**，久服可改善體質。

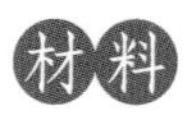

山藥 200 克、羊肉 200 克、白米 80 克、鹽及胡椒粉適量

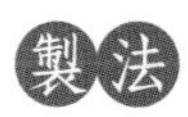

1. 鮮山藥去皮，切成小塊，蒸熟後放涼，以攪拌機打成泥狀，或切成小粒。
2. 把羊肉去脂膜，切成小塊，以攪拌機打成肉碎。
3. 將山藥泥（粒）與羊肉碎，加適量水煮成肉湯。
4. 白米用水淘洗乾淨，加入已煮滾的肉湯中，用大火煲煮至沸騰，然後改用文火慢慢熬煮。
5. 當白米煮至爆開，至粥稠時，隨個人口味加入鹽及胡椒粉調味。

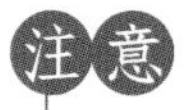

- 體質偏熱者不宜食用。

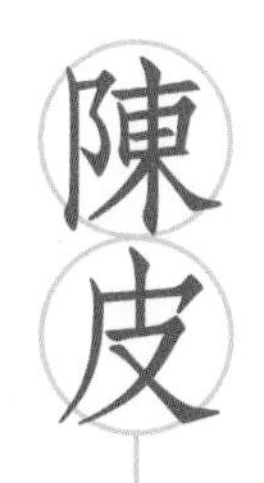

陳皮

陳皮是一種具有獨特風味和藥用價值的中國傳統食材和藥材。它在中國烹飪和中醫藥中都有重要的地位，被廣泛應用於各種菜餚和藥方中。不同儲存年份的陳皮更有不同的氣味，存放愈久，就愈有陳香，風味更佳，所以廣東便有：「一兩陳皮一兩金，百年陳皮勝黃金。」的說法。而據《本草綱目》記載：「橘皮，苦能泄、能燥，辛能散，溫能和。其治百病，總是取其理氣燥濕之功。」在現代藥理學的角度，陳皮所含揮發油有刺激性祛痰，平喘作用，以及可促進消化液的分泌。

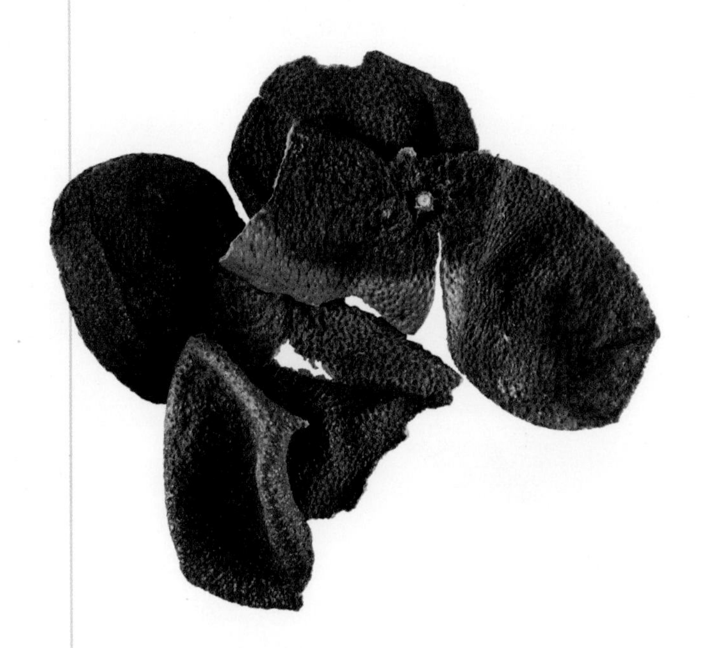

來源　芸香科植物橘 *Citrus reticulata* Blanco 及其栽培變種的成熟果皮

功效　理氣健脾，燥濕化痰

產地　傳統道地產區為廣東省江門市新會區，廣東其他地區、四川、貴州、雲南、湖南、江西、江蘇、浙江、福建等地亦多有栽培及出產。

常見商品名稱　陳皮、果皮、廣陳皮、新會陳皮

應用注意　氣虛、陰虛燥咳、吐血及舌赤少津、內有實熱者慎服。

香港常見商品規格

普通陳皮

產地	廣東、四川、貴州、雲南、湖南、江西、江蘇、浙江、福建
來源	芸香科植物橘 *Citrus reticulata* Blanco 及其栽培變種的成熟果皮
炮製方法	採收果皮後，先蒸製，蒸製後可當年入藥，作果皮用；或採收果皮後，曬乾，每年重複翻曬 3 年或以上至陳化完成。
價格	$
日常應用	用作烹飪佐料及製作零食
特徵	• 形狀多數不規則且零碎 • 顏色不統一，皺紋不平均 • 皮較厚，對光照視時，油室分佈不均 • 香氣較淡，味道普遍較苦、酸及澀 • 陳皮一般指 5 年（足 4 年）陳化方可入藥，年份不足者，皆稱「果皮」

揀靚料 TIPS

果皮張大，完整，色鮮艷油潤，**香氣濃**、辛香，味稍甜而後苦辛。

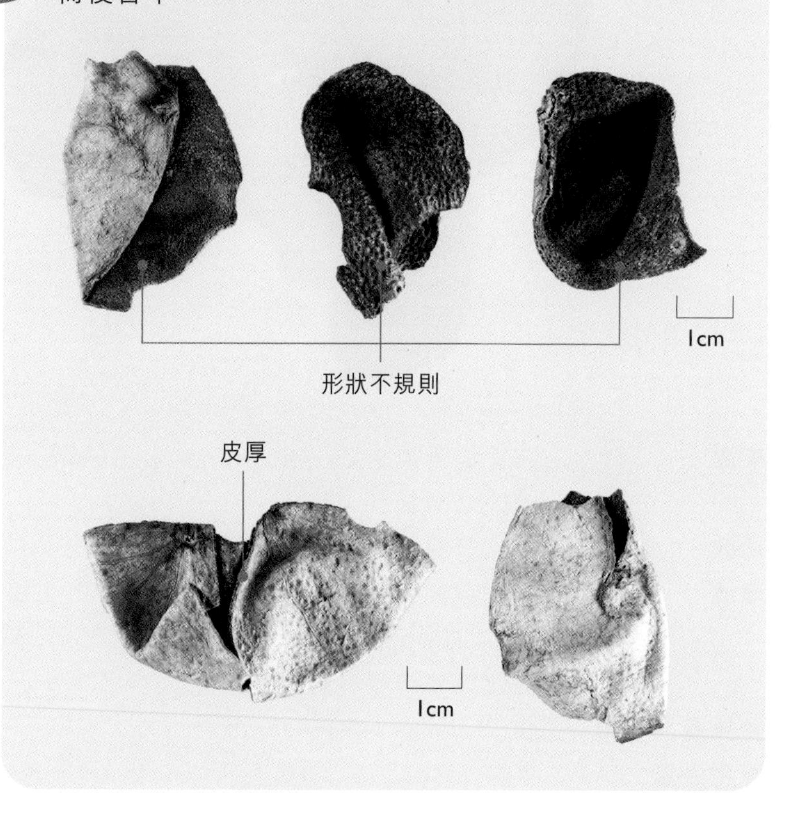

新會陳皮（廣陳皮）

產地	廣東省江門市新會區
來源	芸香科植物茶枝柑 *Citrus reticulata* cv.‘Chachiensis’的成熟果皮
炮製方法	洗淨，採用正三刀法或對稱二刀法開皮，再日曬至半乾後翻皮，曬至乾硬時收皮，如此重複 3 年以上，至陳化完成。
價格	$$
日常應用	泡茶或藥用
特徵	• 呈三瓣狀，形狀整齊 • 均勻紅棕色，紋理明顯具光澤 • 皮較薄，對光照視時，油室明顯，透明清晰 • 味道相對甘香以及醇厚 • 廣陳皮品種來源眾多，只有種植在新會產區的茶枝柑才可稱為「新會陳皮」，否則只能稱為「廣陳皮」 • 陳皮年份與外觀性狀有明顯差異，價格相差甚大，購買年份久遠的陳皮時，請諮詢相專業人士。

揀靚料 TIPS

皮薄，瓣大，完整，厚度均勻，整齊三瓣狀，色鮮艷油潤；**對光照射時，油室透明清晰**；質柔軟，柑橘香氣濃、辛香，味甘香醇厚。

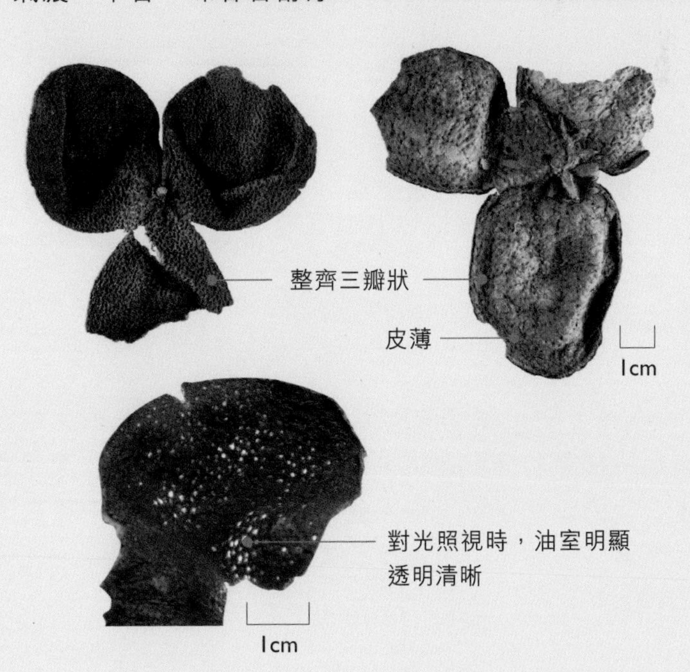

陳皮豬腎羹

【燥濕助陽，滋陰補腎】

豬腎羹方，豬腎去筋膜細切一對，陳橘皮洗切半分，蜀椒去目並閉口炒出汗三十粒。上三味，用五味汁作羹，空腹食。

——《聖濟總錄》

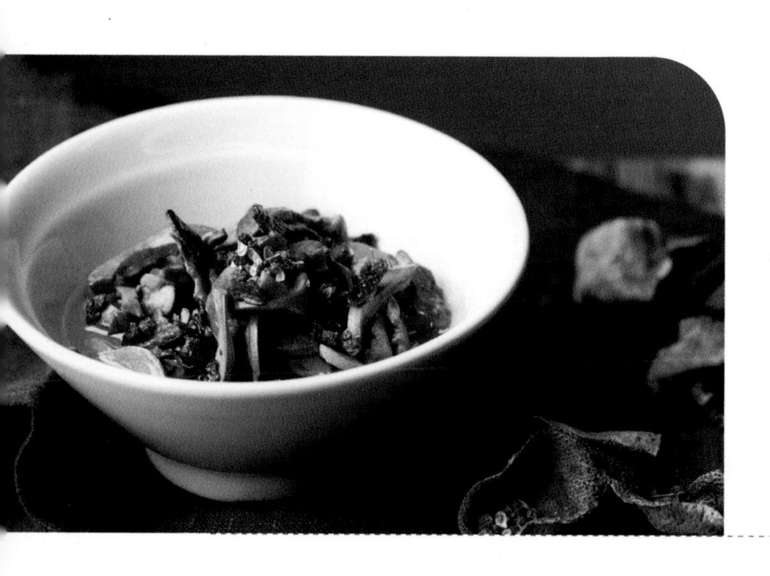

豬腎有良好滋陰補腎的功效，佐以溫陽的花椒及燥濕助熱的陳皮可以補腎氣，止耳鳴。**對腎氣虛弱，耳聾耳鳴者有良好的調理作用**，助其強腰補腎。

陳皮酒煨蹄

【補氣養血，健脾益精】

蹄膀一隻，不用爪，白水煮爛，去湯；好酒一斤，清醬酒杯半，陳皮一錢，紅棗四五個煨爛。起鍋時，用葱、椒、酒潑入，去陳皮、紅棗，此一法也。

——《隨園食單》

《隨園食單》中記載了陳皮作為功能性佐料在烹調主題上的用法，豬腳有壯腰補膝和通乳之功，亦可以**治療老人及婦人產後血氣不足**的情況。以白酒去腥提鮮，加入健脾理氣的陳皮及益氣養血的紅棗，可以提升豬腳的補益作用，適合男女老少一同進食。

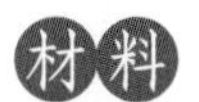

豬腎一對、陳皮 10 克、花椒約 5 克、水 200 毫升、酒少量，鹽、糖、油適量

製法

1. 將豬腎清洗乾淨，去除薄膜，對半剖開，去除白筋和紫肉，然後切成薄片，加酒汆燙後約 10 秒，關火後加蓋燜煮至豬腎變白，過清水，撈起備用。
2. 掰碎陳皮，備用。
3. 取一個鍋，加入適量的油，再加入花椒和掰碎了的陳皮，用小火炒香。
4. 炒香後加入豬腎，然後轉大火爆炒，並加入適量酒翻炒。
5. 加水約 200 毫升，加蓋燉煮 10 分鐘，加鹽調味即可食用。

注意

- 因豬腎中膽固醇含量較高，高血脂、高膽固醇者忌食。
- 花椒及陳皮炒香後性熱溫燥，實熱者忌食。

材料

豬腳一隻、陳皮 5 克、紅棗 4-5 個、白酒 200 毫升、花雕酒一小杯、蔥碎少量、花椒少量

製法

1. 豬腳剃毛，汆水，去除血水和腥味，再撈起過冷河備用。
2. 陳皮用清水浸泡軟化，刮去內部白瓤後切絲備用。
3. 紅棗洗淨後切半去核備用。
4. 取鍋一個，再加水適量至鍋內容量一半，大火煮沸後加入豬腳、陳皮絲、紅棗和白酒，以小火煨爛。
5. 起鍋前倒入花雕酒、蔥碎及花椒提味，即可服用。

注意

- 豬腳性黏膩，體內痰濕盛者不宜服用過多；患有肝病疾病、動脈硬化及高血壓病的患者進食前亦宜先諮詢專業醫護人員意見。

枸杞子

枸杞子是其中一種常見於日常飲食的中藥材，一直被廣泛應用於各種菜餚和藥方中。枸杞子在《神農本草經》被列為上品，稱其為「久服輕身不老、耐寒暑」，有延衰抗老的功效。在現代藥理學的角度，枸杞子含有多糖、黃酮、類胡蘿蔔素、多種氨基酸等，並含酸漿果紅素、甜菜鹼、玉米黃素等特殊營養成分，具有非常好的抗衰老、調節血糖血脂、提升免疫力及預防眼睛的老化及病變等作用，是近年流行的超級食品。

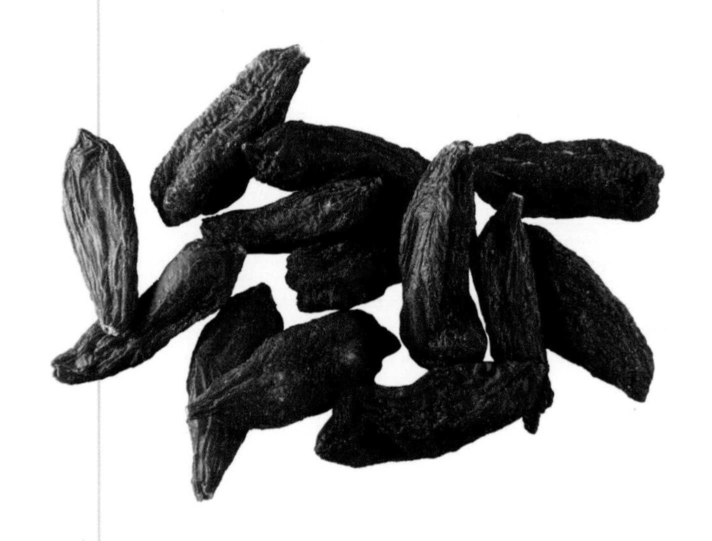

來源	茄科植物寧夏枸杞 *Lycium barbarum* L. 的成熟果實
功效	滋補肝腎，益精明目
產地	傳統道地產區為寧夏，甘肅、新疆、內蒙古、青海等地也有栽培及出產。
常見商品名稱	杞子、枸杞、貢杞、頂杞、特杞等。商品名通常會加產地名稱，例如中寧枸杞、柴達木枸杞
應用注意	脾虛便溏者慎服。

香港常見商品規格

中寧枸杞

產地	寧夏中寧
炮製方法	曬乾或烘乾而成
價格	$$
日常應用	適合入藥入饌，或煲湯泡茶用
特徵	• 類紡錘形或橢圓形，果粒偏長 • 表面暗紅色 • 果皮柔韌，皺縮 • 味道微甜，後帶微苦澀

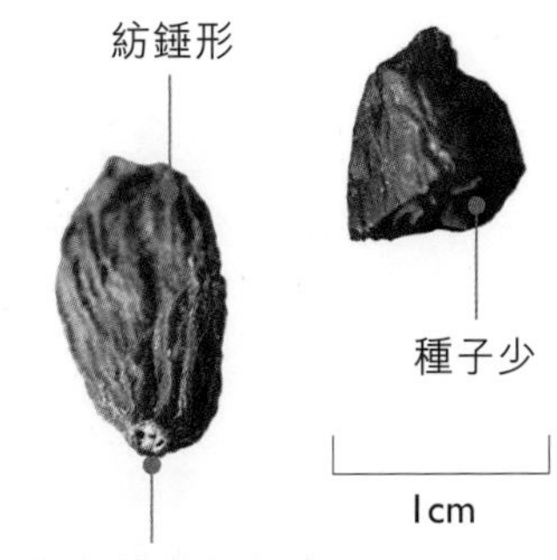

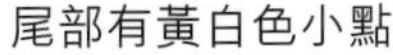

粒大，肉厚，種子少，色紅，質柔潤，味甜為佳。**尾部有黃白色小點為新鮮**，並不經染色。

柴達木枸杞（柴杞）

產地	新疆柴達木盆地
炮製方法	曬乾或烘乾而成
價格	$
日常應用	適合入藥入饌，或煲湯泡茶用
特徵	• 橢圓形或類圓形，果粒偏圓 • 表面暗紅色 • 果皮柔韌，皺縮 • 味道較甜

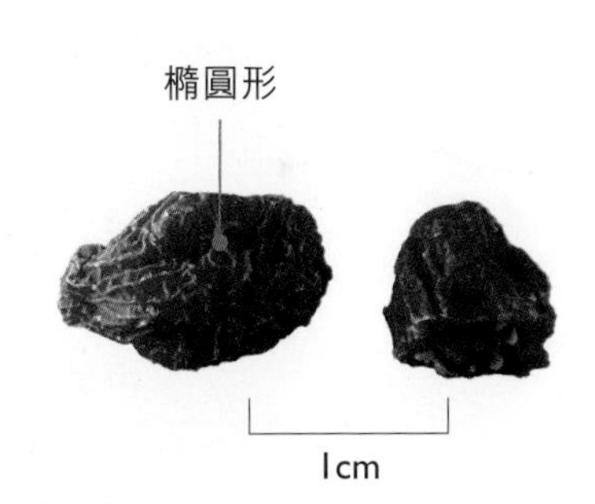

揀靚料 TIPS

粒大飽滿，色紅，肉厚，種子少，質柔潤，味甜為佳。**尾部有黃白色小點為新鮮**，並不經染色。

注意！

選購不同規格的杞子除需要留意體型大小及色澤外，亦可以抓一把枸杞上手時，鬆手時會散開，粒粒分明，代表其乾身，沒有受潮。浸水後的顏色是微黃色。聞之沒有刺鼻、酸味，代表沒有加入硫磺炮製。

新興商品規格

黑枸杞為茄科植物黑果枸杞 *Lycium ruthenicum* Murray 的成熟果實，是藏族、維吾爾族的習用藥材；與枸杞子的植物來源與功效不同，有清心熱，強腎，潤肝明目，健胃補腦，抗衰老及通經的作用，更含有大量能抗氧化的天然花青素。

黑枸杞

產地	甘肅、青海、新疆、西藏等地
來源	茄科植物黑果枸杞 *Lycium ruthenicum* Murray 的成熟果實
功效	清心熱，強腎，潤肝明目，健胃補腦，抗衰老及通經
炮製方法	曬乾或烘乾而成
特徵	• 果實紫黑色，有灰綠色花萼包住，果粒圓形或扁圓形 • 味道甘略帶酸味
價錢	$$$
日常應用	適合入藥入饌，或泡茶用
備註	不能代替枸杞子作藥用

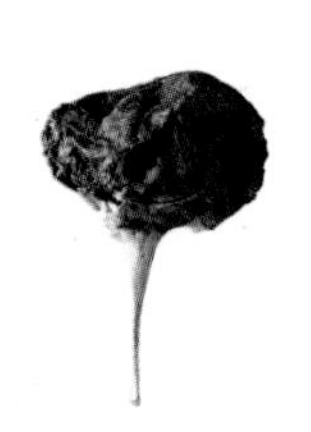
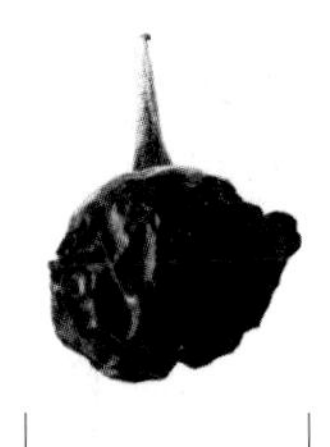

1cm

揀靚料 TIPS

- 用手指稍微濕水觸碰，如果一碰即染上紫色，或放入自來水中能快速泡出紫色，代表其花青素含量高。
- 把黑枸杞放入酸性水（如自來水）浸泡，可呈現紫色；如以鹼性水（如礦物質水）浸泡，則泡出藍色。若是經過染色的黑枸杞，在不同水質中沖泡也不會有顏色的轉變。

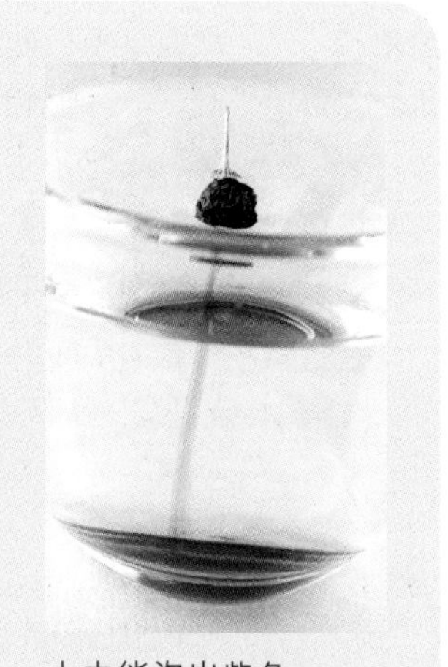

水中能泡出紫色

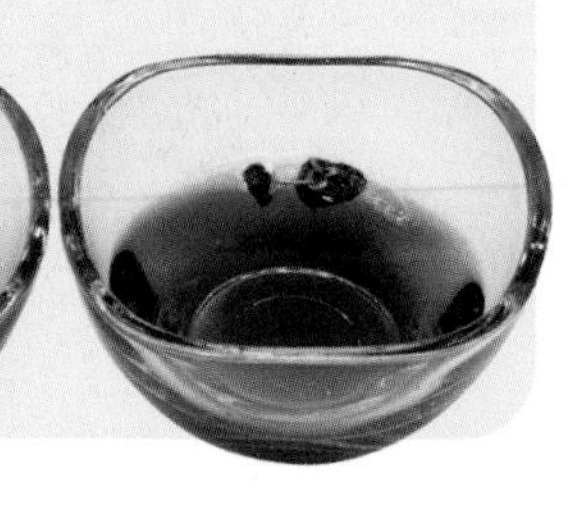

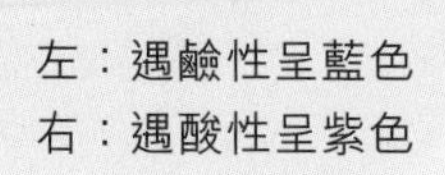

左：遇鹼性呈藍色
右：遇酸性呈紫色

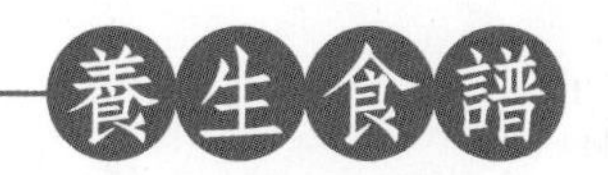

枸杞酒

【補腎填精，養陰生津】

治精血虛損，變白輕身。枸杞子三斤，生地黃汁三升。上每以十月壬癸日。面東採枸杞子。先以好酒二升，於瓷瓶內浸二十一日了。開封再入地黃汁，不犯生水者，同浸，勿攪之，卻以紙三重封頭。候至立春前三十日開瓶，空心暖飲一杯。至立春後鬚髮黑。

——《聖濟總錄》

以白酒浸泡滋補肝腎的枸杞子，配合養陰生津的生地，可以補虛勞、養精血。對於肝腎精虧的老人而言，飲用此方有滋補肝腎，延緩衰老的作用；此方亦適用於因為腎虛而導致的少年白髮等症，每晚飲用一小杯可以**補腎填精，增強體質，助長精神**，亦有烏髮的效果。

材料

枸杞子 450 克、生地黃汁 500 毫升、白酒 500 毫升

製法

1. 枸杞子洗淨，抹乾，加入白酒 500 毫升，於已消毒密封玻璃容器浸泡 21 日。
2. 把適量清水加入生地黃，以中火煎煮約 30 分鐘，以紗布隔渣後，取 500 毫升生地黃汁備用。
3. 在已浸泡的枸杞酒中加入生地黃汁，倒入白酒，毋須攪拌，放置在陰涼處密封存放約 14 日，即可開封飲用。

注意

- 兒童、孕婦、實熱體質、炎性體質、酒精過敏人士忌用。
- 如正在服用其他藥物人士，服用前請先諮詢醫生、中醫師或中藥藥劑師，以免產生相互作用。

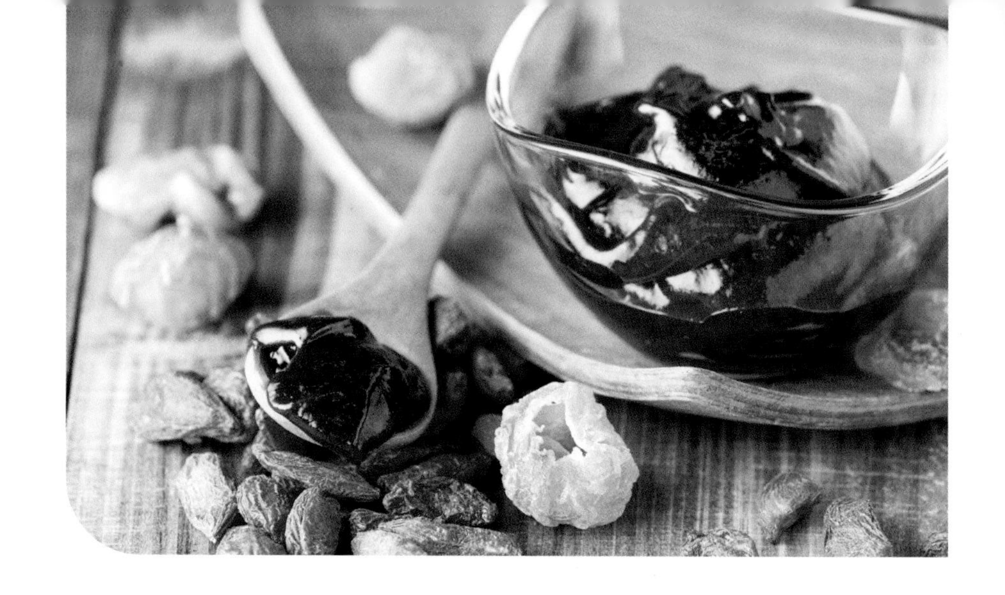

杞圓膏

【補心脾，養肝腎】

茲取圓眼肉，甘溫濡潤之品，甘溫可以補脾，濡潤可以養心。枸杞子味厚氣平之品，味厚可以滋陰，氣平可以益陽，血不足而益陽，此太極之妙，陰生於陽也。陰陽和，水火濟，心腎時交則陰血自生而常足矣。

——《攝生秘剖》

方中龍眼肉補益心脾之效與枸杞子滋補肝腎功效互相配合，有補益心脾、養血安神的功效，**適合因思慮過度、勤勞太過所致身體虛損、氣血不足，血不養心的人士**。

材料

枸杞子 500 克、龍眼肉 500 克

製法

1 把龍眼肉和枸杞子洗淨，以水浸透 2 小時，然後切碎備用。
2 將龍眼肉、枸杞子置砂鍋內，加水 4 公升，細火煨爛，過濾去渣，取汁再細火慢熬成膏，放涼後裝入已消毒乾燥的瓷罐密封貯存，冷藏備用。
3 每日早晚各 1 次，每次 1 匙，可連服數日。

注意

▶ 有外邪實熱，脾虛有濕及泄瀉者忌服。

冬蟲夏草

冬蟲夏草是香港人最為熟悉的名貴中藥之一。據《本草從新》記載，冬草夏草有保肺益腎，止血化痰，止勞嗽的作用，《本草綱目拾遺》更道冬蟲夏草「功與人參同」，有強大的補益作用。在現代藥理中冬蟲夏草具多種免疫作用，有抗心律失常、抗腫瘤、抗衰老、擴張氣管等作用，更有顯著增強腎上腺素的作用，是一種超卓的保健藥品，故此受社會大眾的追捧，成為了炙手可熱的保健藥材之一。

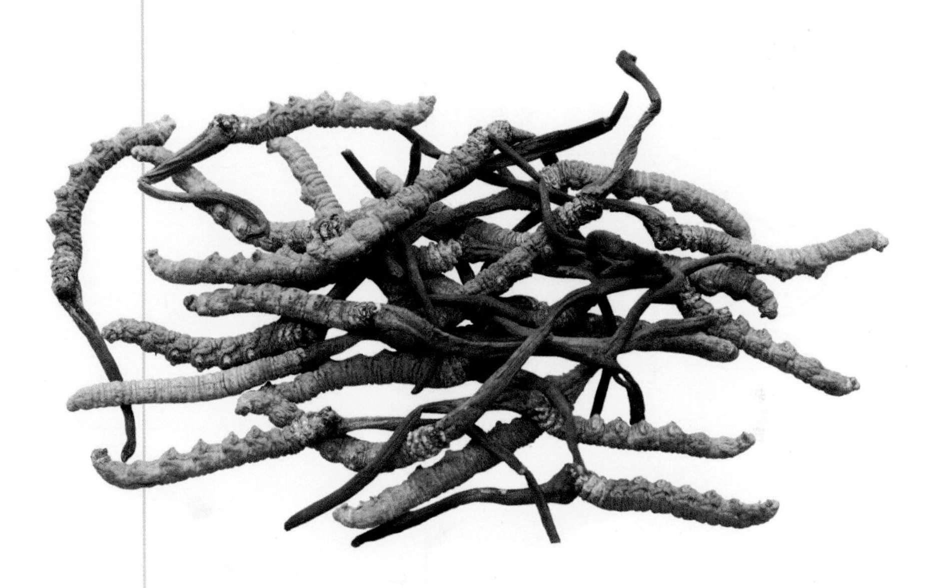

來源	麥角菌科真菌冬蟲夏草菌 *Cordyceps sinensis* (Berk.) Sacc. 寄生在蝙蝠蛾科昆蟲幼蟲上的子座和幼蟲屍體的複合體
功效	補腎益肺，止血化痰
產地	傳統道地產區為西藏那曲，現時青藏高原一帶亦有人採集野生冬蟲夏草；青海、四川、西藏、尼泊爾、不丹近喜馬拉雅山脈處也有出產冬蟲夏草。
常見商品名稱	冬蟲夏草、高陞蟲草、龍頭天草、那曲冬蟲夏草、青海玉樹冬蟲夏草、冬蟲草、蟲草、藏草
應用注意	久服宜慎。有表邪者慎用。

香港常見商品規格

野生冬蟲夏草

產地	西藏、青海
炮製方法	挖取後曬乾或進行低溫乾燥
價格	$$$$$
日常應用	適合焗水或製作食療使用
特徵	• 蟲體似蠶，為均一的深黃至黃棕色，無菌膜 • 蟲體有明顯且清晰的環紋，呈三密一疏排列 • 胸節處有足 3 對，腹部有乳頭狀突起足部 5 對，其中 4 對明顯 • 蟲體頭部較小，略顯紅棕色 • 子座細長圓柱形較長，頂端上部稍膨大，表面灰棕色，有細縱皺紋，多為單生，質柔韌 • 氣味清淡，略帶腥及菇菌香氣 • 相對較貴

揀靚料 TIPS

蟲體豐滿肥大、完整、色黃亮、斷面類白色、子座短、**環紋及足部清晰**，手摸乾爽，蟲體硬，帶淡淡菇菌腥氣。

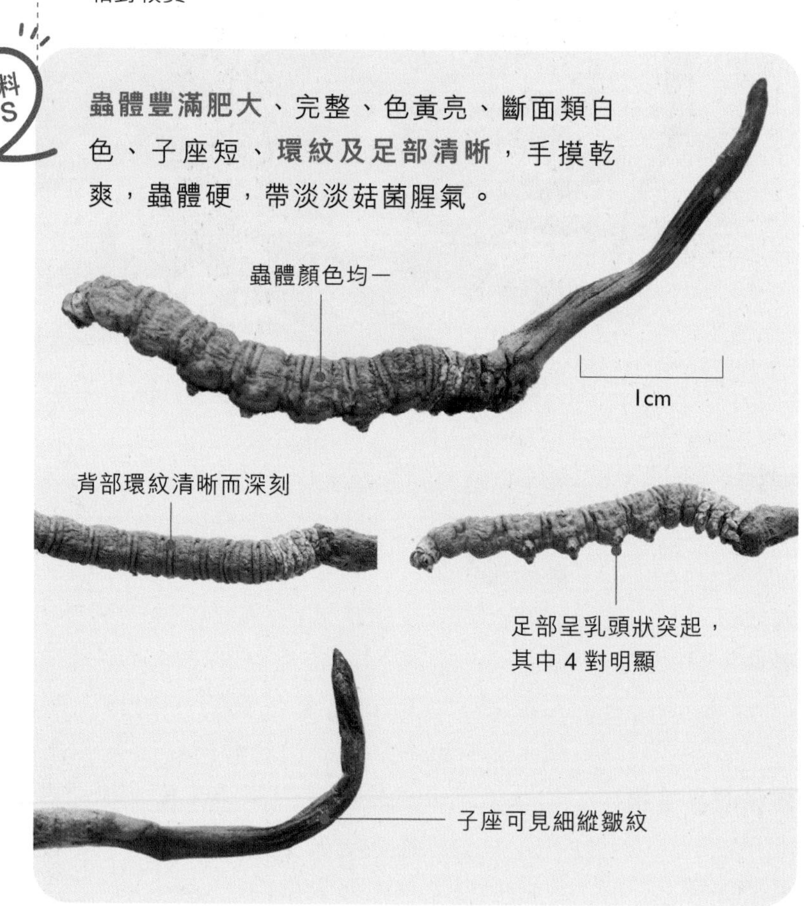

養殖冬蟲夏草

產地	浙江
炮製方法	挖取後曬乾或進行低溫乾燥
價格	$$$
日常應用	適合焗水或製作食療使用
特徵	• 蟲體似蠶，蟲體為**斑駁的棕黃色**，可見淺黃色及深棕色斑點，無菌膜 • 蟲體有明顯的環紋，呈三密一疏排列 • 共有足 8 對，胸節處有足 3 對，腹部有乳頭狀突起足部 5 對，其中 4 對明顯 • 蟲體**頭部較野生要小**，略顯紅棕色 • 子座細長圓柱形，整體較幼及短，表面灰棕色，有細縱皺紋，多為單生 • 氣味較野生淡薄，略帶腥及菇菌香氣 • 蟲體飽滿但相對較輕

揀靚料 TIPS

蟲體豐滿肥大、完整、色黃亮、斷面類白色、子座短、**環紋及足部明顯**，手摸乾爽，蟲體硬，帶淡淡菇菌腥氣。

1cm
蟲體顏色斑駁
足部呈乳頭狀突起，
蟲體顏色斑駁
背部可見明顯環紋
蟲體較圓潤

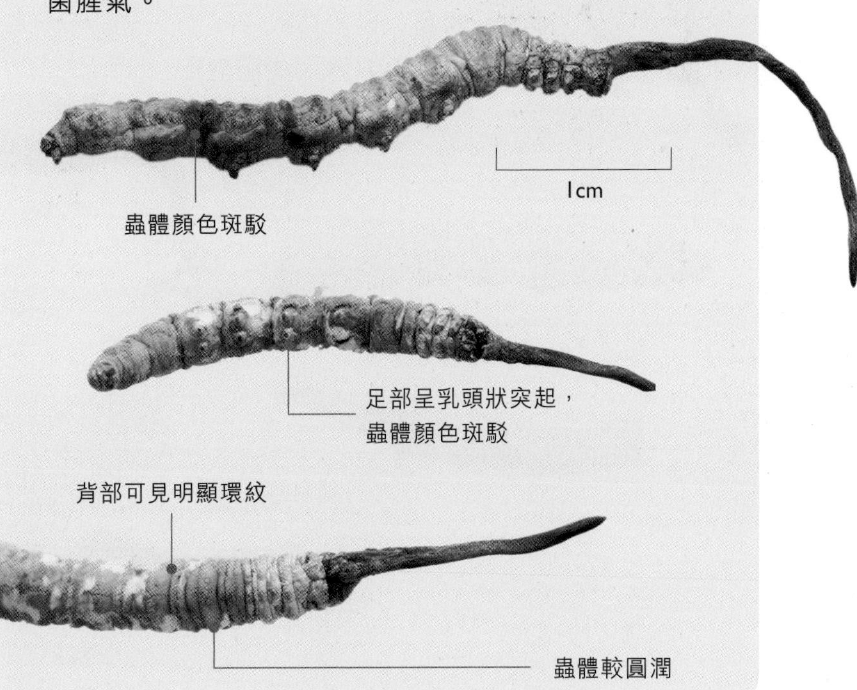

香港常見混淆品

亞香棒蟲草

產地	安徽、湖南、湖北、江西
來源	麥角菌科真菌亞香棒蟲草菌 *Cordyceps hawkesii* Gray 寄生在鱗翅目昆蟲幼蟲上的子座和幼蟲屍體的複合體
功效	補益肺腎，益精止血
炮製方法	曬乾或低溫乾燥
價格	$
備註	有藥用功效，但有較多不良反應的報告，宜經中醫師處方下作藥用，不宜過量或長期服用
特徵	• 蟲體似蠶，黃棕色，**常有雜斑**，外層有灰白色，或**染成黃棕色的菌膜** • 外表粗糙，**環紋不清晰**，有明顯的棕黑色點狀氣門 • 中間 4 對足部稍凸出，但不明顯 • 蟲體頭部較大，紫紅色 • 子座頭部呈短圓柱形，**頂端圓鈍**，**單生或有分支**，呈茶褐色、灰白色或灰黑色，具縱紋，質脆易折斷 • 氣香，略帶鹹味

教你分

外表較粗糙，蟲體環紋不明顯，足部不明顯，子座多有分支，頂端膨大成圓鈍形

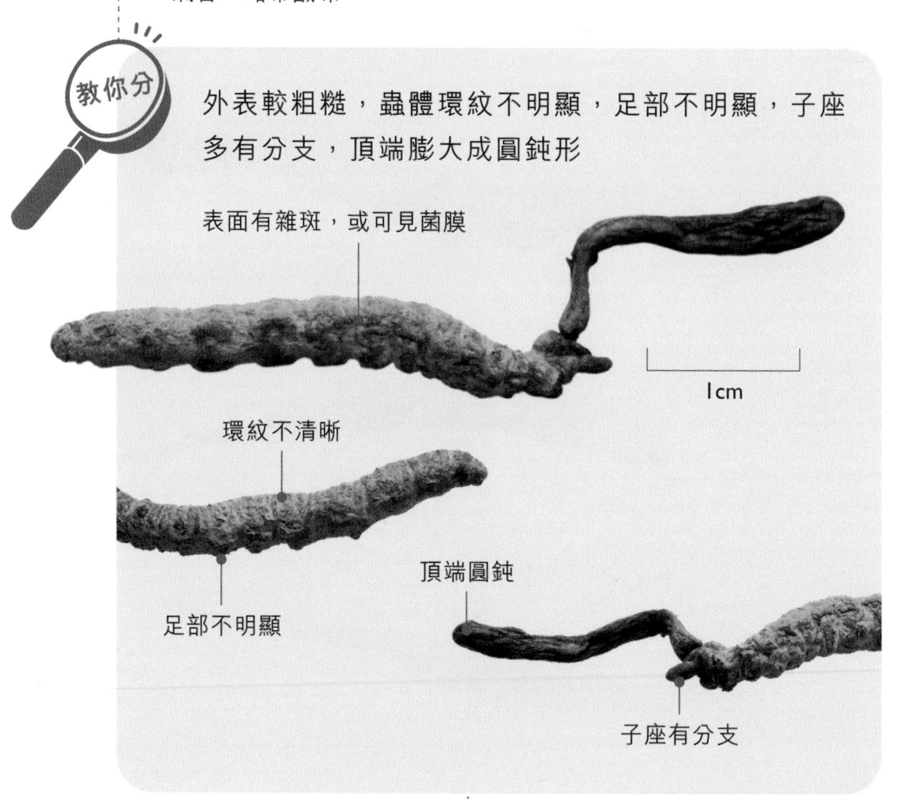

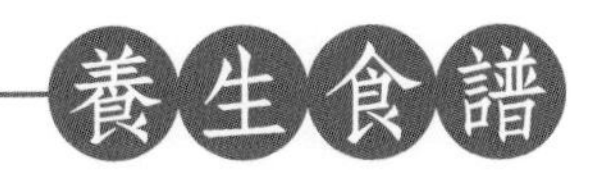

蟲草花膠響螺湯 【生津潤肺，填精補腎】

花膠和響螺都是廣東地區煲湯時常用的滋陰補腎的食材，加入補腎益肺的冬蟲夏草能令其**生津潤肺，填精補腎**的保健效果更顯著。配以鮮山藥、龍眼肉、枸杞子、陳皮和豬腒增加味道的層次，製成老少咸宜的養生湯水。

材料

冬蟲夏草 3 克、花膠 20 克、螺片 20 克、芡實 30 克、鮮山藥 1 條、枸杞子 20 克、龍眼肉 20 克、陳皮 1 片、豬腒 300 克、鹽適量

製法

1. 把花膠和螺片放在清水中浸泡過夜（約 8-10 小時），泡發備用。
2. 冬蟲夏草洗淨，用軟毛牙刷輕輕刷去表面泥沙，瀝乾備用。
3. 芡實、枸杞子、龍眼肉和陳皮浸洗約 30 分鐘，撈出備用。
4. 鮮山藥洗去表面泥沙後去皮，切段備用。
5. 豬腒洗淨後以沸水燙煮約 5 分鐘，去除血水及腥氣，撈出備用。
6. 將所有食材放進燉盅內，加適量清水，以中小火燉煮 2-3 小時。
7. 加少量鹽進行調味，即可飲用。

注意

- 鮮山藥的黏液有機會導致過敏，處理時應佩戴手套以免直接接觸皮膚。
- 花膠和螺片雖為大補食材，但較難消化，平素容易胃痛及消化不良人士不宜食用，飲湯亦可有滋補效果。
- 若花膠的尺寸較小，有機會在燉煮過程中融化。如希望品嘗花膠的口感，建議使用尺寸較大的花膠進行燉煮。

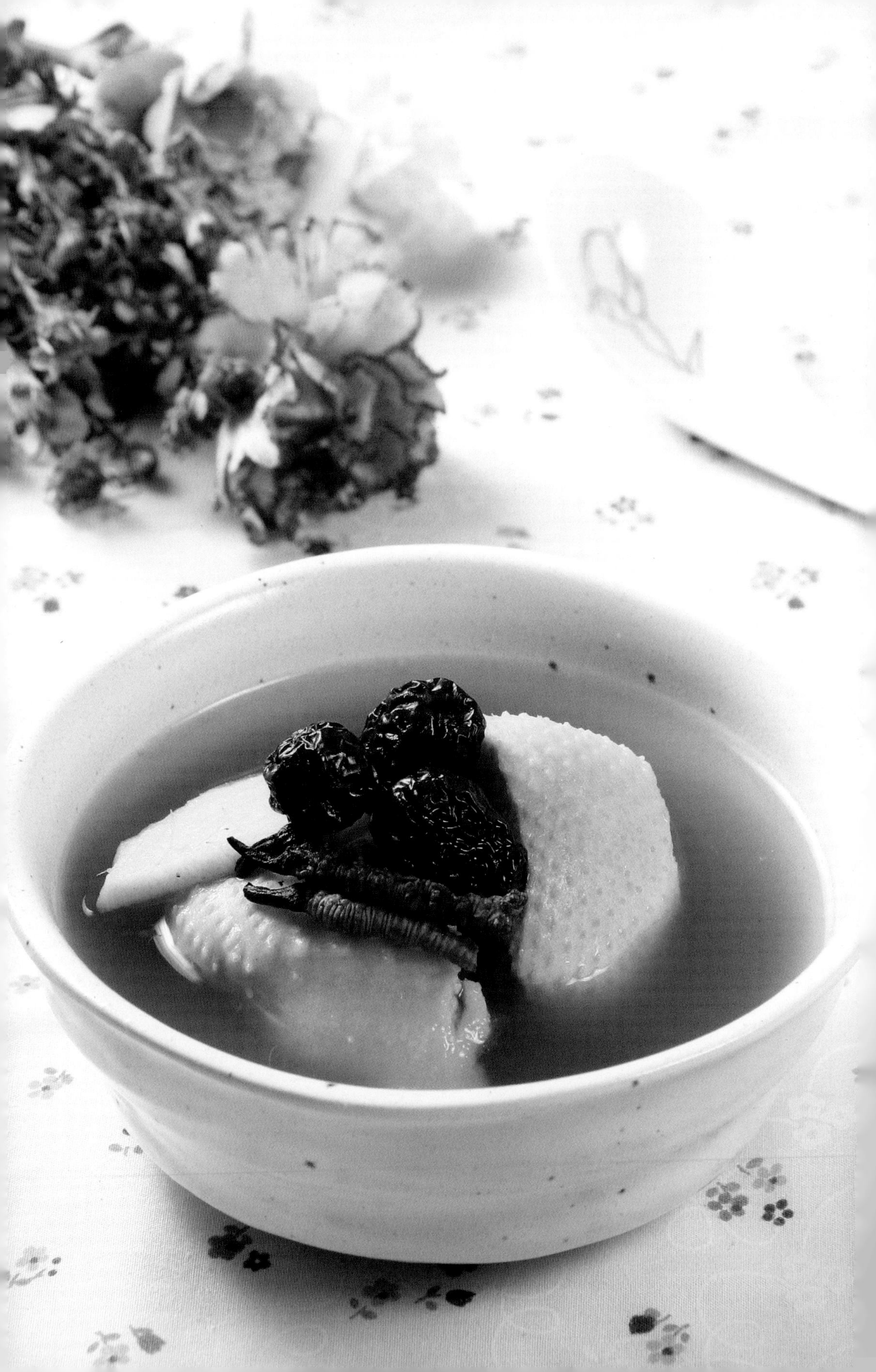

冬蟲夏草燉老鴨 【補虛助陽，補腎益肺】

燉老鴨法。用夏草冬蟲三五枚，老雄鴨一隻，去肚雜，將鴨頭劈開，納藥於中，仍以線紮好，醬油酒如常蒸爛食之。其藥氣能從頭中直貫鴨全身，無不透浹。凡病後虛損人，每服一鴨，可抵人參一兩。

——《本草綱目拾遺》

冬蟲夏草具有補腎益肺等多種補益效果，配合鴨肉滋陰養胃、健脾補虛的功效，能有助補虛助陽。**久病體虛、貧血、手腳冰冷、自汗盜汗的人士**佐餐食用，有良好的保健作用。

根據《本草綱目拾遺》記載，把鴨頭破開然後放入冬蟲夏草，再以棉繩封口，燉煮時能讓冬蟲夏草的藥效滲透鴨肉全身，增強滋補效果。但為了方便烹調和食用，本食療方為此味藥膳略作改良，直接燉煮，讓冬蟲夏草的營養和藥效釋放到鴨湯中，同樣有補虛助陽的效果。大家亦可仿效古方，把冬蟲夏草放到水鴨體內，再封口進行燉煮，一嘗功效可抵人參的鴨肉滋味。

材料

水鴨 1 隻、冬蟲夏草 3-5 條、陳皮約 2 塊、紅棗 3-5 粒、生薑 2 片、白酒及鹽適量

製法

1 把冬蟲夏草洗淨，用軟毛牙刷輕輕刷去表面泥沙，瀝乾備用。
2 陳皮泡軟，刮除白瓤，切成細絲備用。
3 紅棗洗淨，用清水浸 15 分鐘。
4 已切件的水鴨洗淨後放進小燉鍋中，加入冬蟲夏草、陳皮絲和生薑，再加適量白酒，拌勻。
5 把小燉鍋放在大鍋內隔水蒸燉約 2 小時，出鍋後加鹽適量進行調味。

五指毛桃

五指毛桃是嶺南地區的特色中草藥之一，亦是廣東人煲湯的常用材料。因為其益氣而不化火，補氣而不提氣，化濕行氣，補而不燥，更適合炎熱潮濕的嶺南氣候，代替黃芪使用，故又有「南芪」之稱。據《生草藥性備要》記載，五指毛桃又稱為五爪龍，味甜辛性平，能治療皮膚腫痛、熱咳痰火、跌打刀傷等。現代藥理學證明，五指毛桃含有黃酮類、香豆素、生物鹼、萜類等活性化學成分，能提高免疫力、抗氧化、抗炎、改善呼吸及消化系統。國醫大師鄧鐵濤先生更曾以五爪龍治療重症肌無力。五指毛桃在臨床藥用上或食療養生都頗具成效。

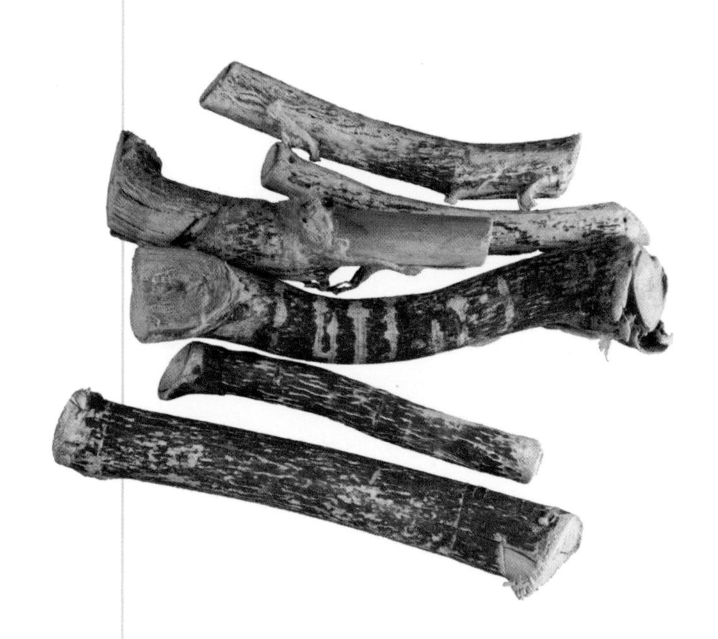

來源	桑科植物粗葉榕 *Ficus hirta* Vahl 的根
功效	益氣健脾，祛痰化濕，舒筋活絡
產地	道地產區為廣東、海南、廣西等嶺南地區，現時浙江、江西、福建等地亦有栽培及出產。
常見商品名稱	南芪、五指毛桃、牛奶木、五指牛奶、土五加皮、土黃芪

香港常見商品規格

野生五指毛桃

產地 廣東
炮製方法 採挖後，除去雜質，切片，乾燥
價格 $$
日常應用 適合入藥及作為食療材料使用
特徵
- 淡黃色不規則段，略呈圓柱形，可見棕紅色外皮
- 切面粗糙，纖維性強，可見同心環紋
- 質地較硬，不易折斷
- 有椰子氣味

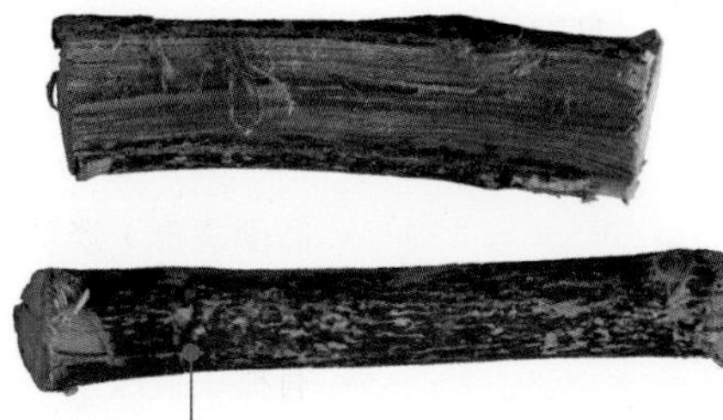
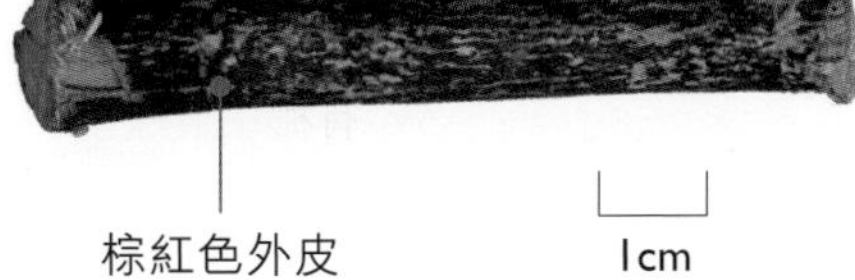

外皮厚、棕紅色至棕黃色、容易剝離，不發黑，質硬，有淡淡椰香，不經硫磺熏製，無蟲蛀霉變。

五指毛桃片

產地 廣東
炮製方法 採挖後，除去雜質，切片，乾燥
價格 $$
日常應用 較適合泡水或作為食療材料使用
特徵
- 淡黃色圓形薄片，外皮棕紅色，偶有剝離
- 切面粗糙，纖維性強，可見同心環紋
- 質地較硬，不易折斷
- 有椰子氣味

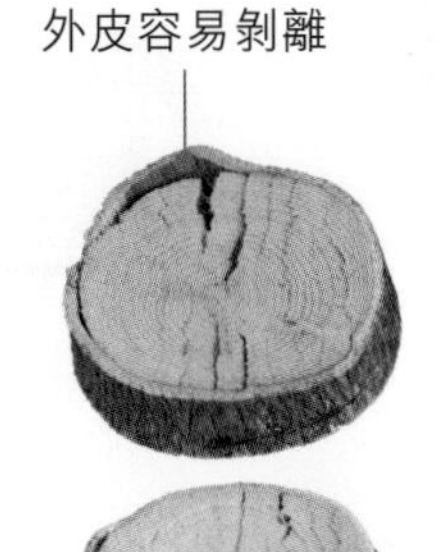

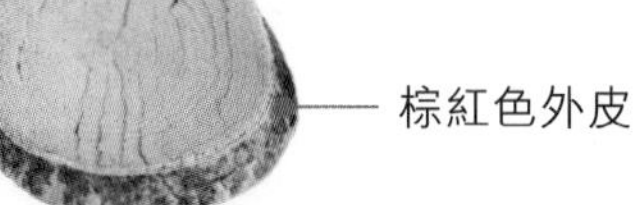

外皮厚、棕紅色至棕黃色、外皮容易剝離，不發黑，質硬，有淡淡椰香，不經硫磺熏製，無蟲蛀霉變。

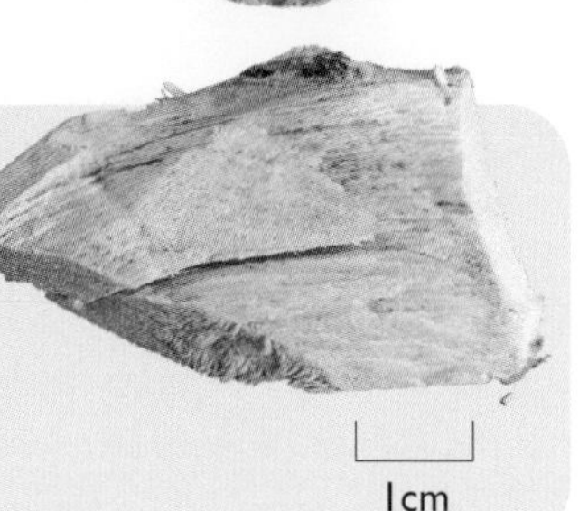

紮裝五指毛桃根

產地	廣東
炮製方法	採挖後，除去雜質，紮成團，乾燥
價格	$
日常應用	較適合泡水或作為食療材料使用
特徵	• 細長圓條狀，束成一團，外皮紅棕色，粗糙，纖維性強，有眾多鬚根及鬚根痕 • 斷面圓形，淡黃色 • 質地較硬，柔韌，不易折斷 • 有椰子氣味

根鬚細，外皮厚、棕紅色至棕黃色、容易剝離，不發黑，質硬，有淡淡椰香，不經硫磺熏製，無蟲蛀霉變。

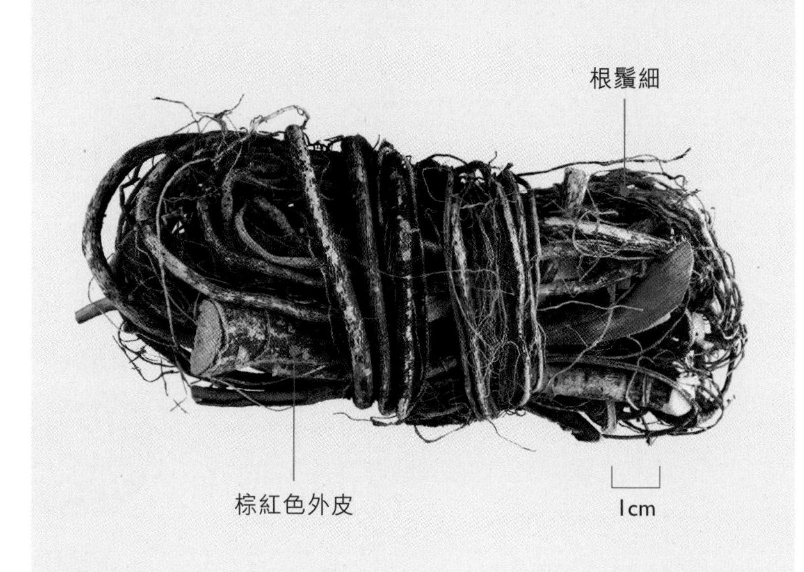

醫家名方

重症肌無力是一種自身免疫疾病，因神經肌肉接點的傳遞功能出現障礙而引起，患者多出現眼瞼下垂、四肢乏力、吞嚥困難的情況，嚴重影響外觀和日常生活品質。**國醫大師鄧鐵濤**認為重症肌無力為脾胃氣虛導致，故此改良了李東垣的補中益氣湯，重用黨參、黃芪等補氣良藥，並加五指毛桃，取其健脾益氣，補而不燥之效，創製了**強肌健力飲**此一名方，對治療重症肌無力有顯著而突出的功效。

此方在補氣之餘着重行氣，實行氣血兼補讓兩者互相化生濡養，藥性補而不燥，成為了中國重症肌無力患者的希望。而鄧鐵濤大師選用的五指毛桃是嶺南草藥中最具代表性的其中一味，是出現在廣東養生湯水中的常客。

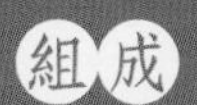

黃芪、黨參、五指毛桃、牛大力、薏苡仁、白朮、陳皮、升麻、柴胡、當歸、枸杞子、炙甘草等。

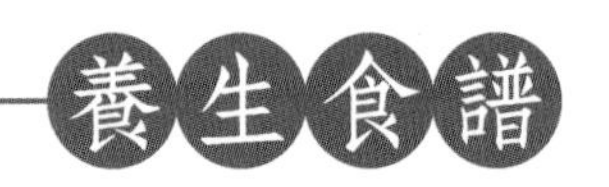

五指毛桃沙參玉竹西施骨湯

【健脾補氣，滋潤化痰，舒筋活絡】

五指毛桃能健脾補氣，北沙參、玉竹能滋陰生津，三者合用煲成湯可以有益氣生津、強身健體的作用。尤其**適合經常熬夜導致陰虛，身處潮濕環境容易體內濕滯的都市人**；餐後飲用可以改善體質，尤其適合濕熱的夏天。

材料

五指毛桃 50 克、北沙參 30 克、玉竹 30 克、西施骨約 450 克、紅蘿蔔 300 克、蜜棗 2 粒、薑 2 片、鹽適量

製法

1. 西施骨洗淨，放入煲內，加入浸過面的清水，用大火煲煮滾後，取出西施骨洗淨，備用。
2. 紅蘿蔔去皮，洗淨，切成小塊。
3. 五指毛桃、北沙參、玉竹、蜜棗及薑片洗淨，放入湯煲，加入清水 12 碗煲滾。

五指毛桃燉烏雞

【補氣血，養脾胃】

烏雞可以補虛勞、滋肝腎，配上健脾益氣、補而不燥的五指毛桃，有溫和滋養氣血作用。**適合日常自覺疲勞、工作忙碌或熬夜人士**。飲用此湯可以健脾益氣，養血強身，改善體質，增強免疫力。

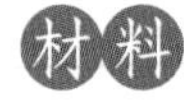

五指毛桃 50 克、烏雞 1 隻、紅棗 10 克、南北杏 10 克、龍眼肉 10 克、生薑 2 片

4 加入西施骨及紅蘿蔔煲滾 10 分鐘，然後轉用小火煲 1.5 小時。
5 最後，下鹽調味後即可食用。

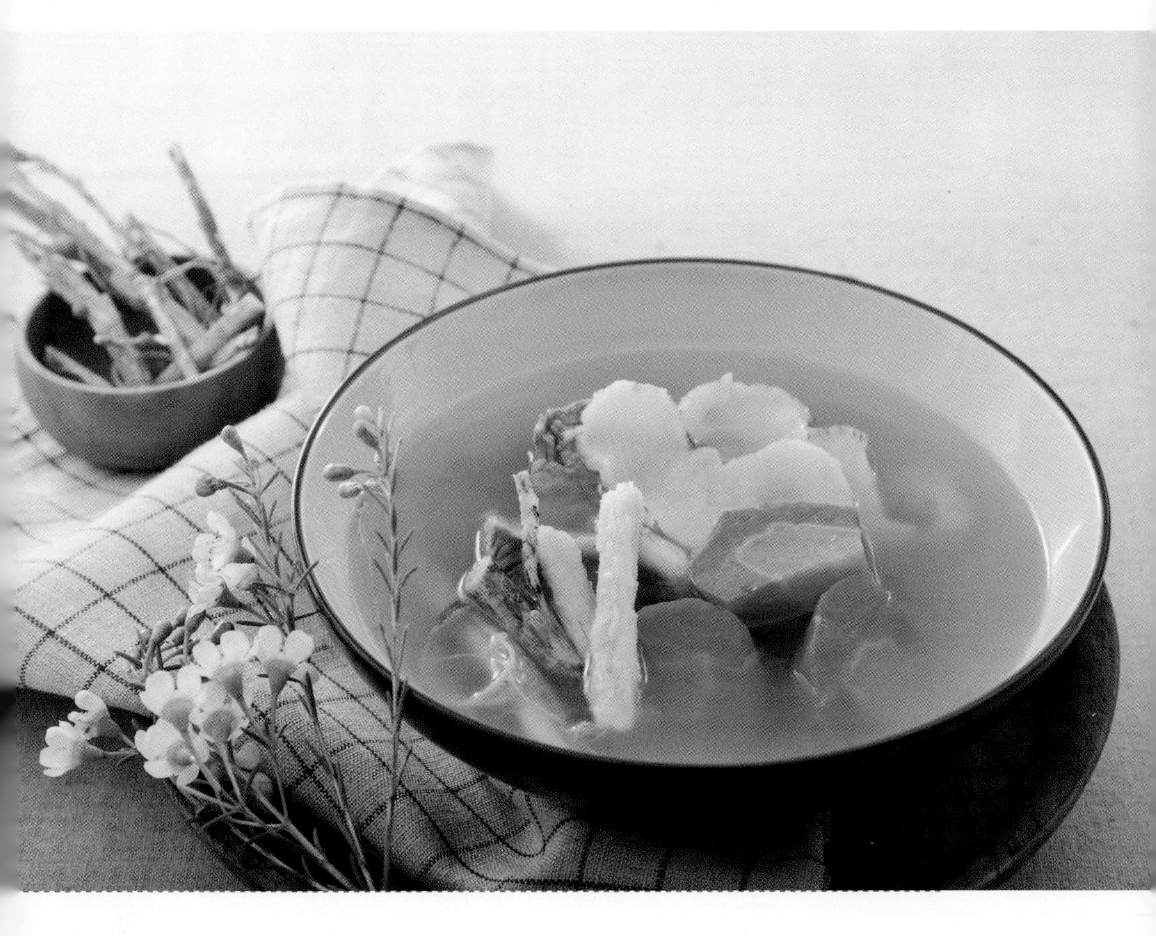

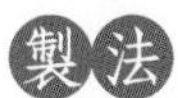

製法

1 烏雞斬成 4 大塊，洗淨，汆水去除腥味，過冷河，瀝乾水分備用。
2 將五指毛桃、紅棗、南北杏和龍眼肉洗淨，用清水浸泡 15-20 分鐘。
3 預備大燉盅一個，將所有材料，連同薑片一起放入燉盅中，添加適量滾水，加蓋，並封上耐熱保鮮紙密封好，隔水大火燉半小時，然後轉用小火再燉 2 小時。
4 撕去保鮮紙，開蓋，最後加鹽調味拌勻食用。

第5章 養心安神

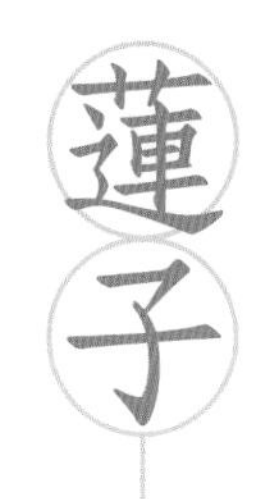

蓮子是藥食兩用的健康食品，在中醫藥學中，蓮子更被譽為「脾之果」。《神農本草經》記載：「主補中，養神，益氣力，除百病。久服，輕身耐老，不飢延年。」而現代藥理學中，蓮子含有多種澱粉、蛋白質、脂肪酸、黃酮化合物和微量元素，有抗自由基、抗衰老、延長壽命等作用，是男女老少皆宜的補品。

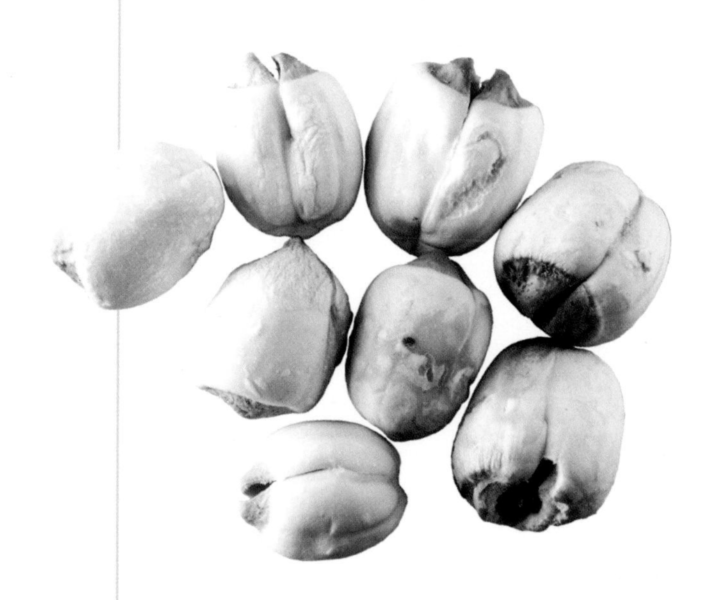

來源	睡蓮科植物蓮 *Nelumbo nucifera* Gaertn. 的成熟種子
功效	補脾止瀉，止帶，益腎澀精，養心安神
產地	傳統道地產區為福建及湖南，分別產出建蓮子及湘蓮子；現時長江流域的湖北、江蘇、浙江、江西等地亦有出產。
常見商品名稱	湘蓮、建蓮、蓮子肉、紅蓮子、白蓮子、開邊蓮子、去芯蓮子等
應用注意	中滿痞脹、大便燥結者禁服。

香港常見商品規格

紅湘蓮子

產地	湖南湘潭
炮製方法	採割蓮房後，取出果實，**除去果皮**，或除去蓮子心後，乾燥而成
價格	$
日常應用	適合入藥，或作為功能性湯料使用
備註	紅蓮子功效較廣泛，長於補五臟，補氣血，亦可補脾止瀉，止帶，益腎澀精，養心安神
特徵	• 呈橢圓形，種皮呈紅棕色，有細縱紋和脈紋，一端鈍圓 • 頂端有壺蓋樣的紅棕色突起，周圍有一圈環狀下凹，沒有裂口；除去蓮子心者，可見頂端有裂口 • 因保留紅色種皮，故難煮爛 • 肉質細膩，煮熟後落口消融，清香四溢

揀靚料TIPS

個大、顆粒圓整、均勻飽滿、摸起來結實、無破碎、無泥砂雜質、聞之有清香味。

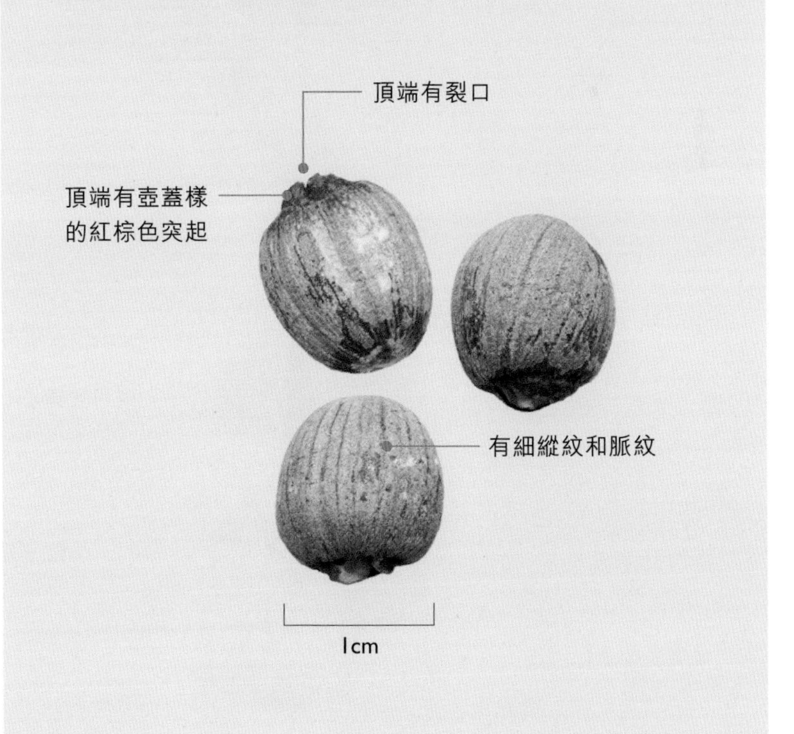

白湘蓮子

產地	湖南湘潭
炮製方法	採割蓮房後，取出果實，**除去果皮及種皮**後，或除去蓮子心後乾燥而成
價格	$$
日常應用	主要作為食材及湯料使用，適合煲湯和煮糖水，較少入藥
備註	白蓮子因去除了具澀味的蓮子皮，所以藥效以**補益脾胃，益氣潤燥**為主，收澀及安神作用較弱
特徵	• 呈橢圓形，顏色乳白或乳白微黃，表面光滑，頂端尖頭為棕褐色 • 頂端開口望下去或見有蓮子心 • 因去除種皮，所以容易煮爛 • 肉質細膩，煮熟後落口消融，清香四溢

揀靚料 TIPS

個大、顆粒圓整、均勻飽滿、摸起來結實、無破碎、無泥砂雜質、聞之有清香味。

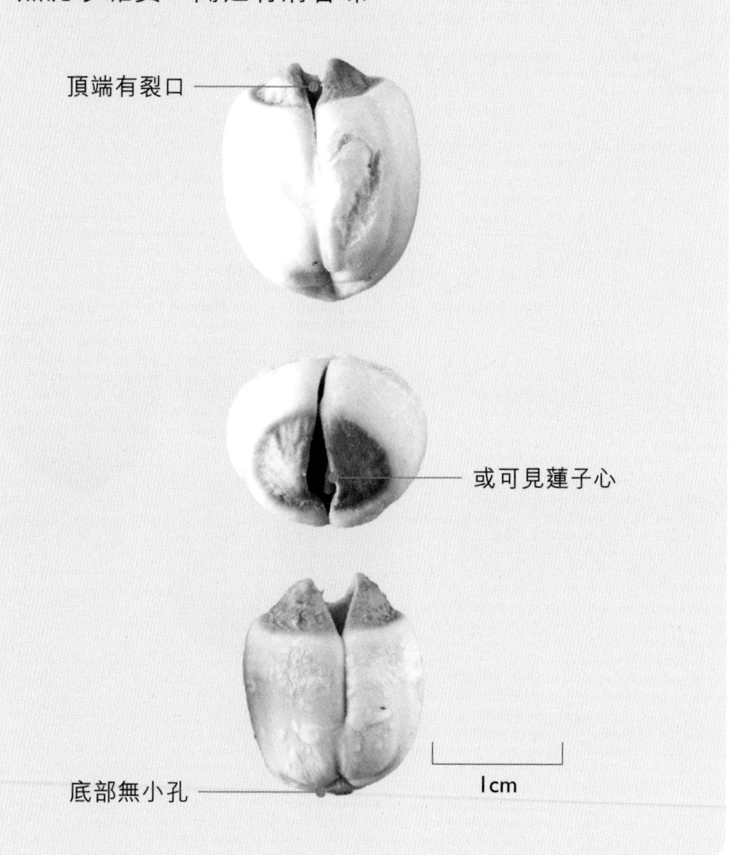

福建白蓮子

產地	福建
炮製方法	採割蓮房，取出果實，**除去果皮及種皮**後，或除去蓮子心後乾燥而成
價格	$$
日常應用	主要作為食材及湯料使用，適合煲湯和煮糖水，較少入藥
備註	白蓮子因去除了具澀味的蓮子皮，所以藥效以**補益脾胃，益氣潤燥**為主，收澀及安神作用較弱
特徵	• 呈橢圓形，顏色淺黃色至黃白色，表面光滑，頂端尖頭為棕褐色 • 頂端開口望下去或見有蓮子心 • 因去除種皮，所以容易煮爛 • 口感鬆軟

個大、顆粒圓整、均勻飽滿、摸起來結實、無破碎、無泥砂雜質、無心、聞之有清香味。

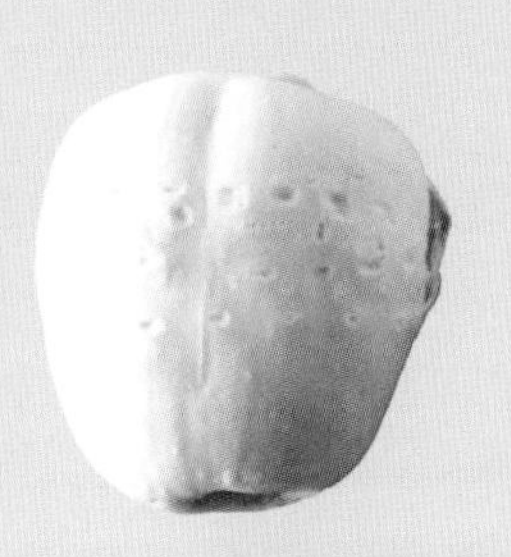

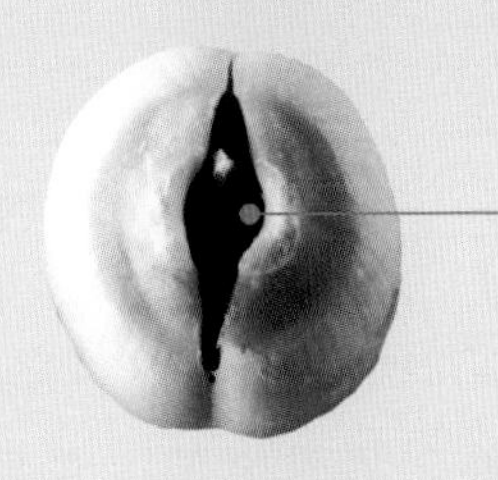

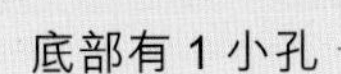

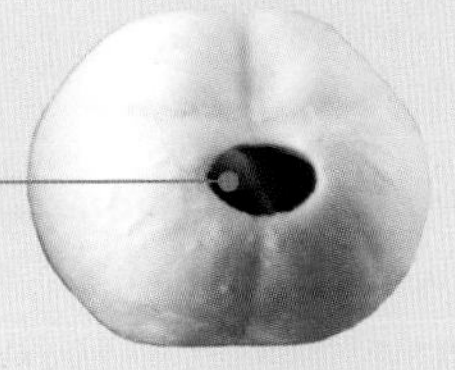

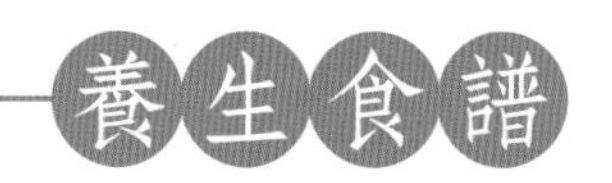

蓮肉糕

【健脾益氣，補腎止瀉】

治病後胃弱，不消水穀，蓮肉、粳米各炒四兩，茯苓二兩，共研為末，砂糖調和，每用兩許，白湯送下

——《士材三書》

蓮肉糕可用於治療**夜寐多夢，脾腎兩虛所致的小便頻數、遺精遺尿、崩漏帶下、虛瀉久痢**之證。同時，亦是傳統特色糕點，口味清甜之餘，深受小孩和老人歡迎，對**脾氣虧虛，氣血不足的人**亦有健脾益氣的效果，平日當作下午茶小食或甜品都別有一番滋味。蓮子可選用赤蓮子去蓮心，以加強固澀功效。

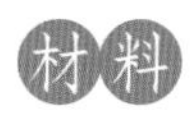

蓮子肉 120 克、茯苓 60 克、粘米粉 120 克、白糖 20 克

製法

1 將蓮子肉及粘米粉，分別在乾身白鑊微炒。
2 將已炒香的蓮子肉、與茯苓用攪拌機打至細粉。
3 將粉末與粘米粉、白糖置鍋中，拌勻加水適量，揉成柔軟麪糰，製成 10 塊圓餅狀。
4 放入蒸籠以大火蒸熟，即可。

蓮棗麥豆湯

【清心安神，益氣滋陰】

治盜汗方：蓮子七粒，黑棗七個，浮麥一合，馬料豆一合。用水一大碗，煎八分，服三劑愈。

——《種福堂公選良方》

以清心安神的蓮子、益氣斂汗的浮小麥，以及補腎益胃的黑豆和黑棗，製成可補腎養陰，治療半夜盜汗的蓮棗麥豆湯。原方採用馬料豆，惟香港市場上難尋，因此改為功效相若的黑豆，具補脾腎、益精明目、養血祛風、利水解毒的功效。對於**陰虛體熱，半夜汗出而不自**

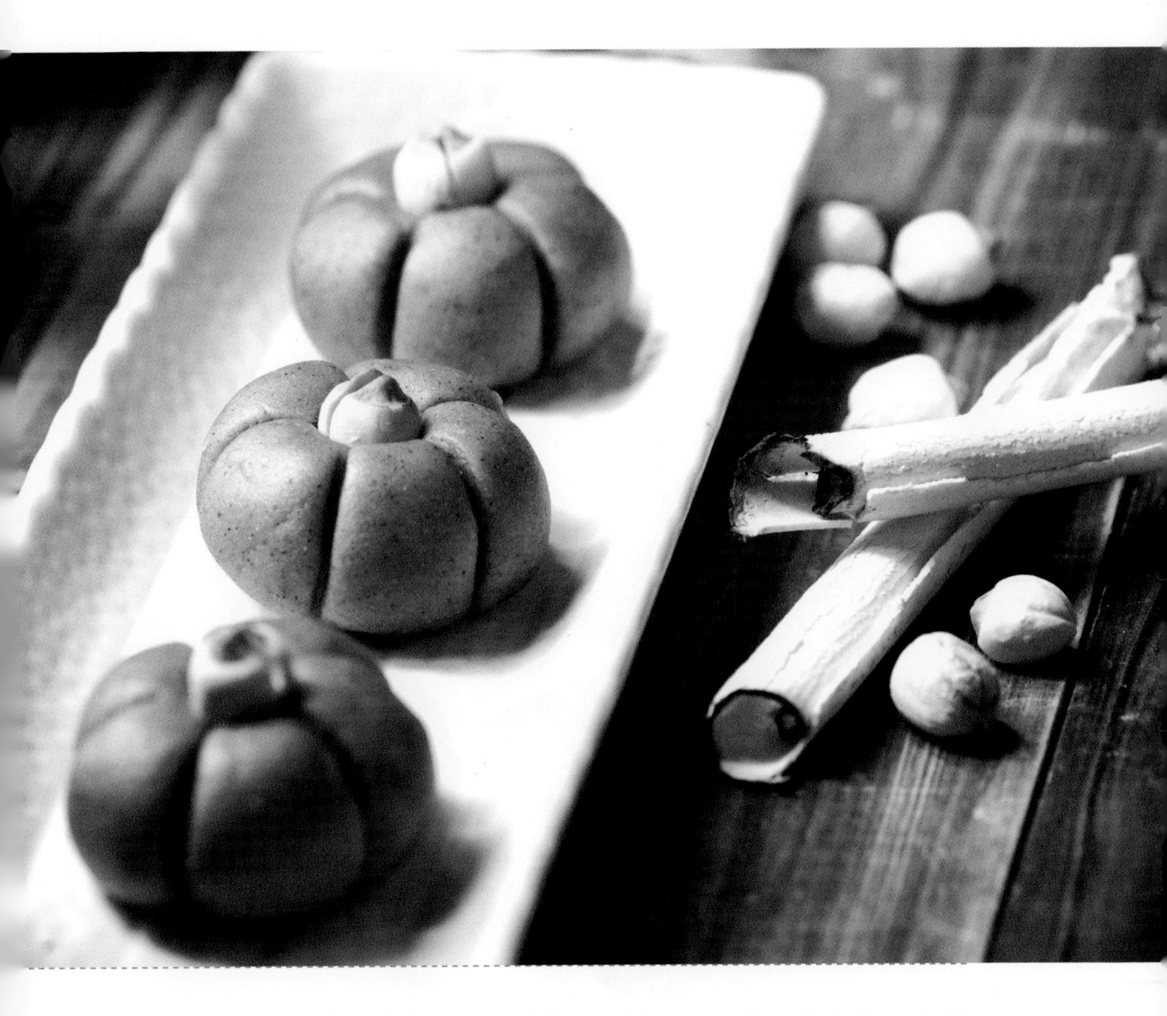

知，容易心煩，難以入眠人士，每晚飲用此湯，可起補心腎之陰，安神斂汗，改善睡眠的作用。

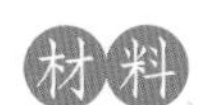

材料

蓮子 7 粒、黑棗 7 粒、浮小麥 20 克、黑豆 20 克

製法

1 黑豆置於鍋中直接以中火炒製至外皮微焦，釋出香味。
2 蓮子、黑棗和浮小麥洗淨，與炒黑豆一同以清水浸泡約 15 分鐘，連水倒入鍋中，加水至覆蓋藥材表面，以大火煮沸，然後轉小火煮約 30 分鐘，即成。

龍眼肉

龍眼肉是香港人煲湯的常用湯料之一，經常用於舒緩失眠、養心安神的湯水。根據《神農本草經》記載，久服龍眼肉能強魂聰明，輕身不老，通神明。而現代藥理學研究中，龍眼肉富含多糖類、酚類、脂類、核苷類、氨基酸類等，具有抗衰老、抗氧化、免疫調節、消除疲勞、增強記憶力、促進血紅蛋白的再生等作用，是一種營養豐富的健康食品。

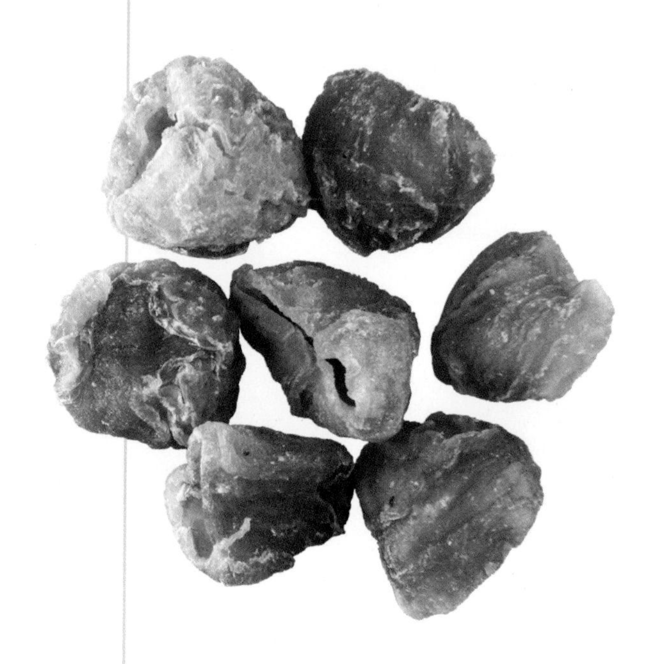

來源	無患子科植物龍眼 *Dimocarpus longan* Lour. 的假種皮
功效	補益心脾，養血安神
產地	傳統道地產區為廣西，現時福建、廣東、雲南等地亦是主要產區，國外如泰國也常有栽培及出產。
常見商品名稱	圓肉、桂圓、龍眼乾、泰國龍眼肉
應用注意	素有痰火及濕滯中滿者慎服。

香港常見商品規格

廣西圓肉

產地	廣西
炮製方法	多以生曬或碳烤去除水分製成
價格	$$
日常應用	可作藥用及食用，適合泡茶、焗水飲用，亦可以作為湯料使用
特徵	• 由不規則薄片黏結成團 • 呈較深的棕褐色，尺寸較小 • 甜味較濃，帶輕微焦味

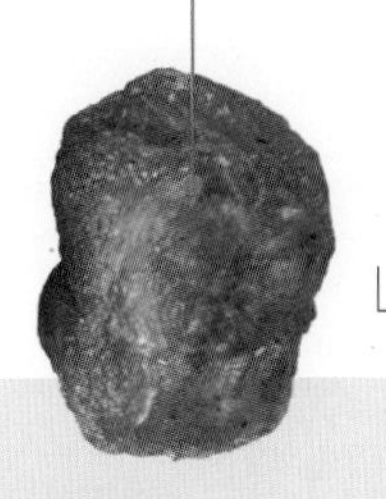

粒大、肉厚、完整、棕黃而透亮或棕褐色、半透明、質柔潤、乾爽不黏手、味濃甜。

泰國龍眼肉

產地	泰國
炮製方法	大多先蒸製，後曬乾製作而成
價格	$
日常應用	適合作為湯料使用，亦可以泡水或冲調飲品，如泰國龍眼冰等
特徵	• 由不規則薄片黏結成團 • 呈較淺的棕黃色，尺寸較大 • 保留較多果香，但甜味不及廣西圓肉濃

棕黃色

1cm

揀靚料 TIPS

粒大、肉厚、完整、棕黃而透亮或棕褐色、半透明、質柔潤、乾爽不黏手、味濃甜。

廣西圓肉
- 較深的棕褐色
- 尺寸較小

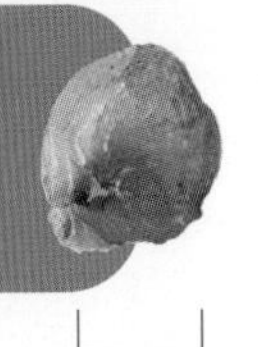

VS

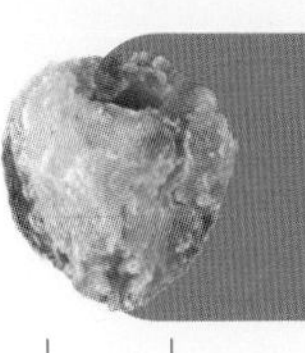

泰國龍眼肉
- 較淺的棕黃色
- 尺寸較大

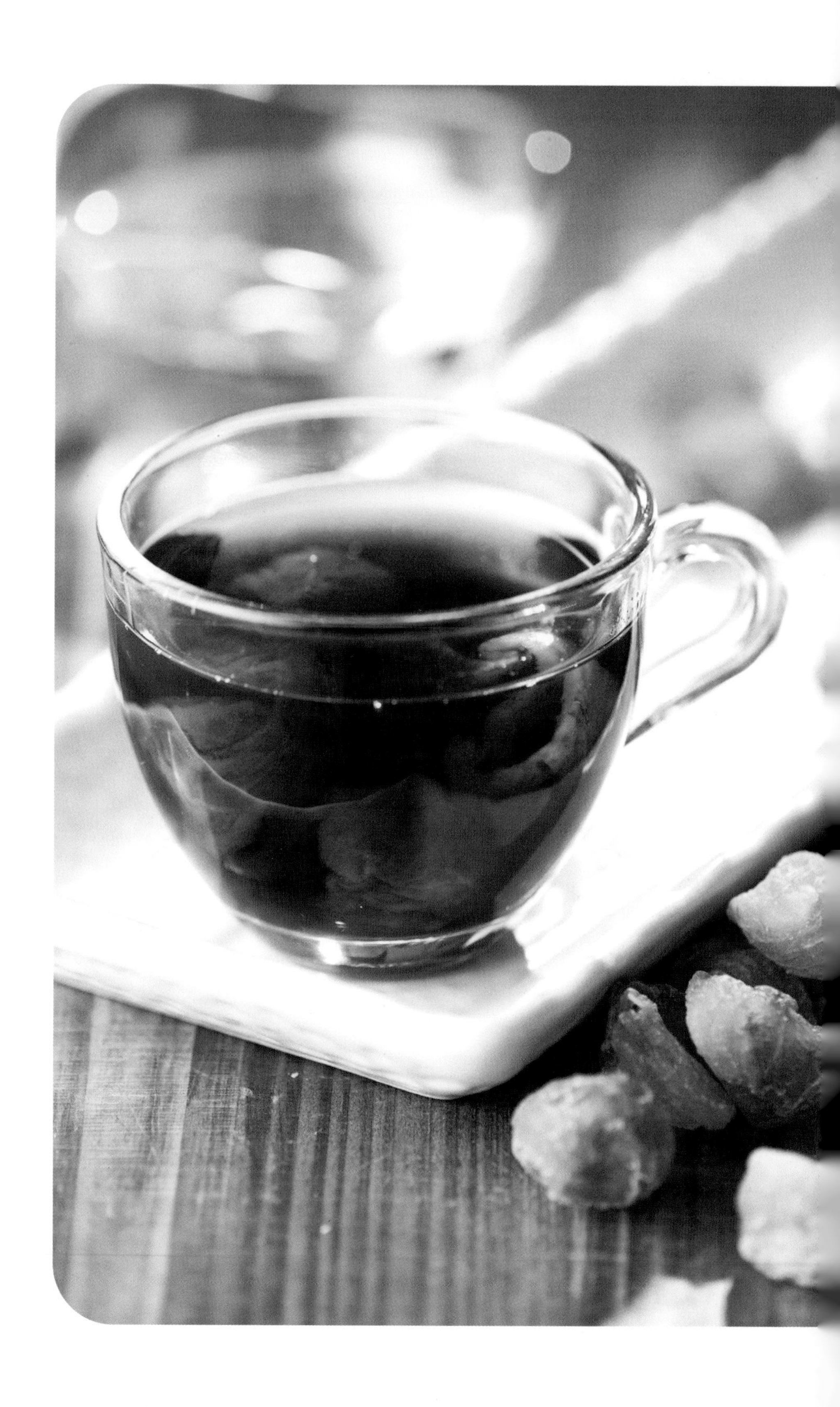

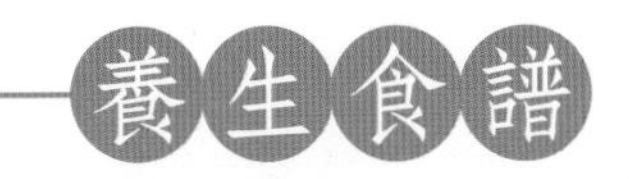

龍眼酒

【補腦益智，養血益氣】

溫補脾胃，助精神。龍眼肉不拘多少，上好燒酒內浸百日，常飲數杯。
——《萬氏家抄方》

以和血行氣，壯神禦寒的白酒為引，帶出圓肉補脾益氣的功效，有補腦益智、養血益氣的效果。**虛勞虛弱，失眠健忘，四肢不溫者**每晚飲用一小杯（約 15~30 毫升），可以強身健體，寧神安眠。

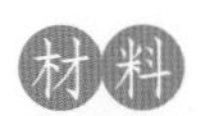

龍眼肉 200 克、白酒 500 毫升

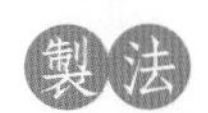

1 把龍眼肉倒入已經消毒的乾燥密封玻璃容器。
2 加入白酒，擰緊瓶蓋，置於陰涼處存放 3-4 個月後，即可開封飲用。
3 開封後建議放入雪櫃冷藏保存。

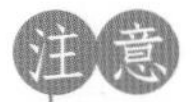

- 兒童、孕婦、實熱體質、炎性體質及酒精過敏人士忌用。
- 含糖量較高，糖尿病患者或關注血糖人士在服用前應先諮詢專業醫護人員意見。
- 如正在服用其他藥物人士，服用前請先諮詢醫生、中醫師或中藥藥劑師，以免產生相互作用。

健脾湯

【補益氣血，滋養心脾】

人參、茯神、龍眼肉、黃芪、棗仁（炒，研）、白朮各二錢五分，木香、炙甘草各五分，生薑、大棗為引，水煎服。

——《何氏濟生論》

龍眼肉能健脾養血，人參、黃芪和白朮能補中益氣，茯神、棗仁可養心安神，調配出氣血雙補，健脾養心的健脾湯，能治療因為心血不養，脾氣不足導致的精神不振、健忘易倦。平時**經常熬夜，容易失眠，手腳冰冷，臉色蒼白，精神緊張人士**經常飲用，能補益氣血，改善體質，舒緩不適。

材料

人參 12 克、茯神 12 克、龍眼肉 12 克、黃芪 12 克、炒酸棗仁 12 克、白朮 12 克、木香 2 克、炙甘草 2 克、生薑 2 片、紅棗 2 顆

製法

1 把炒酸棗仁用研磨器或藥臼磨碎。
2 其餘藥材洗淨，浸泡 15-20 分鐘。
3 將所有材料放入鍋中，加水適量，以大火煮沸後轉成小火繼續熬煮約 1 小時即成。

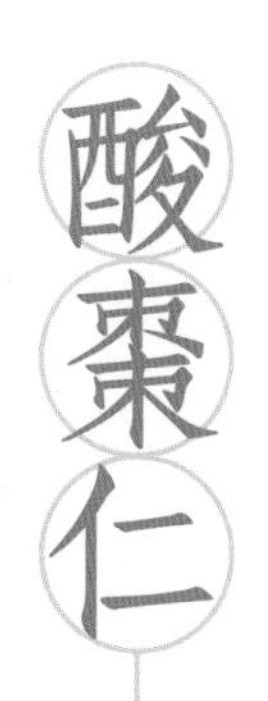

酸棗仁

酸棗仁是一味傳承千年的安神助眠類中藥，更有「天然安眠藥」之稱。根據《本草綱目》記載：「其仁甘而潤，故熟用療膽虛不得眠，煩渴虛汗之症。」酸棗仁有養心益肝，安神，斂汗的功效。現代藥理學研究表明，酸棗仁除了鎮靜、催眠的作用，還有降壓作用，尤其適合容易精神緊張、失眠、焦慮的都市人使用。

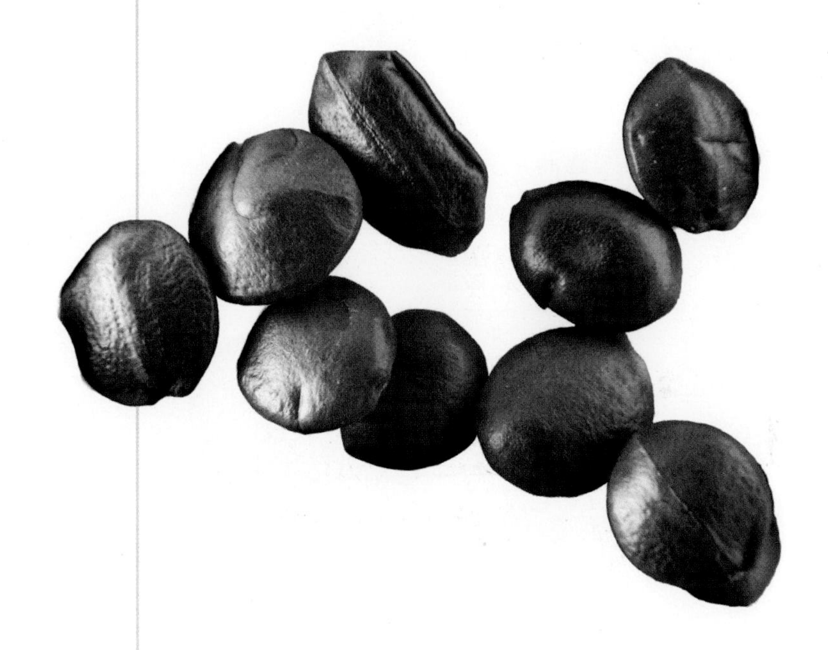

來源	鼠李科植物酸棗 *Ziziphus jujuba* Mill. var. *spinosa* (Bunge) Hu ex H. F. Chou 的成熟種子
功效	養心補肝，寧心安神，斂汗，生津
產地	傳統道地產區為河北省邢台市太行山地區；其他主產區包括陝西、遼寧、河南。
常見商品名稱	酸棗仁、棗仁、炒酸棗仁
應用注意	有實邪及滑瀉者慎服。

香港常見商品規格

酸棗仁

產地	河北
炮製方法	採收酸棗的成熟果實後，除去果肉和核殼，收集種子，曬乾
價格	$$$$
日常應用	臨床應用較多，或作為湯料、泡茶的食材使用
特徵	• 呈扁圓形或扁橢圓形 • 表面紫褐色，平滑有光澤，具少許裂紋 • 一面較平坦，**中間有隆起的縱線紋**；另一面圓隆狀凸起 • 種子其中一端凹入，另一端**有一細小突起** • 氣微

揀靚料 TIPS

粒大飽滿、完整、有光澤、外皮紅棕或紫紅色、種仁黃白色、不走油、無核殼等雜質。

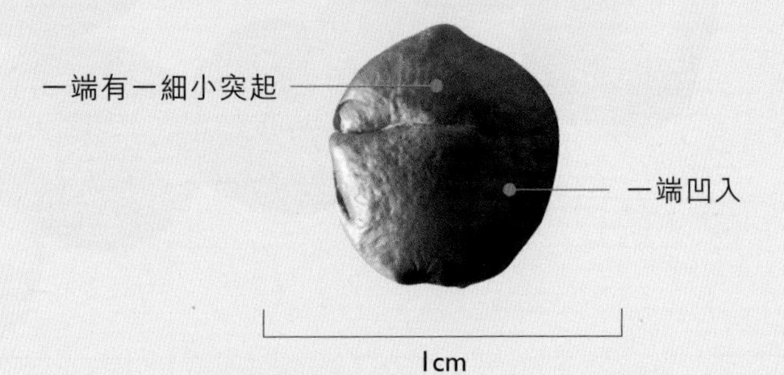

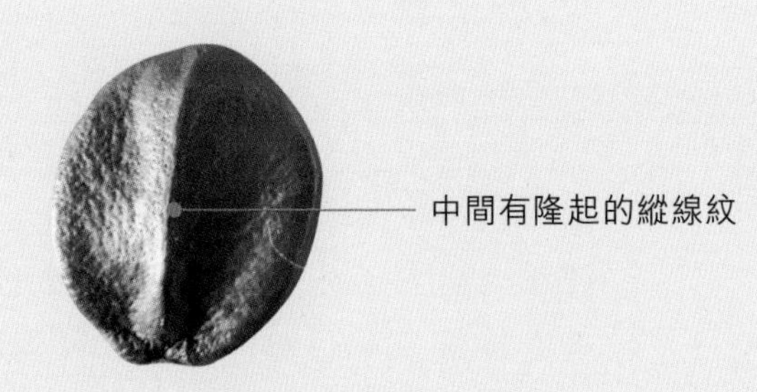

炒酸棗仁

產地	河北
炮製方法	採收酸棗的成熟果實後，除去果肉和核殼，收集種子，曬乾。然後置炒製容器內，用文火加熱，至酸棗仁顏色加深，表面會微鼓起，有爆鳴聲，斷面淺黃色時即成
價格	$$$$
日常應用	臨床應用較多，或作為湯料、泡茶的食材使用
特徵	• 呈扁圓形或扁橢圓形 • 表面紫褐色，**微具焦斑，微鼓起**，有裂紋，偶有爆裂露出內部淺黃色的子葉 • 兩面均有圓隆狀凸起，其中一面較平坦，中間有隆起的縱線紋 • 種子其中一端凹入，另一端有一細小突起 • **質酥脆，有香氣**

揀靚料 TIPS

粒大飽滿、完整、有光澤、**具焦斑**、外皮紅棕或紫紅色、種仁黃白色、不走油、無核殼等雜質、有香氣。

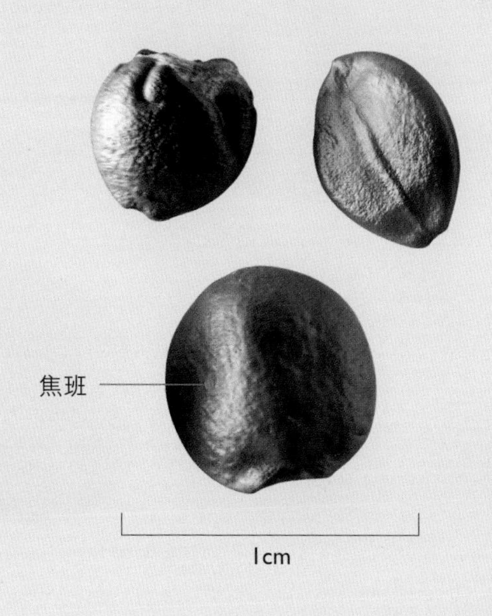

香港常見混淆品

滇棗仁（理棗仁）

產地	雲南、緬甸
來源	鼠李科植物滇刺棗 *Ziziphus mauritiana* Lam. 的成熟種子
功效	寧心，斂汗
炮製方法	採收酸棗的成熟果實後，除去果肉和核殼，收集種子，曬乾
價格	$$
日常應用	為中國雲南地區的地方習慣用品，臨床應用較多
備註	滇棗仁與酸棗仁外形相似，但功效不盡相同，而價格與正品酸棗仁差異較大，選擇時應小心揀選
特徵	• 呈扁球形，常有破裂現象 • 外皮黃棕色至棕色，較正品淺，表面有淡黃色斑點和花紋 • 一面呈圓隆狀突起，另一面較平坦或向內微凹，**中間無明顯隆起的縱線紋** • 氣微

教你分

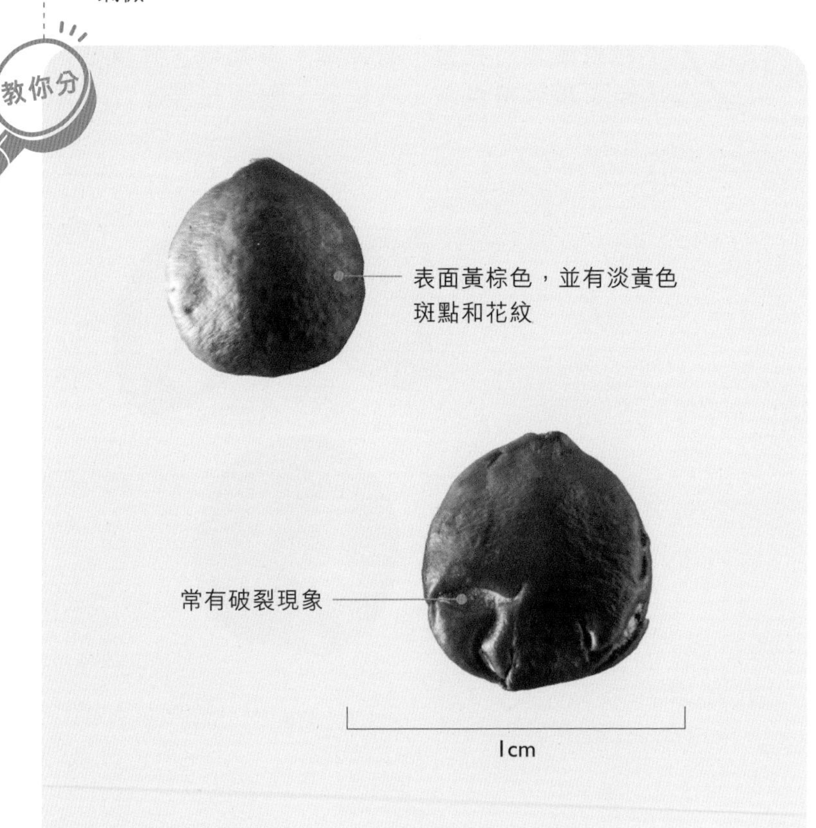

染色兵豆

產地 雲南、甘肅、內蒙古、河北、山西、陝西等地

來源 豆科植物兵豆 *Vicia lens* (L.) Coss. et Gern. 的成熟種子

功效 無藥用記載

炮製方法 採集兵豆豆莢後進行晾曬和脫粒，然後用熱水燙至外皮變紅後曬乾，或曬乾後進行染色

價格 $

備註 為酸棗仁的偽品，無藥用價值記載，不建議服用

特徵
- 呈扁圓形，**側面觀察呈雙凸鏡形**
- 外皮紫紅色，光滑或略皺縮，不易破損
- 具不均勻的紫紅色斑紋
- 種臍微微凹入，不明顯
- 氣微，具豆香味

教你分

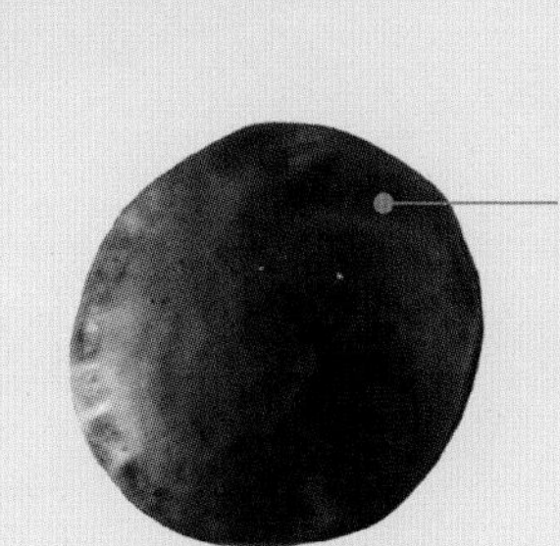

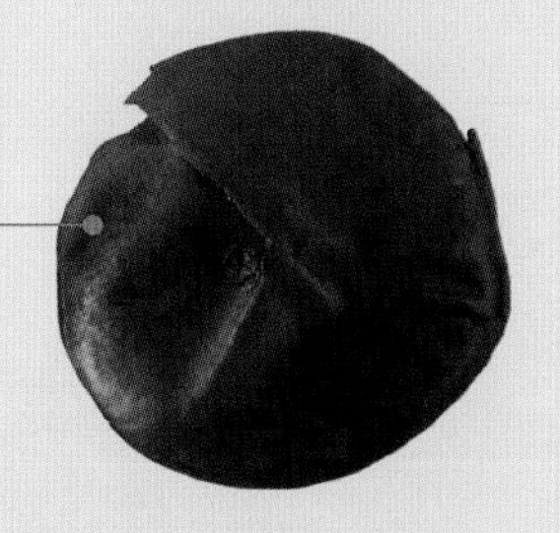

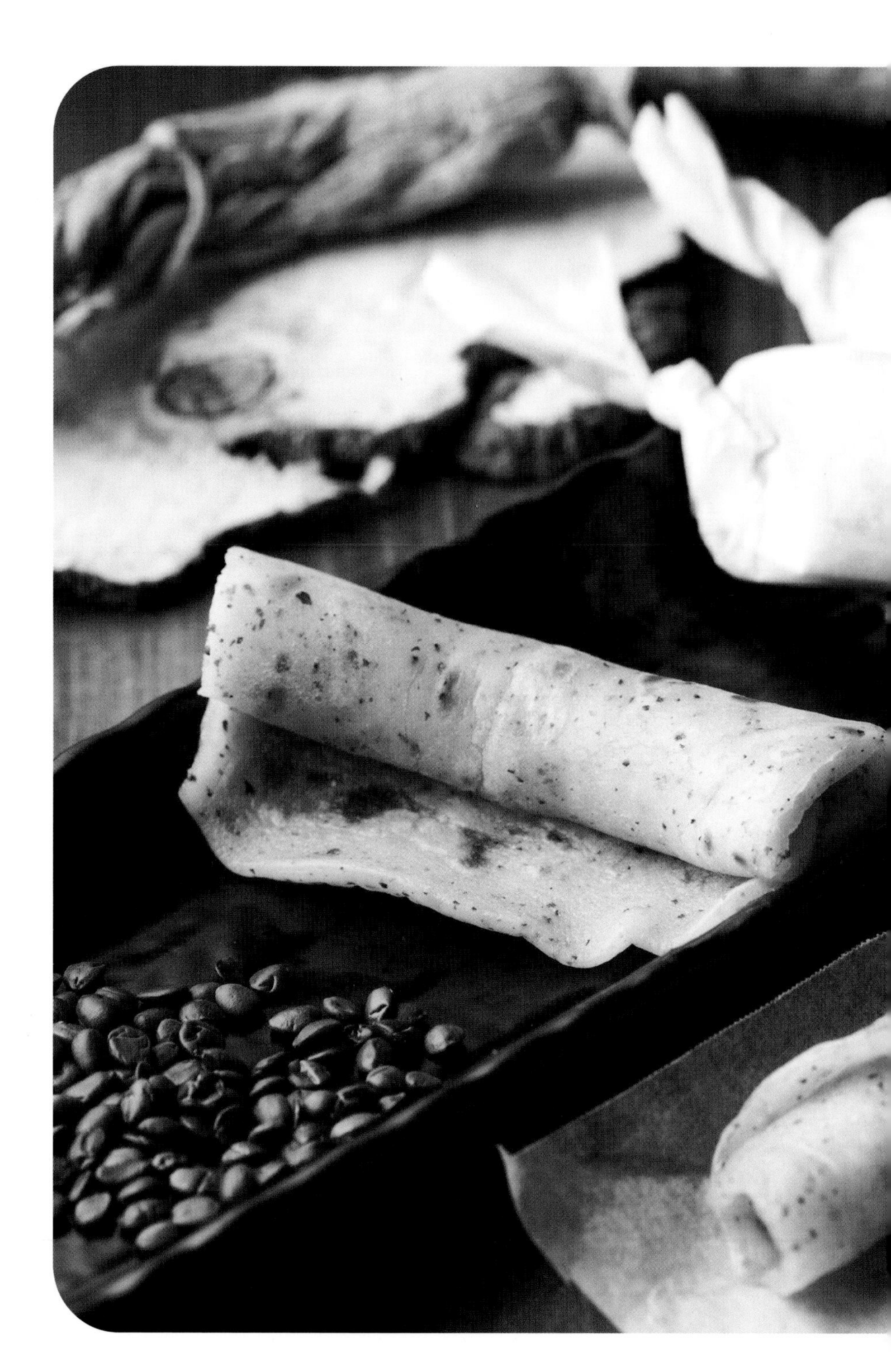

酸棗仁煎餅 【健脾益胃，安神助眠】

不得睡，酸棗仁三分炒熟搗末，**人參一**分末，**茯神一**分末，**糯米**四兩，水浸細研，**白麪**四兩，**治熱毒風。**

——《太平聖惠方》

酸棗仁長於養心安神，加入大補元氣的人參和寧心健脾的茯神，以麪粉和糯米製餅，能有效補益氣血，健脾益胃、安神助眠。**適合於心脾兩虛，氣血不足，素來容易心悸，神疲體倦但難以入眠者**作小食服用。

材料

酸棗仁 6 克、人參 2 克、茯神 2 克、糯米粉 100 克、麪粉 100 克，糖、油、水適量

製法

1. 將酸棗仁、人參和茯神以攪拌器打成粉末。
2. 把糯米粉和麪粉過篩，加入糖混合均勻。
3. 一邊攪拌一邊少量加水，直到形成均勻的流質麪糊。
4. 將酸棗仁粉、人參粉和茯神粉加入麪糊中，攪拌均勻。
5. 以中火預熱平底鍋，在鍋中塗抹少量油防止黏鍋。
6. 將 1 勺麪糊倒入平底鍋中，輕輕鋪平，以中小火煎熟，形成圓形薄煎餅。
7. 等待底部變金黃色，翻轉煎餅，繼續慢煎直到另一面也變金黃色，即可食用。

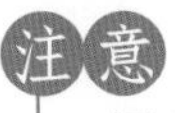

▶ 糯米性熱黏膩，體熱或有痰濕者慎用。

安神代茶飲

【補氣血，養心脾，安心神】

黨參三錢，茯神三錢，研，棗仁三錢，炒研，當歸三錢，身，炙甘草八分，水煎溫服。

——《清宮醫案集成》

茯神和酸棗仁均有寧心安神的功效，能舒緩精神緊張導致的失眠，而黨參、當歸合用可以益氣養血，配以調和諸藥的炙甘草，能補氣血、養心脾、安心神。對於**心脾兩虛**、**氣血虧耗**、**時有心悸**、**難以入眠**、**精神緊張的人士**有舒緩神經，助眠的作用，亦能養心神，舒緩心悸等症狀。每天代茶飲用，可放鬆精神，緩解壓力。

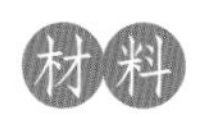

炒酸棗仁 9 克、黨參 9 克、茯神 9 克、當歸 9 克、炙甘草 2.5 克

製法

1 把茯神和炒酸棗仁分別以研磨器或藥臼磨成粉狀，放入茶袋中。
2 黨參、當歸和炙甘草洗淨，浸泡約 15 分鐘。
3 將所有材料放到鍋中，加水適量，以大火煮沸，然後轉小火煮約 30 分鐘即可飲用。

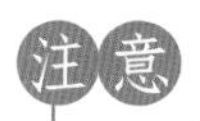

▶ 體熱人士慎用。

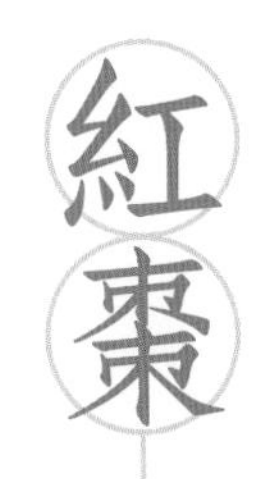

紅棗

紅棗自古就被視為養生保健的健康食品，是不少人眼中的長壽食品，更有：「一日吃三棗，終身不顯老。」的說法。據《本草綱目》記載：「棗為脾之果，脾病宜食之。」說明紅棗在治療脾氣虛的疾病中有良好的效果。在現代藥理學的角度，紅棗含有三萜酸類、皂苷類、生物鹼類、黃酮類、多糖類等成分，亦含豐富的維生素、礦物質和氨基酸，能提高免疫力，抗氧化，改善心血管統，抗疲勞，更可幫助消化及美容，健康而美味。

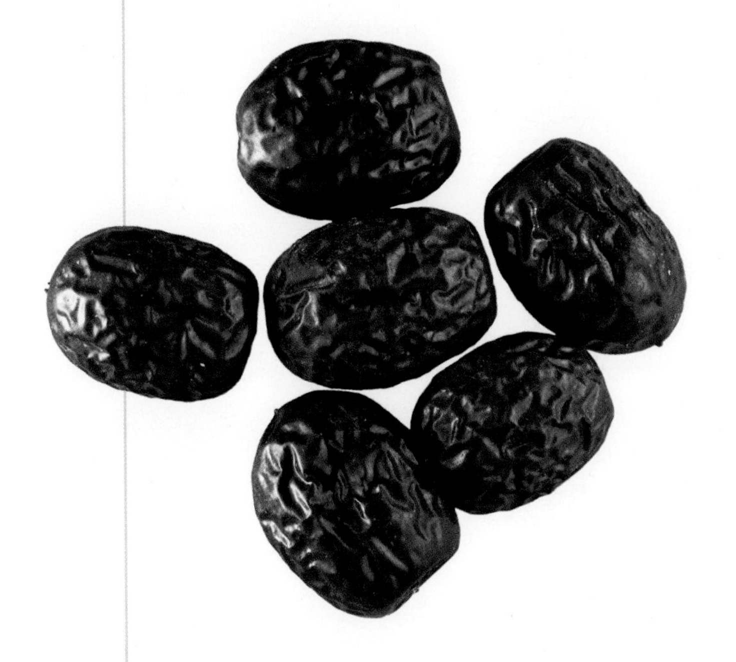

來源	鼠李科植物棗 *Ziziphus jujuba* Mill. 的成熟果實
功效	補中益氣，養血安神
產地	山西、陝西、河北、河南、新疆。
常見商品名稱	大棗、雞心棗、乾棗、貢棗、和田棗、金絲小棗、灰棗
應用注意	脾胃較弱、痰濁偏盛、濕盛水腫、食滯、蟲積及齒病人士慎服。因紅棗含豐富糖分，糖尿病患者慎食。

香港常見商品規格

灰棗 / 若羌棗

產地	新疆若羌
炮製方法	曬乾或烘乾
價格	$$$$
日常應用	適合切半，煲紅棗茶飲用
特徵	• 蛋形，中等尺寸 • 表皮暗紅色而帶白霜，有皺紋 • 果肉飽滿而細膩柔軟

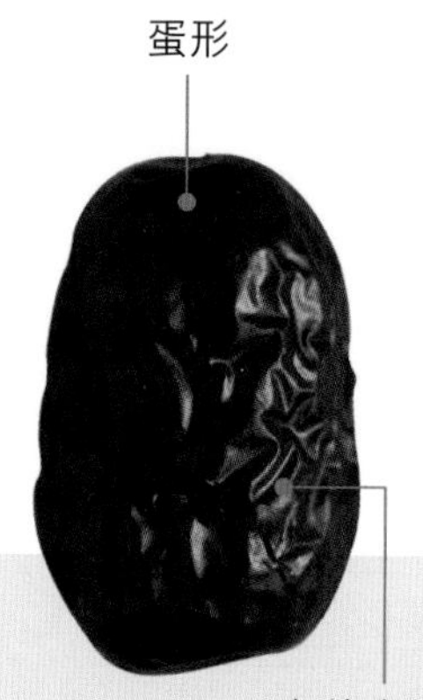

揀靚料 TIPS

新鮮的棗越多汁，於曬乾後的皺紋便會越多，故此**皺紋多**而深的灰棗品質越好。

金絲小棗

產地	河北
炮製方法	曬乾或烘乾
價格	$
日常應用	適合入饌，作為煲湯料使用
特徵	• 長圓形 • 表皮亮紅色，較薄 • 果肉黏性強，剝開棗皮肉質有金黃絲牽連 • 甜度最高

手感堅實，手捏能迅速復原者為上品。

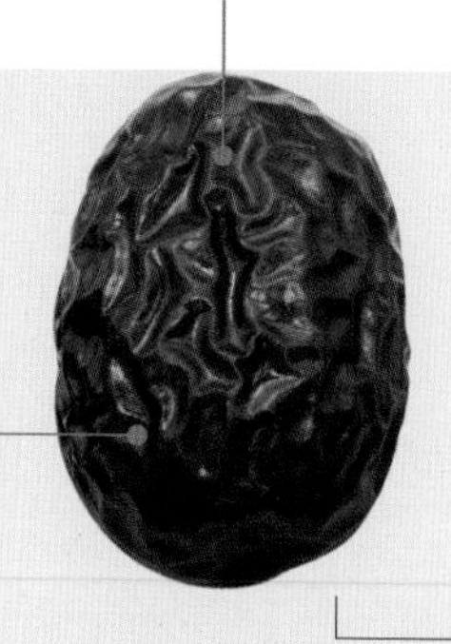

雞心棗

產地	河南
炮製方法	曬乾或烘乾
價格	$$
日常應用	適合燉煮藥膳、熬製滋補湯水
特徵	• 尺寸小，圓形尾部成尖頭狀 • 表皮紅色，半透明 • 果肉較緊實細膩 • 甜度較低

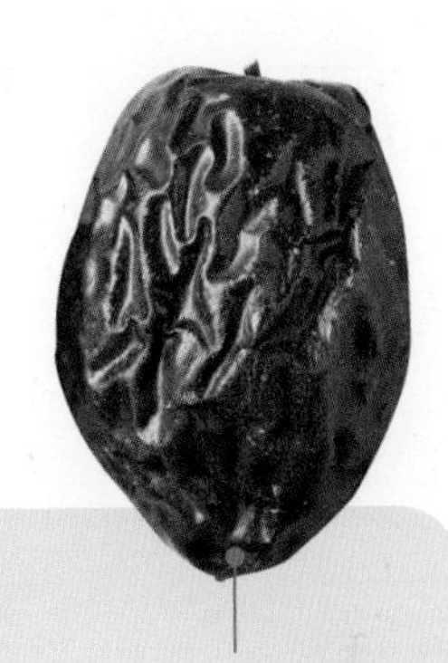

果肉與果核分離者搖晃會有聲響，為乾燥得當，保存時間較長的佳品。

和田棗

產地	新疆和田地區
炮製方法	曬乾或烘乾
價格	$$$
日常應用	直接當零食食用
特徵	• 梨形，頂端扁平 • 表皮較少皺紋，光滑而飽滿 • 果肉肥厚

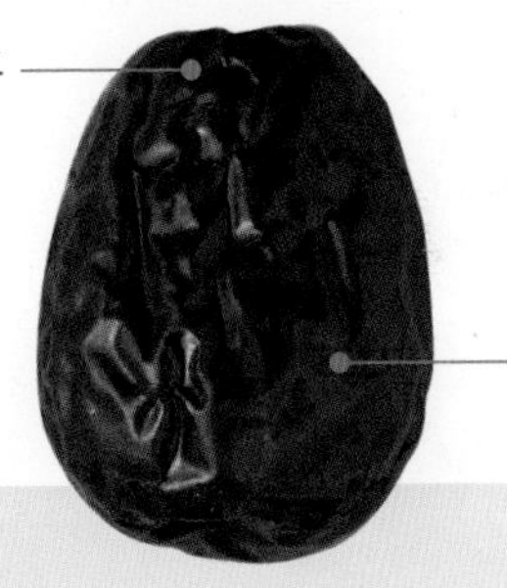

揀靚料 TIPS

尺寸大者為上等。

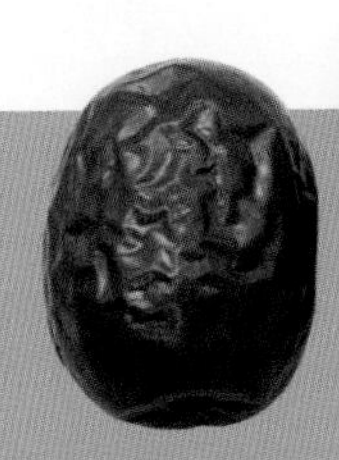
灰棗

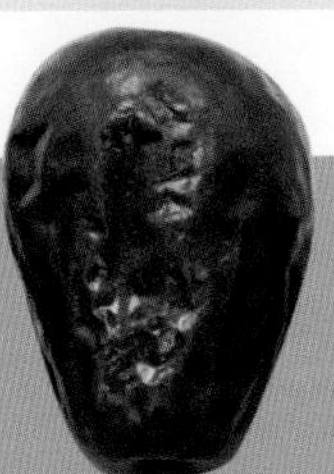
和田棗

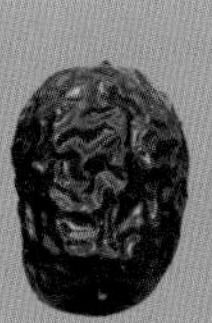
雞心棗

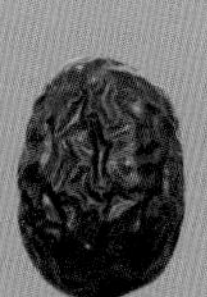
金絲小棗

1cm

在同一規格的紅棗中，尺寸大，顏色紅，肉質油潤，充滿彈性，富含棗香，無蟲蛀損傷者為佳。

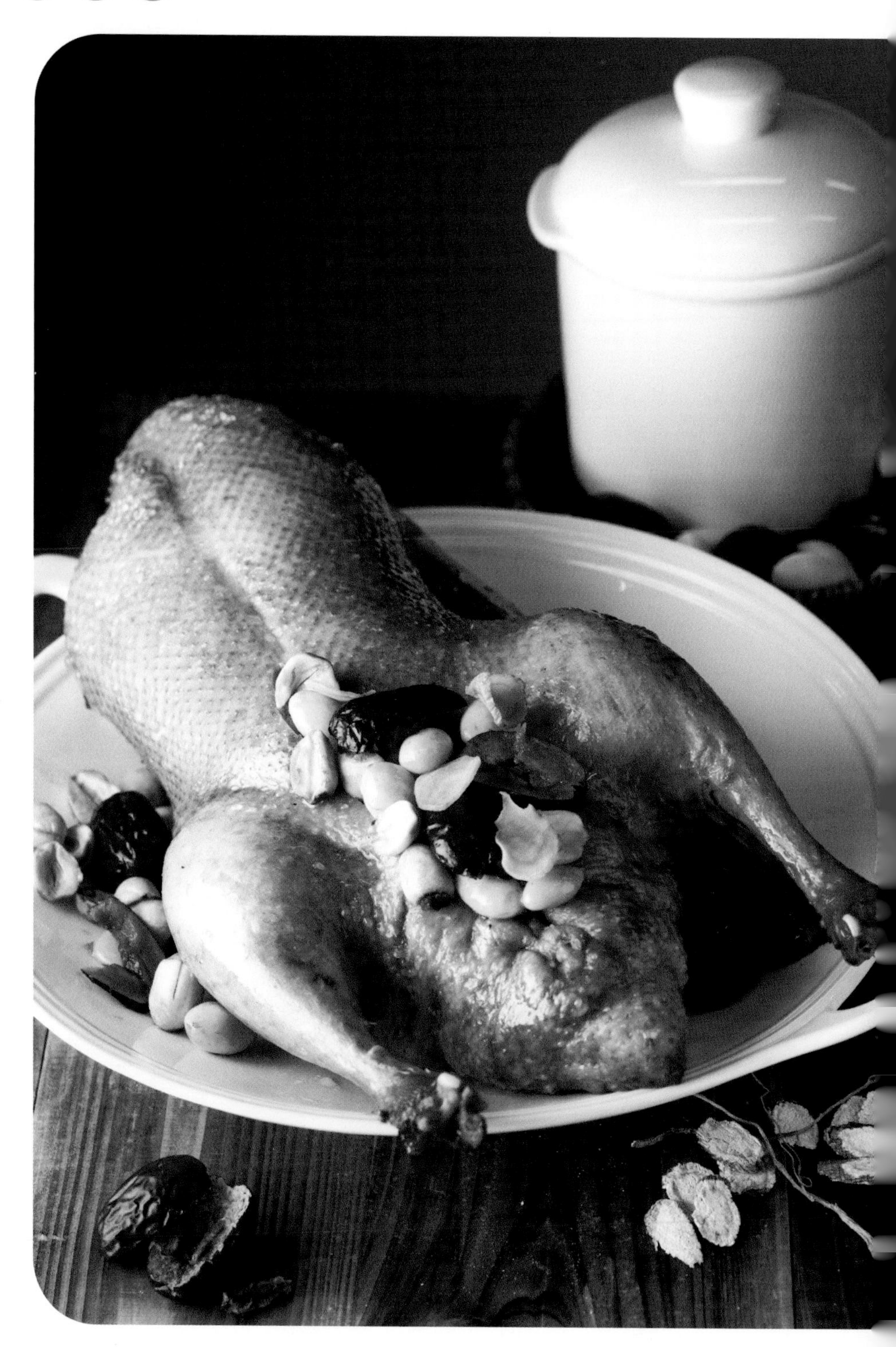

神仙鴨

【健脾固精，滋陰強身】

神仙鴨：治勞傷虛損，無病者食之亦能健脾益精，功效甚大甚大。烏骨鴨一隻去淨毛，破開去腸雜，不可用水，或用白毛老鴨亦可、白棗（即南棗）四十九粒去核，白果四十九。——《驗方新編》

神仙鴨原方使用南棗，為加強其補氣之功，故改用補中益氣的紅棗，配合斂肺定喘的白果，以及滋陰補血、養胃生津的鴨肉製成，有治療疲勞損耗，緩益氣血，強身健體的作用。清代的《存存齋醫話稿》中更在此方加入蓮子和人參，增強其補氣及健脾的作用。**平日過勞熬夜，自覺氣虛疲倦，容易暈眩人士**可食用此方，能健脾固精，滋陰強身。

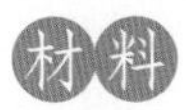

鴨一隻、紅棗約 100 克、白果約 100 克、蓮子約 100 克、人參約 5 克，白酒、醬油適量

製法

1. 把鴨洗淨，塗抹醬油和白酒，充分搓揉後面放入雪櫃冷藏醃製一晚。
2. 紅棗去核，白果去殼及去心，蓮子去心，以清水浸泡約 15 分鐘。
3. 把紅棗、白果、蓮子和人參放入鴨肚內，用牙籤封口。
4. 放入瓦盅或蒸盤，密封後以中火蒸約 1.5 小時，即成。

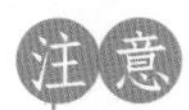

▶ 如有服用中藥，食用前請先諮詢中醫師及中藥藥劑師的專業意見。

薑棗膏

【健脾，益氣，補血】

生薑、大棗、飴糖，辛甘大溫，益氣緩中。又與脾胃行其津液，以養四臟。建脾制水，補子瀉鬼，使四臟各安其氣，必清必淨，則病氣衰去。

——《衛生寶鑑》

生薑、大棗、飴糖為經典名方「小建中湯」的組成之一，協助全方祛除體內虛寒，以生薑、紅棗能鼓舞脾陽以生化氣血，附以飴糖等溫補之物作為原料熬製而成的薑棗膏，具有健脾、益氣、補血的作用，對舒緩女性宮寒經痛有良好的作用，更可以健脾補氣，暖身驅寒，提升免疫力，**適合素來體虛，怕冷畏寒，手腳冰冷的人士**每天早上飲用，可補血養氣，健脾益胃。每次飲用取 1 茶匙，加入適量熱水，攪拌均勻後趁熱飲用。

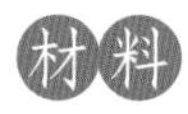

紅棗 500 克、生薑 500 克、紅糖 250 克

製法

1. 把紅棗清洗乾淨，去核，切成小粒備用。
2. 把生薑清洗乾淨，切成小塊磨蓉，或以攪拌機打成泥狀。
3. 把薑蓉放入鍋中，加入紅棗及紅糖，邊攪拌邊以大火把紅糖融化。
4. 紅糖融化後轉中小火，不斷翻炒攪拌，直至水分變少，膏體表面粗糙呈半固體為止。
5. 把炒製完成的薑棗膏倒入密封容器，置於冰箱冷藏儲存。

注意

- 含糖量較高，糖尿病患者或關注血糖人士在服用前應先諮詢專業醫護人員意見。
- 體熱人士慎服。
- 用於儲存薑棗膏成品的容器應事先清洗乾淨，放入沸水中，大火煮約 5 分鐘高溫消毒，晾乾備用，以確保衛生及防止成品發霉。
- 古方中的飴糖為麥芽糖，本食譜中的紅糖亦可置換為麥芽糖，更有潤肺止咳的功能。

棗・知多點：

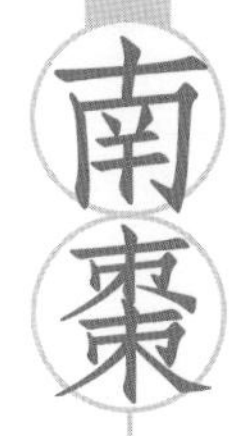

相傳南棗在清朝期間深受乾隆皇帝歡迎，他嘗過一顆南棗後感到意猶未盡，又品嘗了第二顆，並將此物列為皇室貢品，故南棗又被稱為貢棗。南棗具有滋補脾胃、調理氣血、養顏美容的作用，廣泛應用於調理脾胃、貧血、疲勞等症狀的食療保健，對於調理月經亦具有一定的作用。而現代藥理學中，南棗富含糖分、蛋白質、果膠、有機酸、多種維生素和微量元素等，有抗氧化、增強免疫力等作用，是一種常見的食療材料。

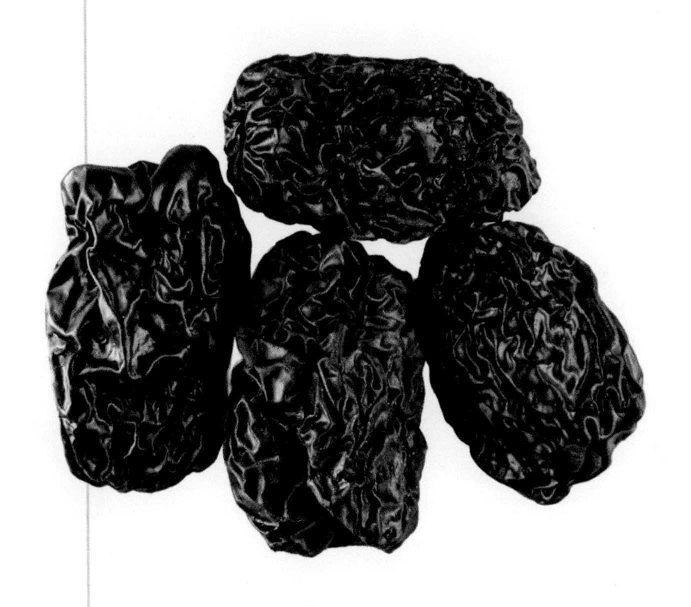

來源	鼠李科植物棗 *Ziziphus jujuba* Mill. 的成熟果實的加工品
功效	養血安神，滋腎補肝
產地	道地產區為浙江義烏，浙江其他地區亦有栽培及出產。
常見商品名稱	南棗、京果、棗
應用注意	實熱體質、陰虛內熱不宜多用。

香港常見商品規格

南棗

產地	浙江義烏
炮製方法	洗淨後經水燙及日曬至紅色，再經水煮及烘焙，最後晾曬至乾透
價格	$$$$
日常應用	可應用於保健食療，製作甜品或充當零食直接食用
特徵	• 呈**瘦長橢圓形**或長方形 • 紫黑色，具明顯光澤 • 皮薄，肉質緊實，表面皺紋略多 • 果核小而細長，內有分離的種仁 • 具香甜棗味，無酸味

揀靚料 TIPS

乾身不黏手，修長結實，皺紋細緻而清晰，烏黑透紅有光澤，捏之不易變形。棗核中帶有果仁，**且搖之有聲，不裂不爛**。香甜、有韌性、無煙熏味者為佳。

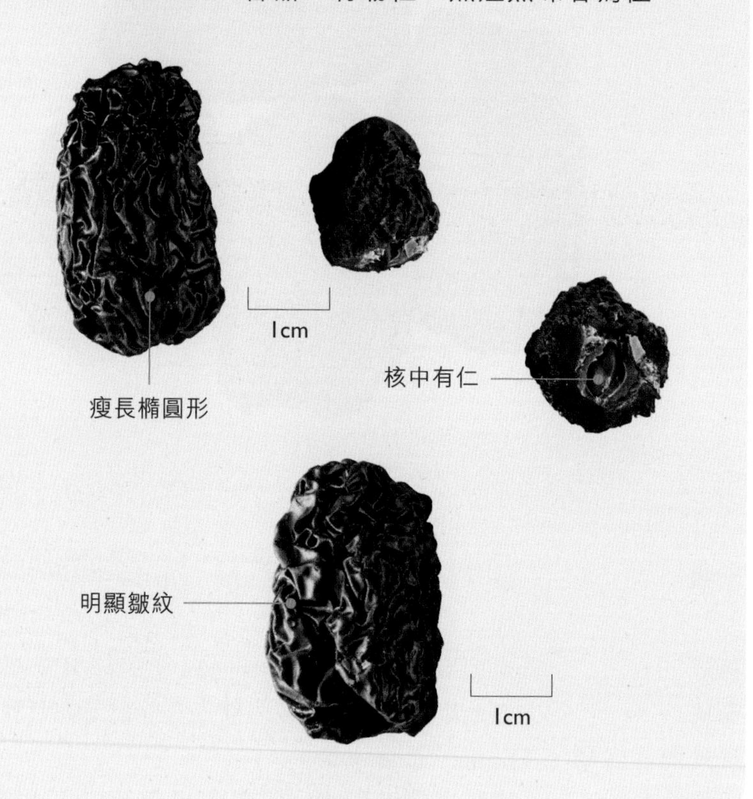

香港常見混淆品

馬牙棗

產地 | 山西
來源 | 鼠李科植物棗 *Ziziphus jujuba* Mill. 的成熟果實的加工品
功效 | 補脾胃，調和諸藥
價格 | $
日常應用 | 一般多作為零食食用
特徵 |
- 呈較大的長橢圓形或長方形
- 深紫黑色，具明顯光澤
- 皮較厚，果肉鬆軟易爛，擠壓容易變形，**表面皺紋略多**
- **果核細長而相對較大，為空殼，搖晃時無聲**
- 酸味較重，帶濃烈煙熏味

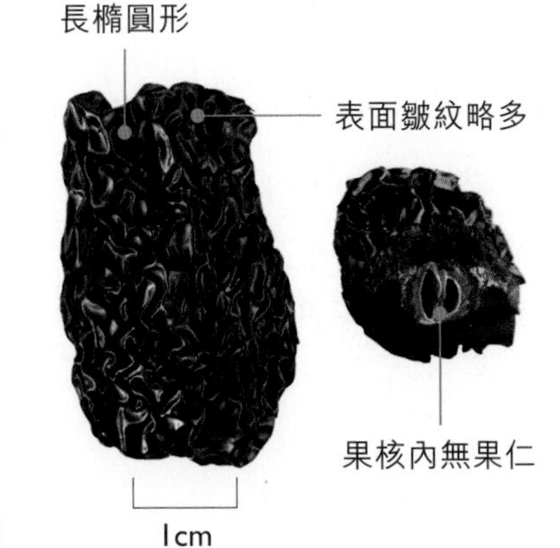

黑棗

產地 | 山東
來源 | 鼠李科植物棗 *Ziziphus jujuba* Mill. 的成熟果實的加工品
功效 | 補脾胃，調和諸藥
價格 | $
日常應用 | 較適合入藥，亦可用於保健食療
特徵 |
- 呈球體或扁圓形
- 黑色，具明顯油亮光澤
- 較堅硬，肉質緊實，擠壓不易變形，表面皺紋略多
- 果核較大，**內有種仁或為空殼**
- 口感甜糯，稍帶酸及煙熏味

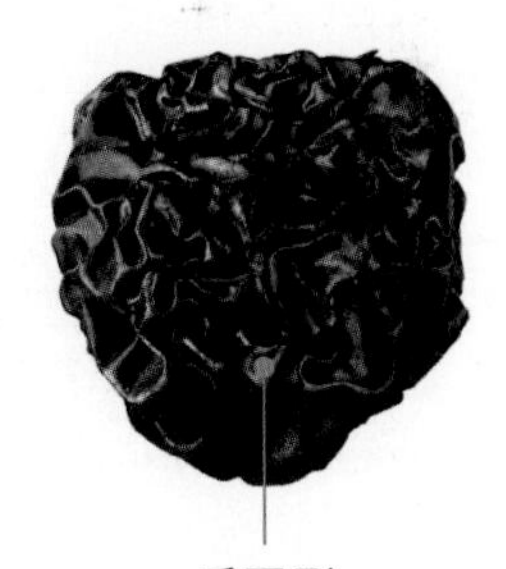

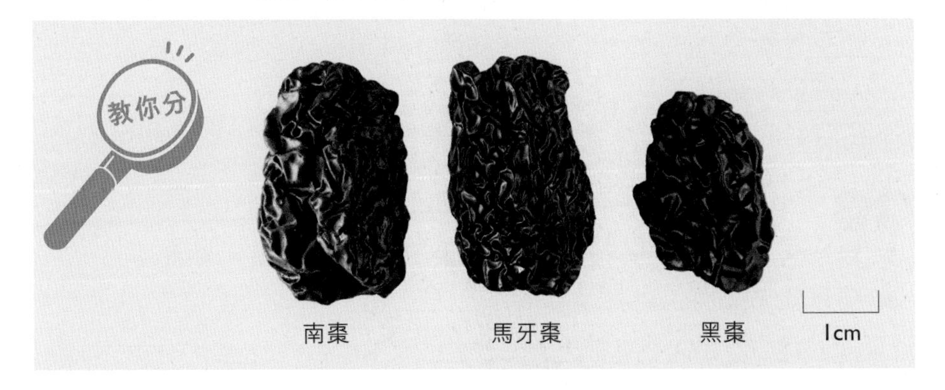

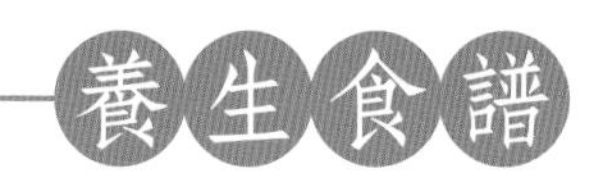

仙果不飢方

【補脾腎，益氣血】

大南棗一斤，好柿餅十塊，芝麻半斤（去皮炒），糯米粉半斤（炒），將芝麻先研成極細末候用。棗、柿同入飯中蒸熟取出，去皮核子蒂，搗極爛，和麻、米二粉，再搗匀，作彈子丸，曬乾收貯。臨飢時吃之。若再加人參，其妙不可言矣。——《醒園錄》

南棗能補氣養血，配上健脾潤肺的柿餅，補腎強腰的芝麻和大補元氣的人參，以糯米粉製成具有**補脾腎，益氣血的點心，能充飢養人**，作為主食或茶點皆宜。原方將麪糰製成丸狀乾燥作乾糧之用，不太符合現代飲食的習慣。因此將此方稍加改良，用芝麻粉及糯米粉製成煎餅，以南棗及 蓉作餡，製成類似豆沙窩餅的小食。

材料

南棗 120 克、柿餅 2 塊、黑芝麻粉 30 克、糯米粉 60 克、麪粉 40 克，清水、糖適量

製法

1. 南棗與 餅蒸熟後，去核、柿蒂和柿皮，搗爛成蓉，可酌加適量清水及糖，調整質地及甜度，形成較稠身的果醬。
2. 將果醬過篩去除粗纖維，使質地較幼滑，搓成 3-4 個小圓球，以保鮮紙包覆，用擀麪棍壓成圓片，備用。
3. 將糯米粉及麵粉攪拌均勻，過篩，加入黑芝麻粉和清水，攪拌至細滑無顆粒狀。
4. 於平底鑊加少許油，倒入 1 勺粉漿，推開形成一塊圓形餅皮，以小火煎至兩面變黃即可。
5. 在煎好的餅皮上，中間夾入已製成的南棗柿餅泥，即可享用。

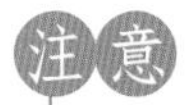

- 糖尿病及關注血糖人士服用前請先諮詢專業醫護人員意見。
- 糯米性熱礙胃，體熱及消化不良人士慎用。

棗·知多點：

蜜棗

蜜棗是香港人煲湯是常用的食材，可令老火湯更加鮮甜可口。據《本草綱目》記載，蜜棗具有補中益氣，強腎益脾的功效。蜜棗屬於蜜餞果乾的一種，含糖量較高，不宜服用過多，每次煲湯使用一粒便足矣。

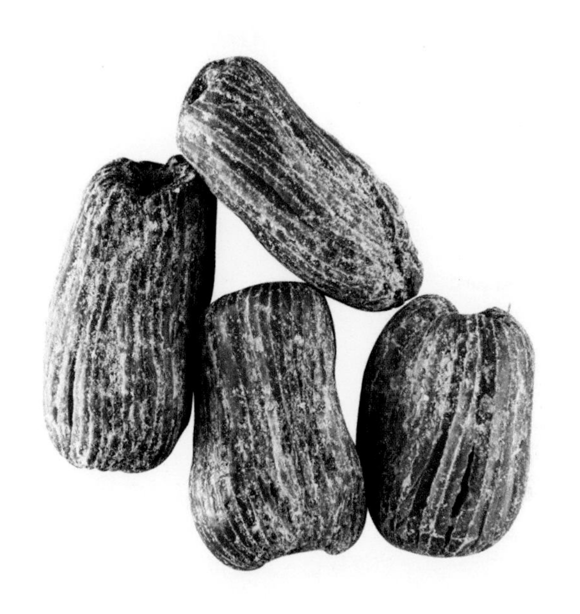

來源	鼠李科植物棗 *Ziziphus jujuba* Mill. 的成熟果實的加工品
功效	補中益氣，強腎益脾
產地	中國西北、華北、東北等地多有栽培及出產，因地理及工藝差異，蜜棗的品質亦有所不同。
常見商品名稱	蜜棗、金絲蜜棗、京式蜜棗、梧州蜜棗、桂式蜜棗、徽式蜜棗
應用注意	含糖量較高，不宜服用過多。

香港常見商品規格

金絲蜜棗

產地	江蘇、浙江或福建
炮製方法	採集成熟果實，清洗乾淨後用劃棗器於表面劃出較深的坑紋，放入糖水中熬煮，然後撈出，烘至完全乾透
價格	$$$$
日常應用	藥效較弱，多用於食療，亦可做零食直接食用
特徵	• 表面土黃色，有絲質感 • 呈長形或長方形 • 表面乾燥，塗有糖粉 • 質地堅硬 • 果核較深色

形狀飽滿

糖霜均勻

1cm

揀靚料 TIPS

形狀飽滿，糖霜均勻，成金黃色，觸摸不黏手，無發黑霉變。

桂式蜜棗

產地	廣西
炮製方法	採集成熟果實，清洗乾淨後用劃棗器於表面劃出淺坑，放入糖水中熬煮，然後撈出，烘至半乾
價格	$$$
日常應用	藥效較弱，多用於食療，亦可做零食直接食用
特徵	• 表面金黃色 • 體呈長圓形扁平狀 • 表面完全乾燥，塗有糖粉 • 質地堅硬緊實 • 果核較淺色

糖霜均勻

形狀飽滿

1cm

形狀飽滿，糖霜均勻，觸摸不黏手，無發黑霉變。

徽式蜜棗

產地	安徽徽州
炮製方法	採集成熟果實，清洗乾淨後去核，放入濃糖漿中熬製
價格	$$
日常應用	藥效較弱，多用於食療，亦可做零食直接食用
特徵	• 表面棕色半透明 • 呈圓形或橢圓形 • 表面黏稠，裹有糖漿 • 質地柔軟有嚼勁 • **無果核**

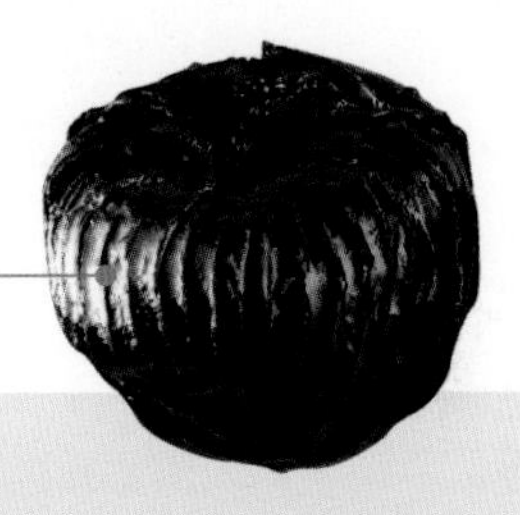

棕色有光澤。

常見蜜棗代替品

由於蜜棗在加工時會添加糖分，近年本港有人會以椰棗代替蜜棗煲湯之用。椰棗於《本草綱目》以無漏子之名記載，有補中益氣，除痰嗽，補虛損等功效。

椰棗

產地	中東
來源	棕櫚科植物海棗 *Phoenix dactylifera* L. 的果實
功效	益氣補虛，消食除痰
炮製方法	直接曬乾
價格	$
日常應用	入饌、作湯料調味、煮糖水，亦可直接食用
特徵	• 表面棕黃色，有一層容易剝落的外皮 • 呈長橢圓形 • 表面乾燥，油潤 • 質地柔軟有彈性

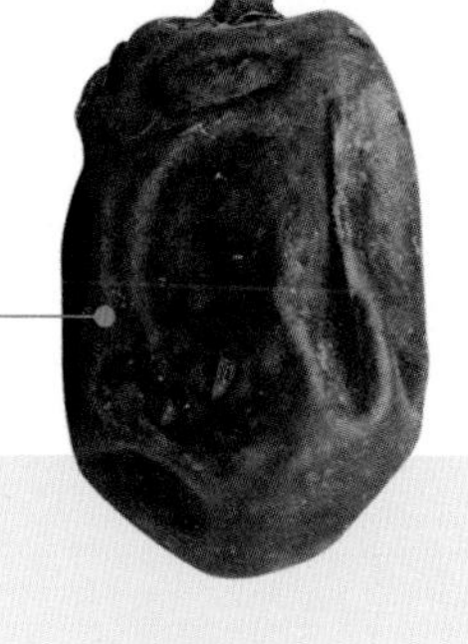

皮薄肉厚

皮薄肉厚，味甜。

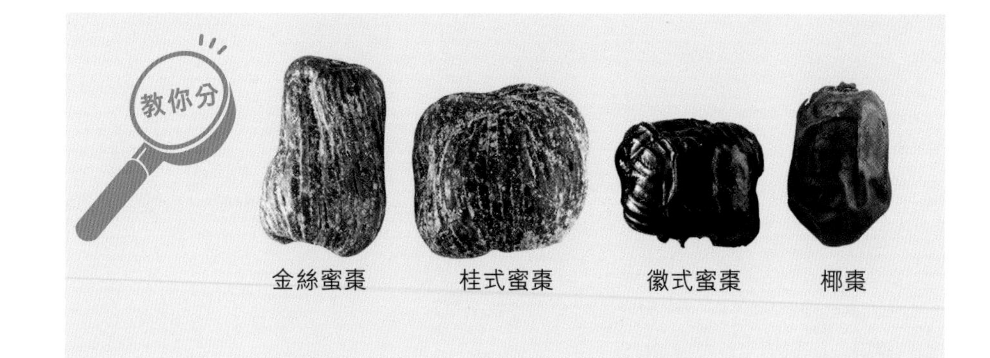

養生食譜

三棗茶

【補益氣血，滋陰養顏】

以紅棗、南棗和蜜棗三種材料製成，可以補益氣血，滋陰養顏。適用於**氣血兩虛、疲勞虛弱、失眠健忘的人士**，尤其適合女性調養氣血，每星期定時飲用，能補脾氣、養陰血、潤膚美顏。

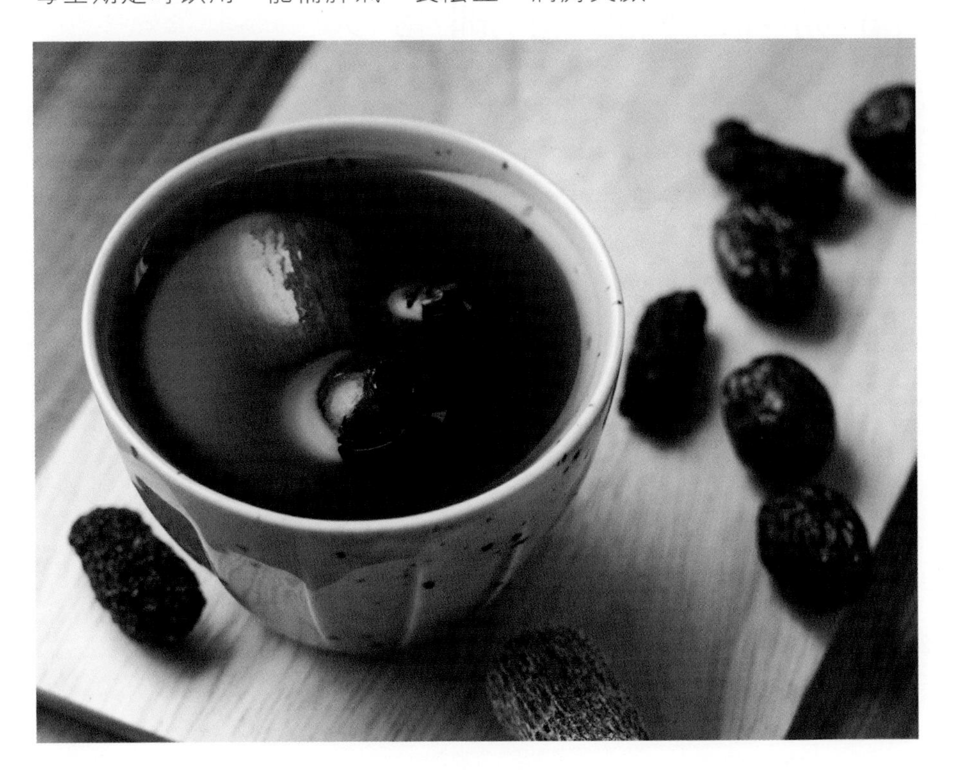

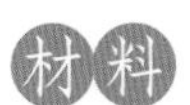

材料

紅棗 5 枚、南棗 5 枚、蜜棗 1 枚

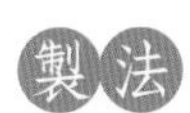

製法

紅棗和南棗去核，與蜜棗一起放在鍋中，加水適量，以中火煮約 20 分鐘，即可飲用。

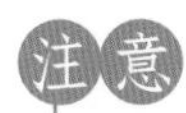

注意

- 糖尿病患者及關注血糖人士服用前請先諮詢專業醫護人員意見。
- 體內帶濕、熱人士慎用。

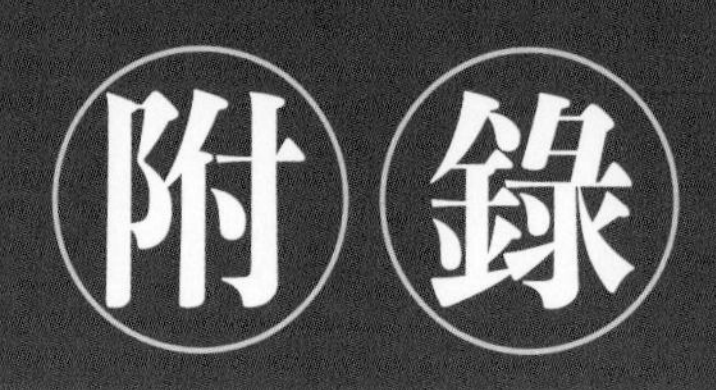

簡易中醫體質測量表

要活用不同的藥材及食材進行養生保健，首先要了解自己身體的健康需求。根據中醫藥理論，人的身體會因為周遭不同的環境以及飲食生活習慣產生不同的偏向和特性，容易患病的傾向亦有所區別，所以需要先為自己作出體質評估，選擇適合自己的食療及保健方法，方可達到治病防病的效果。故此，我們製作了一個簡易的中醫體質小測試，通過問答評分得出所屬體質的分數，再通過比較判定體質類型。

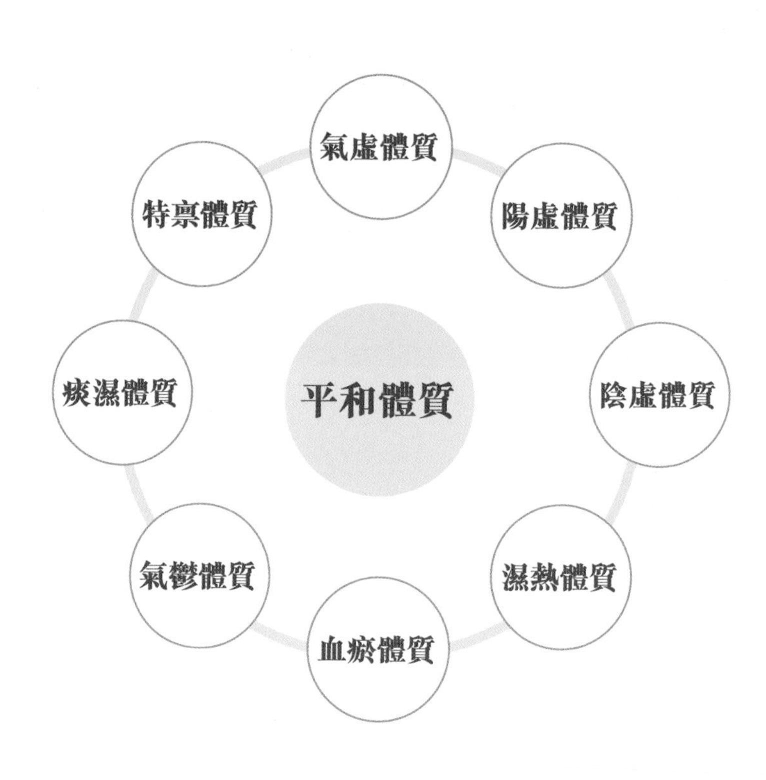

陽虛體質

	沒有（1分）	很少（2分）	有時（3分）	經常（4分）	總是（5分）
1. 您手腳發涼嗎？					
2. 您腹部、背部或腰膝部怕冷嗎？					
3. 您特別怕冷、穿的衣服總比別人多嗎？					
4. 您比一般人較難忍耐冬天的寒冷，夏天冷氣或風扇的涼風嗎？					
5. 您比較容易感冒嗎？					
6. 您不喜生冷食物，飲冷飲或食用生冷食物時容易感到不適嗎？					
7. 您受涼或食用生冷食物後，容易腹瀉嗎？					

陰虛體質

	沒有（1分）	很少（2分）	有時（3分）	經常（4分）	總是（5分）
1. 您感到手掌或腳掌發熱嗎？					
2. 您感覺身體和臉上發熱嗎？					
3. 您的皮膚或嘴唇乾燥嗎？					
4. 您嘴唇的顏色較其他人紅嗎？					
5. 您容易便秘或大便較乾燥嗎？					
6. 您臉部顴骨位置顏色潮紅或偏紅嗎？					
7. 您感到眼睛乾澀或口乾口渴嗎？					

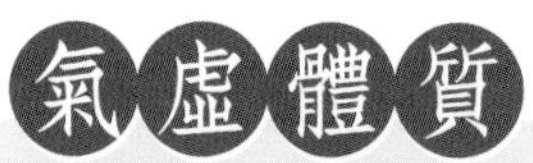

	沒有（1分）	很少（2分）	有時（3分）	經常（4分）	總是（5分）
1. 您容易疲倦嗎？					
2. 您容易呼吸短促、喘息嗎？					
3. 您容易心慌嗎？					
4. 您容易頭暈或站起時覺得暈眩嗎？					
5. 您較容易感冒嗎？					
6. 您喜靜、懶得説話，聲音低弱無力嗎？					
7. 您活動量稍大就容易出汗嗎？					

痰濕體質

	沒有（1分）	很少（2分）	有時（3分）	經常（4分）	總是（5分）
1. 您感到胸悶或腹部脹滿嗎？					
2. 您感到身體沉重嗎？					
3. 您腹部鬆軟嗎？					
4. 您額頭油脂分泌多嗎？					
5. 您有上眼瞼較腫的現象嗎？					
6. 您平時會感到嘴裏黏黏的，特別容易有痰嗎？					
7. 您舌苔厚膩嗎？					

濕熱體質

	沒有（1分）	很少（2分）	有時（3分）	經常（4分）	總是（5分）
1. 您臉部或鼻上油亮發光嗎？					
2. 您容易生瘡嗎？					
3. 您感到口苦或嘴裏有異味嗎？					
4. 您額頭油脂分泌多嗎？					
5. 您的大便容易黏住馬桶，有排不清的感覺嗎？					
6. 您小便時有發熱感、尿色較深嗎？					
7. 您的白帶顏色發黃嗎？（限女性回答）					
8. 您的陰囊部位潮濕嗎？（限男性回答）					

血瘀體質

	沒有（1分）	很少（2分）	有時（3分）	經常（4分）	總是（5分）
1. 您的皮膚容易出現青紫瘀斑或皮下出血嗎？					
2. 您兩顴有細微紅絲嗎？					
3. 您感到身體上哪裏疼痛嗎？					
4. 您面色晦暗，容易出現褐斑嗎？					
5. 您容易有黑眼圈嗎？					
6. 您健忘嗎？					
7. 您口唇顏色偏暗嗎？					

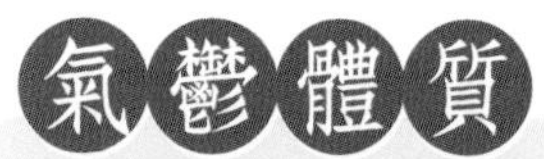

	沒有（1分）	很少（2分）	有時（3分）	經常（4分）	總是（5分）
1. 您感到悶悶不樂、情緒低落嗎？					
2. 您容易精神緊張、焦慮不安嗎？					
3. 您多愁善感嗎？					
4. 您容易受到驚嚇嗎？					
5. 您肋骨部或乳房脹痛嗎？					
6. 您會無緣無故歎氣嗎？					
7. 您咽喉部有吐不出、咽不下的異物感嗎？					

特稟體質

	沒有（1分）	很少（2分）	有時（3分）	經常（4分）	總是（5分）
1. 您沒有感冒時也會打噴嚏嗎？					
2. 您沒有感冒時也會鼻塞、流鼻水嗎？					
3. 您會因季節變化、溫度變化或異味等，而出現咳喘等現象嗎？					
4. 您容易對藥物、食物、氣味、花粉，或在季節交替、氣候變化時過敏嗎？					
5. 您的皮膚容易起蕁麻疹嗎？					
6. 您的皮膚過敏時出現過紫斑、紅點嗎？					
7. 您的皮膚一抓就紅，並會出現抓痕嗎？					

平和體質

	沒有（1分）	很少（2分）	有時（3分）	經常（4分）	總是（5分）
1. 您精力充沛嗎？					
2. 您容易感到疲乏嗎？ *					
3. 您説話聲音低弱無力嗎？ *					
4. 您感到悶悶不樂嗎？ *					
5. 您比一般人更難以忍耐冬天的寒冷，夏天冷氣或風扇的涼風嗎？ *					
6. 您容易失眠健忘嗎？ *					
7. 您能適應外在自然和社會環境的改變嗎？					

注意： 標有“*”的題目需要反向計分，沒有（5分），很少（4分）有時（3分），經常（2分），總是（1分），以此方法得出分數。

分數計算方法：

- 九個體質中得分最高者為所屬體質。
- 若平和體質分數最高，但其中一項偏性體質分數 ≥18，而其他 <18，則所屬該偏性體質。
- 若平和體質分數最高，而其中一項偏性體質分數偏高而 <18，則為平和體質，但偏向該偏性體質。

不同體質的特點

體質類型	外貌特徵	易患上的疾病	健康飲食小建議
平和體質	• 體型均稱，面色潤澤，雙目有神 • 精力充沛，耐寒耐熱 • 睡眠、食慾良好，大小便正常	/	/
陽虛體質	• 形體白胖，怕冷，受涼易不適，手腳冰涼，面白唇淡 • 精神不振，易出汗，愛睏 • 大便稀爛，小便色清而量多	• 水腫 • 宮寒 • 腹瀉 • 痛經 • 陽痿	**宜**：牛肉、羊肉、韭菜 **忌**：綠茶、西瓜、綠豆
陰虛體質	• 體型瘦長，常覺唇乾舌燥，眼睛乾澀，手足心發熱，容易面紅及面上發熱，皮膚乾 • 喜冷飲，口中發苦 • 大便多乾結粒狀，小便少而不暢	• 頭痛 • 眩暈 • 潮熱 • 盜汗 • 口瘡 • 失眠 • 便秘 • 糖尿病	**宜**：豬瘦肉、鴨肉、冬瓜 **忌**：煙酒、辛辣及煎炸食物、羊肉、荔枝、咖啡、濃茶
氣虛體質	• 肌肉鬆軟，面色偏黃或白 • 精神不振，常出虛汗及頭暈，說話聲小，容易氣促 • 大便或有時稀爛，有「拉不乾淨」的感覺，小便量和次數略多	• 感冒 • 內臟下垂	**宜**：黃豆、白扁豆、雞肉 **忌**：通菜、白蘿蔔
痰濕體質	• 形體肥胖，尤其腹部肥滿鬆軟，面暗而常有油膩感，汗多而黏，眼皮浮腫 • 口中黏膩發甜，喜甜及肥膩之物 • 大便或有時稀爛，小便稍微渾濁	• 糖尿病 • 中風 • 冠心病 • 高血脂	**宜**：紅豆、薏米、山藥 **忌**：寒涼食物、甜食、酒類及肥膩食物

體質類型	外貌特徵	易患上的疾病	健康飲食小建議
濕熱體質	• 面上油膩、易生瘡，經常口苦口乾，有口氣和口瘡 • 心煩，身重困倦，皮膚痕癢 • 大便燥結或黏滯，時有肛門灼熱感，小便量少色深	• 瘡癬 • 黃疸 • 泌尿系統感染 • 炎症	**宜**：蓮藕、青瓜、冬瓜 **忌**：煙酒、辛辣、煎炸食物、甜食、肥膩食物、羊肉、荔枝、咖啡、濃茶
血瘀體質	• 偏瘦，面色晦暗或有色素沉着，眼眶暗黑，皮膚乾而粗糙 • 身上或有痹痛、瘀斑，時有痛經，經血色暗偏黑且多血塊	• 腫瘤 • 痛症 • 出血	**宜**：山楂、醋、玫瑰 **忌**：過鹹及肥膩食物
氣鬱體質	• 偏瘦，容易心慌、心悸，愁眉苦臉，常不自覺歎氣 • 感覺胸部或乳房及兩脅脹滿疼痛，以及咽喉處有異物 • 睡眠質素差，不思飲食	• 抑鬱 • 精神官能症 • 失眠	**宜**：菊花、白蘿蔔、大麥 **忌**：楊梅、泡菜、檸檬
特稟體質	西方醫學理論中的過敏性體質，多有敏感症狀，環境適應力較弱，對藥物及食物的反應較大	• 哮喘 • 蕁麻疹 • 花粉症	**宜**：靈芝、藍莓、椰菜 **忌**：酒精、加工食品、致敏源食物，如：堅果、牛奶、貝類等

人的體質會因為生活習慣的轉變而有所變化，有時亦會出現兼具兩種或以上的偏性體質的情況。本測量表僅供大家初步了解和判斷，若想更全面了解自己體質的偏性和適合自己的調理養生方法，請諮詢中醫師及中藥藥劑師。

中醫藥食療手冊 2

揀靚料·煲靚湯
選名方·煮藥膳

統籌
香港高等教育科技學院、中國醫藥及文化研究中心

主編
區靖彤 博士

責任編輯
周芝苡、周嘉晴

裝幀設計
鍾啟善

排版
辛紅梅、鍾啟善

攝影
梁細權

圖片提供（部分）
Freepik

出版者
萬里機構出版有限公司
香港北角英皇道 499 號北角工業大廈 20 樓
電話：2564 7511　傳真：2565 5539
電郵：info@wanlibk.com
網址：http://www.wanlibk.com
http://www.facebook.com/wanlibk

發行者
香港聯合書刊物流有限公司
香港荃灣德士古道 220-248 號荃灣工業中心 16 樓
電話：2150 2100　傳真：2407 3062
電郵：info@suplogistics.com.hk
網址：http://www.suplogistics.com.hk

承印者
寶華數碼印刷有限公司
香港柴灣吉勝街 45 號勝景工業大廈 4 樓 A 室

出版日期
二〇二四年二月第一次印刷

規格
特 16 開（240 mm × 170 mm）

版權所有 · 不准翻印

All rights reserved.
Copyright © 2024 Wan Li Book Company Limited.
Published and Printed in Hong Kong, China.

ISBN 978-962-14-7527-5

免責聲明：

書中的處方及資訊只供參考，不同人士體質各異，如有需要，請先向註冊中醫師或中藥藥劑師諮詢具體情況。